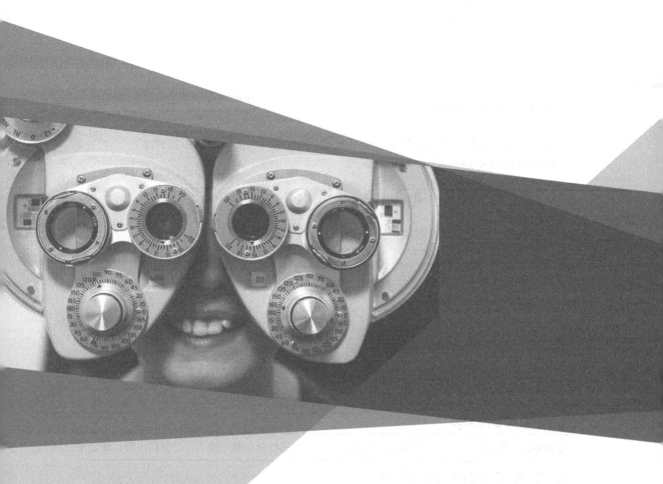

现代临床眼科学

主 编 李俊英 刘晓冰 刘登云

XIANDAI LINCHUANG
YANKEXUE

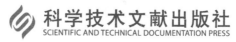

科学技术文献出版社
SCIENTIFIC AND TECHNICAL DOCUMENTATION PRESS

·北 京·

图书在版编目（CIP）数据

现代临床眼科学 / 李俊英等主编. — 北京：科学技术文献出版社, 2017.9
ISBN 978-7-5189-3264-1

Ⅰ . ①现… Ⅱ . ①李… Ⅲ . ①眼科学 Ⅳ . ①R77

中国版本图书馆CIP数据核字(2017)第215279号

现代临床眼科学

策划编辑：曹沧晔　　责任编辑：曹沧晔　　责任校对：赵　瑷　　责任出版：张志平

出 版 者	科学技术文献出版社
地　　　址	北京市复兴路15号　邮编 100038
编 务 部	(010) 58882938，58882087（传真）
发 行 部	(010) 58882868，58882874（传真）
邮 购 部	(010) 58882873
官方网址	www.stdp.com.cn
发 行 者	科学技术文献出版社发行
印 刷 者	大地图文快印有限公司
版　　　次	2017年9月第1版　2017年9月第1次印刷
开　　　本	787×1092　1/16
字　　　数	443千
印　　　张	18
书　　　号	ISBN 978-7-5189-3264-1
定　　　价	148.00元

前　言

　　随着我国眼科医学事业的迅速发展，眼科学顺应国人期望寿命延长与生活质量提高的需求，成为临床医学发展最迅速的专业之一。眼科学内容不断拓展和延伸，新的治疗手段和措施不断更新和完善。同时，眼科疾病涉及面广，病因复杂，严重影响人们的身心健康，给社会、家庭以及个人带来沉重的负担，引起了社会的广泛关注。为了帮助更多同仁更好地掌握眼科基本知识和过硬的临床操作技能，我们邀请了一批长期工作在临床一线的专家、教授及中青年医师，编写了此书。

　　本书共分三篇，第一篇阐述了眼科基础学内容，包括了眼的结构、生理、眼科治疗技术、眼科常见症状、眼科急症急救；第二篇重点阐述了眼科的各项检查技术；第三篇主要阐述了眼科疾病学，包括眼睑病、泪器病、结膜病、角膜病等内容。资料丰富，取材新颖，尽量突出实用性、科学性，贴近临床，希望能成为广大眼科医务工作者的良师益友。

　　在编写过程中，我们参阅了大量相关教材、书籍及文献，反复进行论证，力求做到有理有据、准确使用，与临床紧密结合。在即将付梓之际，对先后为此书付出努力的同志表示诚挚的感谢！尽管我们已尽心竭力，但唯恐百密一疏，愿广大读者能加以指正，不胜期盼之至。

编　者

2017 年 9 月

目　录

第一篇　眼科基础学

第一章　眼的解剖组织学……………………………………………… 1
　第一节　眼球的组织解剖………………………………………… 1
　第二节　眼附属器的组织解剖…………………………………… 22
　第三节　眼的血液循环…………………………………………… 29
第二章　眼生理学……………………………………………………… 31
　第一节　眼各部组织的生理……………………………………… 31
　第二节　视觉生理………………………………………………… 38
第三章　眼科治疗技术………………………………………………… 47
　第一节　眼科常用治疗技术……………………………………… 47
　第二节　眼科门诊小手术………………………………………… 60
　第三节　眼科综合治疗…………………………………………… 68
　第四节　基层眼科手术室及治疗室的要求和医疗设备………… 77
第四章　眼科急症急救………………………………………………… 79
　第一节　眼科急诊的特点………………………………………… 79
　第二节　眼急症症状与诊断……………………………………… 80
　第三节　眼急症处置……………………………………………… 104
　第四节　眼病误诊误治(眼病误诊之鉴)………………………… 110
第五章　眼科常见症状………………………………………………… 113
　第一节　视力障碍………………………………………………… 113
　第二节　眼痛……………………………………………………… 114
　第三节　眼红……………………………………………………… 115
　第四节　眼不适…………………………………………………… 115
　第五节　流泪与溢泪……………………………………………… 116
　第六节　分泌物…………………………………………………… 117
　第七节　复视……………………………………………………… 117
　第八节　视疲劳…………………………………………………… 117
　第九节　眼压异常………………………………………………… 118

第二篇　眼科检查技术

第六章　眼科一般检查技术 ··· 119
　第一节　眼外部一般检查 ··· 119
　第二节　眼功能检查法 ··· 129
　第三节　瞳孔反应检查 ··· 144
　第四节　裂隙灯显微镜检查法 ··· 146
　第五节　眼压检查法 ··· 152
　第六节　屈光检查 ··· 155
　第七节　眼底血管造影 ··· 160
　第八节　斜视检查 ··· 163
　第九节　眼外肌检查法 ··· 167
　第十节　视觉电生理检查 ··· 173

第七章　眼科影像诊断 ··· 179
　第一节　超声探查 ··· 179
　第二节　超声生物显微镜 ··· 188
　第三节　CT 扫描 ··· 193
　第四节　磁共振成像术 ··· 196

第八章　角膜特殊检查法 ··· 200
　第一节　角膜内皮镜检查 ··· 200
　第二节　角膜曲率检查 ··· 203
　第三节　角膜地形图检查 ··· 205
　第四节　角膜共聚焦显微镜检查 ··· 208
　第五节　角膜测厚检查 ··· 211
　第六节　印迹细胞学检查 ··· 212

第九章　有关青光眼的特殊检查 ··· 215
　第一节　昼夜眼压波动检查 ··· 215
　第二节　暗室俯卧试验 ··· 215
　第三节　新福林－毛果芸香碱试验 ··· 216
　第四节　计算机辅助的视盘检查 ··· 217
　第五节　视网膜神经纤维层照相 ··· 217

第三篇　眼科疾病学

第十章　眼睑病 ··· 218
　第一节　眼睑充血、出血、水肿 ··· 218
　第二节　眼睑皮肤病 ··· 219
　第三节　睑缘炎 ··· 229

第四节　睑腺疾病……………………………………………………………………… 230

第五节　眼睑位置异常………………………………………………………………… 232

第六节　眼睑痉挛……………………………………………………………………… 236

第七节　眼睑先天性异常……………………………………………………………… 237

第八节　眼睑外伤……………………………………………………………………… 241

第十一章　泪器病………………………………………………………………………… 244

第一节　泪腺病………………………………………………………………………… 244

第二节　泪道病………………………………………………………………………… 246

第三节　泪器肿瘤……………………………………………………………………… 249

第四节　泪道冲洗术…………………………………………………………………… 253

第五节　泪囊摘除术…………………………………………………………………… 254

第六节　泪囊鼻腔吻合术……………………………………………………………… 256

第十二章　结膜病………………………………………………………………………… 258

第一节　结膜炎………………………………………………………………………… 258

第二节　结膜变性及色素性变………………………………………………………… 277

第三节　结膜囊肿及肿瘤……………………………………………………………… 281

参考文献…………………………………………………………………………………… 284

第一篇 眼科基础学

第一章 眼的解剖组织学

眼为视觉器官，包括眼球、视路和附属器三部分。眼球和视路完成视觉功能。眼附属器则具有保护及运动等功能。

眼球（Eye ball）近似球形，其前后径平均为 24mm，垂直径为 23mm，水平径为 23.5mm。眼球位于眼眶内，其前面有眼睑保护。

第一节 眼球的组织解剖

眼球位于眼眶前部，借眶筋膜与眶壁联系，周围有眶脂肪垫衬，以减少眼球的震动。眼球前面有眼睑保护。正常眼球向前平视时，突出于外眶缘 12～14mm，由于眶外缘较上、下、内缘稍偏后，使眼球外侧部分暴露在眼眶之外，故易受外伤。

眼球由眼球壁与眼球内容物所组成。

眼球壁分为三层，外层为纤维膜，中层为葡萄膜，内层为视网膜，视网膜神经节细胞发出的纤维，汇集形成视神经（图 1 - 1）。

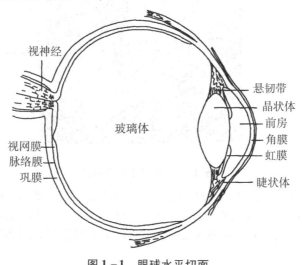

图 1 - 1 眼球水平切面

1

眼球内容物包括充满前房及后房内的房水，晶状体及玻璃体，三者均透明而又有一定屈光指数。通常与角膜一并构成眼的屈光系统。

一、纤维膜

纤维膜（Fibrous tunic）主要由纤维组织构成，是眼球的外膜，前 1/6 为角膜，后 5/6 为巩膜，二者之间的移行处为角膜缘。

（一）角膜

角膜（Cornea）完全透明，约占纤维膜的前 1/6，从后面看角膜为正圆形，从前面看为横椭圆形。成年男性角膜横径平均值为 11.04mm，女性为 10.05mm，竖径平均值男性为 10.13mm，女性为 10.08mm，3 岁以上儿童的角膜直径已接近成人。中央瞳孔区约 4mm 直径的圆形区内近似球形，其各点的曲率半径基本相等，而中央区以外的中间区和边缘部角膜较为扁平，各点曲率半径也不相等。从角膜前面测量，水平方向曲率半径为 7.8mm；垂直方向为 7.7mm，后部表面的曲率半径为 6.22 ~ 6.8mm，角膜厚度各部分不同，中央部最薄，平均为 0.5mm，周边部约为 1mm。

角膜分为五层，由前向后依次为：上皮细胞层（Epithelium）；前弹力层（Lamina elastica anterior），又称 Bowman 膜；基质层（Stroma）；后弹力层（Lamina elastica posterior），又称 Descemet 膜；内皮细胞层（Endothelium）。

1. 上皮细胞层　上皮细胞层厚约 50μm，占整个角膜厚度的 10%，由 5 ~ 6 层细胞所组成，角膜周边部上皮增厚，细胞增加到 8 ~ 10 层（图 1 -2）。

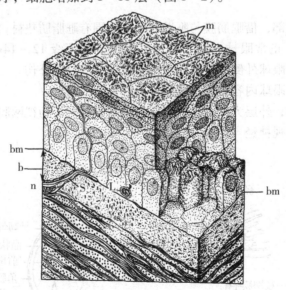

图 1 -2　角膜上皮层模式

角膜上皮细胞为复层上皮，细胞分为三种：基底细胞、翼状细胞及表层细胞。角膜上皮细胞的表层细胞，其前表面具有广泛的微皱褶及微绒毛（m）；角膜神经（n）穿过前弹力层（b），在基底细胞的基底膜（bm）附近失去施万鞘（S）进入上皮层；在两个基底细胞之间可见淋巴细胞（L）（s）为基质层的浅层上皮细胞层为复层上皮，细胞分为三种：基底细胞（Basal cells）、翼状细胞（Wing cells）、表层细胞（Superficial cells），在基底细胞与翼状细胞层间偶尔可见淋巴细胞及吞噬细胞。

（1）基底细胞层：基底细胞层为一单层细胞，位置最深，细胞的底部紧接前弹力层，细胞的顶部与翼状细胞连接，每个细胞的大小及形状基本一致。细胞为多角形，高柱状，其高 $18\mu m$，宽 $10\mu m$。

（2）翼状细胞：翼状细胞为多角形，在角膜中央区有 2~3 层，周边部变为 4~5 层，翼状细胞的前面呈凸面，其后面呈凹面，它向侧面延伸变细，形似翼状，与其相邻的细胞及基底细胞相连接，当基底细胞进行有丝分裂向前移入翼状细胞层时，仍保持其多角形，但逐渐变细。细胞核变为扁平，且与角膜表面平行，细胞质致密。

（3）表面细胞：表面细胞分为两层，细胞长而细，细胞长约 $45\mu m$，厚度约 $4\mu m$，其细胞核扁平，长约 $25\mu m$。

假若细胞的表面层保护完好，其前面的细胞膜显示出许多小的微皱褶（Microplicae）及微绒毛（Microvilli），微绒毛高 0.5~1.0μm，粗约 $0.5\mu m$，微皱褶高 $0.5\mu m$，粗 $0.5\mu m$，微绒毛及微皱褶是表面上皮细胞正常结构的一部分，对角膜前泪膜的滞留起着重要的作用。

2. 前弹力层　过去认为前弹力层是一层特殊的膜，用电镜观察显示该膜主要由胶原纤维所构成。

前弹力层厚 8~14μm，由胶原及基质所构成。除了 Schwann 细胞延伸到该层以外，前弹力层没有细胞成分，Schwann 细胞的延伸部分沿着神经穿过的隧道到达角膜上皮层。前弹力层的前面是光滑的，与角膜上皮基底膜相毗邻，其后面与基质层融合在一起。角膜周边部，前弹力层变薄，可出现细胞，甚至毛细血管。

3. 基质层　角膜基质层由胶原纤维所构成，厚约 $500\mu m$，占整个角膜厚度的 9/10，基质层共包含有 200~250 个板层，板层相互重叠在一起。每个板层厚约 $2\mu m$，宽 9~260μm，其长度横跨整个角膜。板层与角膜表面平行，板层与板层之间也平行，角膜板层由胶原纤维组成，胶原纤维集合成扁平的纤维束，纤维束互相连合，形成规则的纤维板，纤维板层紧密重叠，构成实质层。

在板层中，除其主要成分胶原纤维以外，尚有纤维细胞（Fibroblasts，keratocytes）及基质，还可以看到 Schwann 细胞并偶见淋巴细胞，巨噬细胞及多形核白细胞。

4. 后弹力层（又名 Descemet 膜）　后弹力层是角膜内皮细胞的基底膜。该膜很容易与相邻的基质层及内皮细胞分离，后弹力层坚固，对化学物质和病理损害的抵抗力强。当整个角膜基质层破溃化脓时，它仍能存留无损，故临床上可见后弹力层膨出。正常角膜后弹力层可以再生，如有损伤撕裂为裂隙，将为内皮细胞形成新的后弹力层所修复。假若后弹力层被撕裂为大的裂口，则裂口的边缘向后卷曲进入前房，这显示后弹力膜有一定的弹性。

在角膜周边部，后弹力层增厚，向前房突起，其表面为内皮细胞所遮盖。这些突起在 1851 年和 1866 年分别由 Hassall 和 Henle 所发现，故称为 Hassall - Henle 小体或疣，这种疣起始于青年时期，随着年龄的增长而逐渐增多。

5. 内皮细胞层　角膜内皮为一单层细胞，约由 500 000 个六边形细胞所组成，细胞高 $5\mu m$，宽 18~20μm，细胞核位于细胞的中央部，为椭圆形，直径约 $7\mu m$。在婴幼儿，内皮细胞进行有丝分裂，但在成年后不再进行有丝分裂，当内皮细胞损伤后，其缺损区由邻近的内皮细胞增大，扩展和移行滑动来覆盖。

6. 角膜的血管　角膜之所以透明，其重要因素之一是角膜组织内没有血管，血管终止于角膜缘，形成血管网，营养成分由此扩散入角膜。角膜缘周围的血管网由睫状前血管构成，睫状前动脉自四条直肌肌腱穿出后，在巩膜表层组织中向前，行至距角膜约 4mm 处发出分支穿入巩膜达睫状体，参与虹膜大环的组成。其本支不进巩膜，继续前行至角膜缘，构成角膜缘周围的血管网。本支在形成血管网之前发出小支至前部球结膜，是为结膜前动脉，与来自眼睑动脉弓的结膜后动脉相吻合。

7. 角膜的神经　角膜的感觉神经丰富，主要由三叉神经的眼支经睫状神经到达角膜，睫状神经在角膜缘后不远处，自脉络膜上穿出眼球，发出细支向前伸延互相吻合，并与结膜的神经吻合，在巩膜不同深度形成角膜缘神经丛，自神经丛有 60～80 支有髓神经从角膜缘进入角膜，进入角膜后神经鞘消失，构成神经丛分布于角膜各层。浅层的神经丛发出垂直小支穿过前弹力层，并分成细纤维分布于上角膜上皮之间，所以角膜知觉特别敏感。

（二）前房角

前房角（Angle of anterior chamber）是前房的周边部分，其前壁为角巩膜交界处，后壁为虹膜，介于前壁与后壁之间为前房角的顶部，称为房角隐窝（Angle recess），房角隐窝即为睫状体的底部所构成，所谓前房角，主要由上述三者所组成。

前房角是房水排出的主要途径，前房内的房水通过前房角的小梁网及 Schlemm 管外流。

1. Schlemm 管　Schlemm 管是围绕着前房角的环形管状腔隙，位于内巩膜沟的基底部。管的外侧壁紧贴角巩膜缘的实质层，管的内侧壁与最深部的角巩膜小梁网毗邻；管的后界为深层巩膜组织，管的前面为角巩膜小梁网。环形的 Schlemm 管其周径约 36mm，其横切面为圆形、椭圆形或三角形，管腔直径变化很大，大约在 350～500μm 之间。Schlemm 管并非一条规则整齐的管道，经过中分出若干分支，如同河流，时而分支，时而合流，但最终汇合归一。

Schlemm 管由一层内皮细胞所衬覆，其周围包绕一薄层结缔组织。

外集合管（External collected channel）起始于 Schlemm 管的外侧壁，约 25～35 条，房水由外集合管排出，直接注入巩膜深层静脉丛，经巩膜内静脉丛，再注入上巩膜静脉丛，最后流入睫状前静脉。有少数外集合管穿过巩膜，出现于巩膜表面，管内为房水，直接注入睫状前静脉，是为房水静脉（Aqueous vein）。外集合管相互连接，并且与巩膜深层静脉丛连接，但与邻近的巩膜内动脉没有连接。

外集合管的组织结构与 Schlemm 管相似，外集合管衬覆的内皮及其周围的结缔组织外膜均为 Schlemm 管外侧壁的延续，在外集合管与巩膜静脉丛连接处，结缔组织的外膜消失。

内集合管（Internal collected channels）也称 Sondermann 管。Iwamoto（1967）及 Hogan（1971）等借助电镜观察发现，内集合管起始于 Schlemm 管后部，向前弯曲形成分支，终止于内层的小梁网。内集合管没有贯穿整个小梁网厚度把 Schlemm 管与前房连接起来，也不是 Schlemm 管与小梁内间隙的通道，实际上内集合管为 Schlemm 管的膨大，以增加 Schlemm 管内侧壁的面积。内集合管的结构与 Schlemm 管相似，管腔覆盖一层内皮，其周围包绕着结缔组织。

2. 小梁网　小梁网（Trabecular meshwork）位于 Schlemm 管以外的内巩膜沟中，介于 Schlemm 管与前房之间。子午线切面呈三角形，三角形的尖端向前，与角膜后弹力层纤维接近，基底部向后，与巩膜突相接，前部小梁网为 3～5 层，后部小梁网为 15～20 层。

小梁网分为角巩膜部分及色素膜部分，前者占小梁网的大部分，后者为一层疏松的网，覆盖于角巩膜小梁网的内表面。

（1）角巩膜小梁网：角巩膜小梁网（Corneoscleral meshwork）起始于角膜后弹力层终端及深部角膜的实质层，向巩膜、巩膜突及睫状体方向伸展，终止于巩膜突。有部分小梁穿过巩膜突与睫状体的基质及睫状肌的纵行纤维相连接。

角巩膜小梁网由许多扁平的小梁薄片（Sheet）所构成。薄片上带有孔洞并有分支，薄片的分支不仅在同一层次相互连接，而且层与层之间也有连接，薄片与薄片之间形成小梁内间隙，薄片上的孔洞与其邻近的小梁内间隙相交通。一层层小梁网重叠着，但小梁薄片上的孔洞并不重叠，房水从前房经沟通小梁内间隙的孔洞流入 Schlemm 管。薄片上的孔洞大小不等，其直径为 12～20μm，从小梁网的最内层至 Schlemm 管部孔洞逐渐变小，Schlemm 管的内侧壁没有孔洞。

光镜观察，每个小梁薄片包括 4 种成分：①中央核心部为结缔组织，其纤维呈环形排列；②核心部周围为致密的弹力组织；③在弹力组织外为来自角膜后弹力层的玻璃膜；④薄片表面覆盖着一层内皮，形成小梁内间隙。

（2）葡萄膜小梁网：葡萄膜小梁网（Uveal trabecular meshwork）的小带（Cord）起始于睫状体，向前伸延，附着于 Schlemm 环附近，小梁网小带从睫状体向前延伸发出分支，小带之间的分支相互连接形成网状，并与外侧的角巩膜小梁网连接。小带的直径约 4～6μm，网眼的大小约 30～40μm，葡萄膜小梁网最多不超过 2～3 层。

（3）虹膜突（或称梳状纤维）：有蹄动物的眼中，从虹膜至角巩膜交界处有跨越前房角的色素小梁，状如梳齿，故名为梳状纤维（Pectinate fibers）或梳状韧带（Pectinate ligament）。在人类，上述组织仅存在于 6 个月以前的胎儿，此后大部分消失，但用前房角镜检查，大多数成人眼中仍可见到为数不多的梳状韧带残余。由于该组织起源于虹膜，故又名虹膜突（Iris processes）。

虹膜突为较大的突起，起始于虹膜，跨越前房角，终止于巩膜突部位，也有一部分终止于小梁网的中部。

3. 巩膜突　巩膜突（Scleral spur）是眼球内面巩膜最前突出的部分，位于 Schlemm 管的后端，构成内巩膜沟的后凹面，由巩膜纤维所组成，是小梁网后界的标志。角巩膜小梁网附着在巩膜突上，睫状肌的纵行纤维也附着在巩膜突上，所以睫状肌的活动可以通过巩膜突影响小梁的功能，从而可能改变房水的流畅度。

4. Schwalbe 环　Schwalbe 环（Schwalbe ring）位于角膜后弹力层终端的外侧，相当于小梁网的最前端，故也称前界环（Anterior border ring），主要由胶原纤维构成，胶原纤维的方向呈环形排列。有些教科书描述 Schwalbe 环部位的组织增厚或者隆起突向前房，但组织学证实，这种增厚或隆起并非多见。Allen 等（1955）报道仅占 15%，Schwalbe 环这一名词主要用于前房角镜下描述小梁网前部的终末端。

5. 神经　小梁网的神经包括感觉、交感及副交感神经纤维，来自巩膜突附近的睫状神经丛及睫状体上腔神经丛。从上述神经丛发出的轴突向前向外伸延，其分支进入小梁网，分布于小梁网的各个部分。

（三）巩膜

巩膜（Sclera）占纤维膜的后 5/6，质地坚韧，不透明，呈瓷白色，由致密相互交错的纤维所组成。其外表面为眼球筋膜所包裹，前面又被球结膜所覆盖，三者于角膜缘附近相连接。巩膜内面邻接脉络膜上腔，内有色素细胞分布，故呈棕色。儿童因巩膜薄，在白色的背景上透出葡萄膜的颜色而呈蓝色。老年人的巩膜可因脂肪物质沉着略呈黄色。巩膜向前与角膜相连，向后至视盘部。

巩膜的厚度各个部位不同，最厚部分在后极部，约 1mm。从后极部向前逐渐变薄，赤道部 0.4～0.6mm；在四直肌附着部，巩膜最薄，仅为 0.3mm，直肌腱的厚度，一般也为 0.3mm，附着部之前的厚度是二者厚度之和，约 0.6mm，过此前行，巩膜厚度又稍增加，接近角膜缘增厚为 0.8mm，至角膜缘，由于巩膜内、外沟，巩膜再度变薄。

在眼球后极部的鼻侧，有巩膜后孔，又称巩膜管，为视神经的出口，管为漏斗形，内口直径较小，1.5～2mm，外口直径较大，3～3.5mm。形成内口的边缘向视神经方向突出，嵌着视神经，并与脉络膜相连。在这个区域，巩膜外 2/3 的组织沿视神经向后掺合到视神经硬脑膜鞘中，内 1/3 向巩膜后孔的中央扩展，形成薄板，被视神经纤维穿过，构成许多小孔，称为巩膜筛板（Lamina cribrosa），此外由于缺少巩膜，是眼球纤维层最薄弱的部分，青光眼病，若筛板不敌眼内压而致后退，形成病理凹陷，当然形成病理性凹陷的原因可能与筛板部位的缺血有关系。

在眼球前部，也有一个大孔，称为巩膜前孔，作为巩膜前孔，即角巩膜交界处，不规则的巩膜纤维掺和到角膜周边部的基质层，从后面看，巩膜前孔为圆形，其直径为 12mm，从前面看，巩膜前孔为横椭圆形，是由于上下方巩膜纤维的伸展多于水平方向之故，孔径为 11～12mm。

在角巩膜交界处，巩膜表面凹陷如沟状，称为外巩膜沟，与其相应的巩膜内侧面有相符的内巩膜沟，内沟的后唇向前突，称为巩膜突，为睫状肌的附着点。Schlemm 管位于内巩膜沟的基底部，在 Schlemm 管的内侧为前房角的小梁网结构。

巩膜被许多血管和神经穿过，但本身血管很少。在眼球后部视神经周围，有睫状后长和睫状后短动脉及睫状神经穿入眼内。睫状后短动脉和睫状短神经一部分直着穿入，另一部分斜着穿入；睫状后长动脉和睫状长神经斜着穿入，从后向前，向内把巩膜凿成小管，管中血管与神经之间有纤维组织分隔，在眼球赤道部之后 4～6mm 处，有 4～6 个涡静脉穿出眼球，上直肌两侧的一对静脉及下直肌两侧的一对静脉，自眼球内后斜着穿出眼球外壁，把巩膜凿成 3～4mm 的小管。眼球前节与角膜缘相距 2～4mm，有睫状前动脉和静脉穿入及穿出眼球。

巩膜的组织结构从外往里分为三层：①巩膜上层；②巩膜实质层；③巩膜棕黑板。

1. 巩膜上层（Episclera）　前巩膜上层含有血管，是巩膜实质层表面的一部分，向外与球结膜下组织及眼球筋膜相连接，深部并入巩膜实质层。前巩膜上层由于眼球筋膜及直肌周围的血管组织参与而增厚，该层含有色素细胞，巨噬细胞及淋巴细胞。

巩膜上层的胶原纤维束较细，排列方向不规则，所含基质较丰富，纤维细胞较少见。巩膜上层中的血管，有睫状前动脉的主要分支、小动脉、毛细血管及小静脉，巩膜上层中含有无髓鞘神经纤维及有髓鞘神经，神经纤维末端不具有特殊结构。

2. 巩膜实质层（Scleral stroma）　巩膜实质层由胶原纤维束，纤维细胞及一定量的基质所组成。巩膜胶原纤维束的走行方向及其大小均不规则，眼球前部与后部，巩膜浅层与深层分布的纤维束也有差别，胶原纤维束向各个方向发出分支又相互融合，形成纤维束之间的交错。

3. 巩膜棕黑板（Lumina fusca）　巩膜棕黑板是三层巩膜组织中最内的一层，也是脉络膜上腔的外侧壁。组成该层的胶原纤维束较实质层更为细小，巩膜最内层的胶原纤维束分离为更细的纤维束，这些细微的纤维束具有分支，与脉络膜上腔及睫状体上腔的纤维束相连接，致使巩膜的内面与脉络膜及睫状体的外面之间的分界线不明显。该层胶原纤维束之间有较多的色素细胞及载有色素的巨噬细胞，使巩膜内面呈棕色外观，所以叫作棕黑板。

4. 巩膜的血管　巩膜组织中血管很少，几乎全分布于巩膜上层，巩膜实质层基本上不含血管，前部近角膜缘的巩膜上层中有毛细血管网。直肌附着部的前后，巩膜上层也有血管网，后部视神经周围的巩膜中有视神经动脉环或称 Zinn 动脉环。

二、葡萄膜

葡萄膜（Uvea）是眼球壁的第二层膜，位于巩膜与视网膜之间。前面有孔即瞳孔，后面为视神经穿过。因此膜具有许多色素，又称色素膜（Tunica pigmentosa）。又因具有丰富的血管，所以也叫血管膜（Vascular tunic）。由于该膜有丰富的血管及大量色素，使其颜色呈棕黑色，似紫色的葡萄，故称葡萄膜。葡萄膜自前向后分为虹膜、睫状体和脉络膜三个相连续部分。

（一）虹膜

虹膜（Iris）是葡萄膜的最前部，位于晶状体前面，为一圆盘形膜，中央有圆孔，称为瞳孔（Pupil）。瞳孔直径为 2.5～4mm。瞳孔周围虹膜的基质内，有环形排列的瞳孔括约肌，由副交感神经支配，使瞳孔收缩；虹膜基质层后面有放射状排列的肌纤维，称瞳孔开大肌，由交感神经支配，使瞳孔开大。

虹膜根部附着在睫状体前面的中央。根部较薄，所以眼部挫伤时易发生虹膜根部解离。虹膜小环为虹膜的最厚部分，再向内达瞳孔缘又变薄。瞳孔缘依附在晶状体前面，得到晶状体支持，当晶状体脱位或摘除后，虹膜因失去支持而产生震颤。

虹膜的颜色主要因基质中所含色素的多少而不同。白色人种，因缺乏色素，则虹膜呈浅黄色或浅蓝色；有色人种因色素多，虹膜色深，呈棕褐色（图 1－3）。

虹膜前面距瞳孔缘约 1.5mm 处，有一隆起的环状条纹，即虹膜小环，或称为虹膜卷缩轮（Iris frill）。虹膜小环将虹膜表面分为两个区域，小环外部分为睫状区，内部分为瞳孔区。虹膜小环附近，有许多穴状凹陷，叫虹膜小窝，在虹膜睫状区的周边部也有小窝。这些凹陷的所在部，房水可以直接与虹膜基质中的血管接触。在虹膜周边部有与角膜缘成同心排列的皱褶，系为瞳孔开大时形成的皱襞。瞳孔缘镶以窄的黑色环，呈花边状，系虹膜后面色素上皮的前缘，也代表视杯的前缘。

虹膜的组织结构由前向后可分为 4 层：①前表面层；②基质与瞳孔括约肌；③前上皮与瞳孔开大肌；④后色素上皮。

1. 前表面层　前表面层（Anterior border layer）由色素细胞及纤维细胞所组成，纤维细胞的突起分支构成致密的网。该层没有胶原纤维。在虹膜不同部位，前表面层的厚度不同，虹膜睫状区的周边部及瞳孔区的领部（Collarette），前表面层较厚；虹膜隐窝处很薄，甚至缺如。棕色虹膜较厚，蓝色虹膜较薄。

多年来认为虹膜前表面为一层内皮细胞所覆盖。Vrabbe（1951—1952）指出，出生时，人的虹膜前表面确实有一层内皮细胞覆盖，但1～2岁以后内皮细胞消失，为纤维细胞所代替。电镜观察研究也证实了虹膜前表面没有真正的内皮细胞。

2. 基质（Stroma）　虹膜基质系胶原结缔组织构成的框架网（Framework），框架网组织排列疏松，网眼内包含有黏多糖基质及液体。这种框架网支撑着前表面层、括约肌及开大肌。在虹膜根部，框架网与睫状体的结缔组织相连续。当瞳孔开大与收缩时，虹膜基质向周边或中心部移动，则虹膜基质趋于折叠或展平。瞳孔括约肌、血管及神经位于框架网内。虹膜基质内包含有纤维细胞、色素细胞、块状细胞（Clump cells）、肥大细胞（Mast cells）、巨噬细胞及淋巴细胞，其中纤维细胞与色素细胞为基质中的主要细胞。虹膜基质中不含弹力组织。

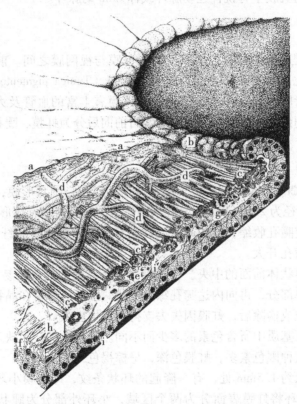

图 1-3　虹膜的组织结构

a. 虹膜的前表面；b. 瞳孔缘的后色素层；c. 瞳孔括约肌；d. 小动脉；e. 块状细胞；
f. 瞳孔开大肌；g. 前色素上皮；h. 突状结构；i. 后色素上皮

瞳孔括约肌（Sphincter muscle）位于虹膜瞳孔区的基质层。在瞳孔缘，胶原纤维将括约肌边缘与色素上皮相连接，括约肌的后面与结缔组织的致密层相连接，这些结缔组织与瞳孔开大肌相延续。

3. 前上皮与瞳孔开大肌层（Anterior epithelium and dilation muscle layer）　虹膜有两层上皮，即前上皮层与后上皮层。前上皮层也就是瞳孔开大肌层。

虹膜前上皮层的每个细胞由两部分组成：细胞顶部，也称上皮部；细胞基底部，也称肌肉部。上皮细胞的两部分,其形态结构截然不同。

前上皮的肌肉部由细胞顶部发出的舌状突起所构成,这些突起进入基质层,组成 3 ~ 5 层的瞳孔开大肌。瞳孔开大肌,从虹膜根部呈辐射状向瞳孔方向伸延,终止于瞳孔括约肌中部的后面,在此处,开大肌的终末端与括约肌融合,形成突状结构(Spur – like structures)。自开大肌的终末端,到瞳孔缘,上皮细胞的肌肉部消失,仅保留上皮部,细胞变为立方形。瞳孔开大肌向周边部伸延,终止于虹膜根部,在此处,上皮细胞的肌肉部消失,上皮细胞向后延续到睫状突,成为睫状突的色素细胞层。

前上皮的顶部与后上皮的顶部相连接。前上皮的顶部包含有扁平的细胞核、细胞器及色素颗粒。

4. 后色素上皮(Posterior pigment epithelium) 后色素上皮细胞呈长方形,细胞质内含有许多圆形黑色素颗粒,这些色素颗粒比色素细胞内的颗粒大得多。

(二)睫状体

睫状体(Ciliary body)是葡萄膜的中间部分,前接虹膜根部,后端以锯齿缘为界移行于脉络膜。外侧与巩膜毗邻;内侧环绕晶状体赤道部,面向后房及玻璃体。睫状体分为两部,即睫状体冠(Corona ciliaris)或称绉部(Pars plicata)和平坦部(Pars plana)。睫状冠长约 2mm,其内侧表面有 40 ~ 80 个纵形放射状突起,指向晶状体赤道部,称睫状突(Ciliary processes),睫状突与晶状体赤道部相距 0.5mm。平坦部长约 4mm,形成一环,故又称睫状环(Orbiculus ciliaris)。从睫状体至晶体赤道部有纤细的晶状体悬韧带与晶状体联接。

整个睫状体形成一带状环,其颞侧较宽,约 6.7mm;鼻侧较窄,约 5.9mm。前后切面,睫状体呈三角形,可分为前、内和外三边。前边最短,为三角形的基底,其中央部为虹膜根部附着;内边即睫状体的内面,为游离缘,朝向玻璃体;外边是睫状肌,与巩膜毗邻。睫状体上腔介于睫状肌和巩膜之间。

从内向外将睫状体分为五个部分:①无色素睫状上皮;②色素睫状上皮;③基质;④睫状肌;⑤睫状体上腔。

1. 无色素睫状上皮(Unpigmented ciliary epithelium) 无色素睫状上皮构成睫状体的最内层。该层从虹膜根部延伸而来,将睫状冠与平坦部的表面覆盖,然后向锯齿缘伸延,与视网膜的感觉部分(Sensory retina)相连接。接近虹膜根部的无色素上皮往往也包含一些色素。

2. 色素上皮细胞(Pigmented epithelium) 色素上皮细胞为单层细胞,起始于虹膜根部,向后延伸至锯齿缘。色素上皮细胞向前延续与虹膜开大肌上皮相延续,向后与视网膜色素上皮相延续。这层延续的上皮来源于视杯的外上皮,是神经外胚层,但没有分化为具有特殊神经感觉的组织。

色素上皮与无色素上皮的连接处相当平滑,没有细胞与细胞之间的交错对插。

3. 基质(Stroma) 睫状体的基质分为二部分:①内结缔组织层与血管;②Bruch 膜。

(1)内结缔组织层(Inner connective tissue layer):内结缔组织层由细胞、胶原、血管及神经所组成。在睫状冠部,该层较厚,且将上皮层与肌肉层分隔。在平坦部,该层变薄。在睫状突顶部该层最厚,在突间凹陷,该层最薄。青年人,结缔组织稀疏;老年人,一部分胶原纤维发生玻璃样变。

(2)Bruch 膜:脉络膜的 Bruch 膜是由视网膜色素上皮的基底膜、两层胶原及其间的弹力组织和脉络膜毛细血管的基底膜所组成，其主要成分为胶原及弹力组织。所谓脉络膜的Bruch膜表层部分（视网膜色素上皮的基底膜）继续向前延伸为睫状体色素上皮的基底膜。胶原与弹力组织也向前延伸，经过锯齿缘进入睫状体平坦部的基质内，在靠近睫状冠后部逐渐消失。

4. 睫状肌　睫状肌（Ciliary muscle）由平滑肌纤维束所组成，分为三部分：①外侧者为前后排列的子午纤维部分（Meridional portion），纵行纤维（Longitudinal）；②内侧者为斜行排列的放射纤维部分（Radial portion）；③前部者为环形排列的环形纤维部分（Circular portion）。三部分纤维均起始于睫状肌的肌腱，所谓睫状肌腱即巩膜突及其周围的结缔组织。

（1）子午纤维（纵行纤维）：子午纤维位于最外侧，起始于巩膜突，沿子午线方向向后伸延，肌纤维相当致密。肌束相互交叉形成 V 字形，V 字形的开口朝前，尖部向后。肌纤维的终末呈三支或三支以上的放射状分支，即所谓肌星（Muscle stars），终止于脉络膜上腔的前部。

（2）放射纤维（斜行纤维）：放射纤维位于子午纤维内侧，起始于巩膜突，肌肉纤维不沿子午线纵行排列，而是朝着睫状突方向向内倾斜，呈放射状。肌纤维束相互交叉形成 V 字形，其开口向前，尖端向后，肌纤维的末端的肌腱，附着于前部及后部睫状突的结缔组织。放射纤维与子午纤维之间为丰富的胶原结缔组织所分隔。

（3）环状纤维：环状纤维位于睫状体的前内部，子午纤维的内侧。起始于巩膜突，肌肉纤维斜度几乎与赤道平行，呈环行排列。肌束结成 V 字形。肌纤维末端的肌腱附着于前部睫状突末端的结缔组织。

5. 睫状体上腔　睫状体上腔（Supraciliaris）由含有色素的结缔组织板层带所组成。板层带起始于睫状肌的纵行纤维，向外伸延，与巩膜相延续。当睫状体与巩膜分离时，结缔组织板层带仍附着在睫状体上，其残端保留在巩膜上。板层带由一般的胶原纤维所组成，胶原纤维中包含有纤维细胞及色素细胞，板层带的表面没有真正的上皮覆盖。板层带与睫状体相连处，板层带的胶原与细胞和睫状肌的结缔组织相延续；在巩膜下，与内巩膜的胶原相连接。在睫状体上腔常见神经节细胞，特别是平坦部更为常见。

（三）脉络膜

脉络膜（Choroid）为葡萄膜的最后部，在视网膜和巩膜之间，是一层富有血管的棕色薄膜，营养视网膜的外层。脉络膜由视网膜锯齿缘开始，后止于视神经周围，覆盖眼球后部。

脉络膜主要由血管组成，其血管来自眼动脉的睫状后短动脉与睫状后长动脉。睫状后短动脉有 10～20 小支在眼球后极部视神经周围，穿过巩膜而形成脉络膜血管；睫状后长动脉有 2 支，在视神经内、外两侧穿过巩膜，向前到睫状体，以后又各分为 2 支，形成虹膜大动脉环（Annulus iridis major），其分支主要供给虹膜及睫状体，此外，睫状后长动脉还发出回返支供应前部脉络膜。静脉汇成 4～6 支涡静脉，在眼球赤道部后，上、下直肌旁穿出巩膜，注入眼静脉，最后流入海绵窦。脉络膜的血管由粗细可分为三层：接近巩膜的血管最大，为大血管层；靠近视网膜的最细，为毛细血管层；两层之间为中大血管层。

脉络膜的组织结构由内向外分为 4 层：①Bruch 膜；②毛细血管层；③基质；④脉络膜上腔。

1. Bruch 膜（Bruch membrane）　Bruch 膜起始于视盘边缘，然后向四周延伸至锯齿缘。

Bruch 膜由以下各层组成：①视网膜色素上皮的基底膜；②内胶原层；③弹力层；④外胶原层；⑤脉络膜毛细血管的基底膜。

（1）视网膜色素上皮的基底膜（Basement membrane of the retinal pigment epithelium）：视网膜色素上皮的基底膜是由微丝构成的一层薄膜。构成该膜的微丝向外延伸与胶原连接，向内延伸与色素上皮的细胞膜接近。

（2）内胶原层（Inner collagenous zone）：内胶原层由排列疏松的胶原微丝构成。

（3）弹力层（Elastic layer）：弹力层是 Bruch 膜的支柱，由细长的直纤维构成，这些纤维交织成多层次的格子网（Grillwork）。

（4）外胶原层（Outer collagenous zone）：外胶原层比内胶原层薄，其结构与内胶原层类似。

（5）脉络膜毛细血管的基底膜（Basement membrane of the choriocapillaris）：脉络膜毛细血管的基底膜为 Bruch 膜的最外层，是脉络膜毛细血管内皮的基底膜，它比色素上皮的基底膜薄。

2. 脉络膜毛细血管（Choriocapillaris）　脉络膜毛细血管位于脉络膜的内层。其动脉来源分为三个部分：①睫状后短动脉，为脉络膜毛细血管的主要来源；②睫状后长动脉的回返支，睫状后长动脉从锯齿缘向后延伸，发出分支，供给锯齿缘部及赤道部；③来自睫状前动脉的分支穿过睫状肌，进入脉络膜毛细血管网。睫状前动脉与睫状后动脉系统之间有广泛的吻合支。

脉络膜毛细血管静脉回流，首先进入毛细血管网外侧的小静脉，然后进入涡静脉系统。

脉络膜毛细血管的管腔直径较大，所以红细胞通过脉络膜毛细血管的管腔时，可以 2～3 个同时并行。

脉络膜毛细血管的超微结构与肾小球及其他内脏器官的毛细血管相类似，其内皮细胞有许多环形窗孔，且窗孔有隔膜遮盖。在毛细血管的内壁，内皮细胞窗孔甚多。

3. 基质（Stroma）　脉络膜基质由疏松的胶原纤维组成框架，其中包含有血管、神经及细胞。作为基质的框架组织胶原纤维并不丰富，脉络膜大部分空间为血管、神经及细胞所占据。在脉络膜基质中包含有色素细胞、纤维细胞、巨噬细胞（Macrophage）、肥大细胞（Mast cells）、浆细胞（Plasma cells）及淋巴细胞（Lymphocytes），其中主要为色素细胞与纤维细胞。

4. 脉络膜上腔（Suprachoroide）　脉络膜上腔位于脉络膜与巩膜之间，其组织结构主要为起源于脉络膜及巩膜的胶原纤维。胶原纤维形成的网，包含有纤维细胞、色素细胞、神经节细胞及神经丛，睫状后长、后短动脉及睫状神经均由该区穿过。

三、视网膜

视网膜（Retina）为一透明薄膜，起自视盘周围向前衬覆在脉络膜内面，其前缘呈锯齿状，故名锯齿缘（Ora serrata）。视网膜仅在视神经穿过处和锯齿缘与其外面的组织紧紧连接。视网膜后极部有一浅漏斗状凹，称中央凹（Fovea centralis），直径约 1.5mm。当死后不久变为黄色，故称黄斑（Macula lutea）。黄斑鼻侧约 3mm 处有一淡红色圆盘即视盘（Optic papilla），又称视盘（Optic disc），直径约 1.5mm。视盘是视网膜神经纤维汇聚穿出眼球的部位，其中央呈漏斗状凹陷，称为生理凹陷，是神经纤维汇合时填充不完善所致。

视网膜中央动脉与静脉由视盘处进出眼球，在视网膜内层分支直到锯齿缘，彼此不相吻合。视网膜中央动脉除和 Zinn 动脉环分支有小吻合外，和脉络膜血管系统几乎完全分开。有时可见 Zinn 动脉环分支穿出视盘颞侧到达视网膜，即视网膜睫状动脉。视网膜内五层（脑层）由视网膜中央动脉供血；外五层（感觉神经上皮层）由脉络膜毛细血管供血。

视网膜本部主要由三种细胞构成：光感受器细胞（第一神经元），双极细胞（第二神经元）和神经节细胞（第三神经元）。光感受器细胞又分为视杆细胞和视锥细胞，称为神经上皮层。双极细胞和神经节细胞为传导组织，称为脑层，在脑层中还有协调兴奋的所谓联合组织，即水平细胞和无长突细胞。此外，在视网膜本部还有神经胶质，起支架作用，如 Müller 细胞，星形胶质细胞和小神经胶质细胞。

视网膜的组织结构极为复杂，由外往内分为 10 层：①色素上皮层；②视杆细胞与视锥细胞层；③外界膜；④外核层；⑤外丛状层；⑥内核层；⑦内丛状层；⑧神经节细胞层；⑨神经纤维层；⑩内界膜（图 1-4）。

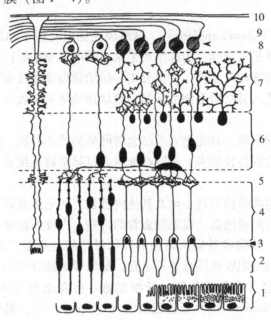

图 1-4 视网膜

1. 视网膜色素上皮；2. 视杆与视锥；3. 外界膜；4. 外核层；5. 外丛状层；
6. 内核层；7. 内丛状层；8. 神经节细胞层；9. 神经纤维层；10. 内界膜

（一）视网膜色素上皮

视网膜色素上皮（The retinal pigment epithelium）由单层色素上皮细胞所构成，排列十分规则。细胞呈多角形。细胞分为三部分，即顶部、体部和基底部。每只眼有 $4.2 \times 10^6 \sim 6.1 \times 10^6$ 个视网膜色素上皮细胞。视网膜色素上皮细胞无再生能力，细胞死亡后不被替换，而是邻近的细胞向侧面滑动，以填补死亡细胞遗留下来的空间。

以下分述视网膜色素上皮细胞的细胞膜、细胞质与细胞核的结构。

1. 细胞膜 视网膜色素上皮细胞的顶部与光感受器的视杆细胞和视锥细胞的外节紧密邻近，但这两种细胞之间并没有连接。细胞的基底部附着在 Bruch 膜之上。

视网膜色素上皮细胞顶部的细胞膜，朝着视杆细胞与视锥细胞的方向发出许多长度不同的微绒毛（Microvilli），微绒毛的细胞膜与细胞质实为细胞体的延续。微绒毛分为两类：一类细长，这些绒毛延伸到光感受器之间的间隙，另一类粗短，这类绒毛包绕在视杆细胞与视锥细胞的外节，形成光感受器外节的鞘膜。微绒毛与光感受器外节之间无细胞连接结构，仅充满粘多糖类细胞基质。

视网膜色素上皮细胞侧面与其毗邻细胞的细胞膜之间有不同宽度的细胞间隙，细胞间隙起始于基底部，向顶部延伸，在顶部，细胞间隙为 zonula、adherens 和紧密联接（Zonula ocuiudent）所封闭，形成所谓视网膜的外屏障。

2. 细胞质　在电子显微镜下，视网膜色素上皮细胞的胞质中除了可以看到一般常见的细胞器如线粒体、核糖体、内质网以外，还可以看到许多大的色素颗粒及板层结构包涵体。

细胞质中含有大量的色素颗粒，构成了色素上皮细胞的显著特征。色素颗粒长 2～3μm，直径 1μm。色素颗粒分布于细胞的顶部及中段，基底部几乎没有色素。色素颗粒有多种形态，在细胞顶部为针叶状，在细胞核周围为圆形或椭圆形。色素颗粒的主要作用为减少来自巩膜的反射光，捕捉光传导过程中未被光感受器吸收的光子，防止光的散射和反射，使得视网膜成像清楚。

在顶部细胞质内，可以看到板层包涵体，该包涵体实为被视网膜色素上皮细胞吞噬的视杆细胞外节的膜盘，膜盘结构比较完整。在细胞的基底部膜盘结构已遭破坏，膜盘与膜盘之间的界限模糊不清，膜盘组织浓缩。

视网膜色素上皮细胞的吞噬作用是其主要的功能之一，光感受器外节末端陈旧的膜盘不断脱落，被视网膜色素上皮细胞迅速吞噬，而新的膜盘不断地从光感受器外节基部形成，视网膜色素上皮细胞吞噬脱落膜盘的功能对视觉细胞外节的更新及维持正常视觉至关重要。

3. 细胞核　视网膜色素上皮细胞的细胞核位于基底部，呈椭圆形，由于切片的方向，也可呈圆形。

视杆细胞与视锥细胞周围无血管区，其营养来源于脉络膜毛细血管。色素上皮细胞基底部的细胞膜向细胞质内陷，形成许多折叠，这就增加了与脉络膜毛细血管接触的面积。顶部的细胞膜发出微绒毛，形成致密的网状组织，光感受器外节插入其间，这就形成两层广泛的接触。视网膜色素上皮是光感受器进行新陈代谢所需的物质的重要传递途径。从脉络膜毛细血管向光感受器运送的液体、盐及代谢物质均经过色素上皮细胞。

（二）视杆细胞与视锥细胞层

视杆细胞与视锥细胞（Rod and cone）位于外界膜以外，由粗的内节与细的外节所构成。在视网膜色素上皮层与外界膜之间的 1/2 处，为内外节的移行部，该处为细长的收缩部（A slight constriction）将内外节连接，且两部分的细胞膜仍然是延续的。

全部视网膜有视杆细胞 $110 \times 10^6 \sim 125 \times 10^6$ 个，视锥细胞 $6.3 \times 10^6 \sim 6.8 \times 10^6$ 个。在黄斑中心凹处，视锥细胞密度最高，每平方毫米 147 300 个。距中心凹 10°，视锥细胞迅速减少，在周边部，每平方毫米大约稳定在 5 000 个。黄斑部没有视杆细胞，距中心凹 130μm 处开始出现。距中心凹 5～6mm 处，视杆细胞密度达到最高极限，每平方毫米为 160 000 个。向锯齿缘部，数目继续减少，每平方毫米为 23 000～50 000 个。

视杆细胞与视锥细胞的组织解剖分为外节、连接部及内节三部分。

视杆细胞外节（Rod outer segments）由一系列的圆盘堆积起来所构成。一根视杆细胞由

600～1 000 个圆盘重叠排列起来所组成。圆盘周围为视杆细胞的细胞膜所包绕，但圆盘与细胞膜不连接。圆盘与视杆细胞外节的长轴成直角。每一个圆盘由两个单位膜构成，两个单位膜在末端相连接。

视杆细胞的连接部将内节与外节连接起来。该连接部长约 1μm，为视杆细胞最细的部分，其直径由 2.5μm 减少到 0.3μm。连接部有连接纤毛（Connecting cilium），纤毛周围为细胞质及细胞膜所构成。

视杆细胞内节（Rod inner segment）为长圆筒形，由外部的椭圆体（Ellipsoid）及内部的视肌样质（Myoid）所组成。椭圆体由连接部与外节相连接，视肌样质与外核层内的细胞体相连接。椭圆体内有相当多的线粒体，一个横切面往往可以看到 30～50 个。

在视肌样质的细胞质内，有许多排列不规则的滑面内质网，也可看到粗面内质网。在靠近外界膜处，有许多高尔基体的空泡。游离核糖体往往形成多聚核糖体。也可以看到少量的线粒体。

视锥细胞外节（Cone outer segment）的组织结构与视杆细胞基本相同，但视锥细胞的内侧段比其外侧段粗，所以形成特殊的锥体形。

视锥细胞的连接纤毛（Connecting cilium）结构及排列与视杆细胞相同，但比视杆细胞纤毛短些。

视锥细胞内节（Cone inner segment）也是由椭圆体与视肌样质所组成。

（三）外界膜

光镜下观察，传统观点认为外界膜（The outer limiting membrane）是一层具有网眼的薄膜，视杆细胞与视锥细胞的内节穿过其网眼。外界膜从视盘边缘起，延伸至锯齿缘。

Arey（1932）首先提出，外界膜并非一般概念的膜，而是由视杆细胞与视锥细胞与 Müller 细胞相连接的终末带（Terminal bars）。Coher（1965）及 Spitznas（1970）在电镜下观察灵长目动物及人眼视网膜，了解清楚外界膜并不是一层膜，而是由细胞与细胞之间的连接结构粘连小带所构成。这些粘连小带为光感受器（视杆细胞与视锥细胞内节）和 Müller 细胞、Müller 细胞与 Müller 细胞及光感受器与光感受器之间的连接结构。

（四）外核层

外核层（Outer nuclear layer）包括视杆细胞与视锥细胞的细胞体，其细胞体具有细胞核及细胞质，从细胞体发出的轴突（Axons）伸向外网状层，与双极细胞及水平细胞相突触（Synapse）。

靠近视盘鼻侧，有 8～9 层细胞核，越向周边部，外核层变薄，细胞核层次减少，在视盘颞侧旁，外核层较薄，只有 4 层细胞核。在黄斑中心凹部，有 10 层细胞核，均为视锥细胞核。除锯齿缘外，视网膜的其他部位，有 5 层细胞核，其中，靠近外界膜的一层为视锥细胞核。

视杆细胞与视锥细胞体的胞质结构基本相同。向外界膜延伸的部分，称为视杆细胞外纤维（Outer rod fiber）或视锥细胞外纤维（Outer cone fiber）。细胞核周围排列着许多神经管，神经管占据细胞体的大部分，神经管延伸进入轴突。

（五）外丛状层

外丛状层（Outer plexiform layer）为疏松的网状结构，是光感受器视杆细胞与视锥细胞的终末和双极细胞树突及水平细胞突起相连接的突触部位。该突触部位是视觉信息处理与传递的基本结构。此外，还包含有 Müller 细胞的突起。

黄斑部的外丛状层最厚，约 $51\mu m$，这是由于黄斑部的视杆细胞与视锥细胞发出的轴突最长，且走行方向倾斜，在中心凹者轴突走向几乎与外界膜平行，失去网状结构，而呈纤维样外观，所以黄斑部的外网状层称为 Henle 纤维层。黄斑部以外，外网状层变薄，约 $2\mu m$ 厚。由于光感受器数目的减少，赤道部以外的网状层变得更薄。

外丛状层分为三部分：①外区：包括起始于视杆细胞与视锥细胞体发出的轴突，称为视杆细胞内纤维（Internal rod fiber）及视锥细胞内纤维（Internal cone fiber）。此外，还有 Müller 细胞的突起；②中区：包括视杆细胞与视锥细胞轴突的末端。视杆细胞轴突的末端呈梨形小球，称为视杆细胞小球（Rod sphenole）。视锥细胞轴突的末端呈扁平的棱锥形，称为视锥细胞小足（Cone pedide）；③内区：为双极细胞树突，水平细胞突起及 Müller 细胞突起所占有。

视杆细胞小球位于外网状层的中部，小球内面的细胞膜向细胞质内陷，形成凹陷区。从内核层细胞发出的双极细胞的树突及水平细胞突起进入凹陷区，构成突触结构，其功能为传递光感器所产生的神经冲动。

（六）内核层

内核层（Inner nuclear layer）有四种细胞：水平细胞、双极细胞、Müller 细胞及无长突细胞（Amacrine）。无长突细胞及水平细胞有长的分支与其他细胞相突触，可使视网膜的功能协调一致。双极细胞组成了传导系统第一神经元。Müller 细胞对视网膜起支持及营养作用。

内核层细胞按层次排列，最外层为水平细胞的胞体，与外网状层相毗邻。外中间层为双极细胞，内中间层为 Müller 细胞体，最内层为无长突细胞，与内网状层相毗邻。

1. 水平细胞（Horizontal cells）　水平细胞有 1~2 层，这些细胞从核周发出许多短突及一个长突。长突长达 1mm 以上。

水平细胞分为 A、B 两种类型，A 型水平细胞为视锥细胞水平细胞，B 型水平细胞可能为视杆细胞水平细胞。每个 A 型细胞发出七组短突，与七个视锥细胞小足相连接，参与七个三联体。每一个视锥细胞小足与 2~4 个水平细胞相连接。B 型水平细胞发出 10~12 组短突。目前尚不清楚一个 B 型细胞与几个视杆细胞相接触。

2. 双极细胞（Bipolar cells）　双极细胞主要位于外中间层。光学显微镜下双极细胞分为三大类：拖布型双极细胞；小型双极细胞；扁平型双极细胞。

拖布型双极细胞（Mop bipolar cells）也叫视杆细胞双极细胞，仅与视杆细胞相连接。

小型双极细胞（Midget）紧贴外网状层分布，这种细胞相当小，为视锥细胞双极细胞，其树突在外网状丛中只与一个视锥小足相连接，它的轴突末端在内网状层也只与一个小型神经节细胞相连接。所以，在视网膜中，视锥细胞、小型双极细胞和小型节细胞的数目相等，使之从视锥到视神经纤维形成一对一的排列。

扁平型双极细胞（Plat bipolar cells）也叫毛刷型双极细胞（Brush bipolar cells），向外网状层延伸的树突主要与视锥细胞相接触，向内网状层延伸的轴突末端，与各种类型的神经节细胞的树突相突触（Synapses）。

3. Müller 细胞（Müller cells）　Müller 细胞是巨大的细胞，细胞体位于内核层，但细胞突起却占据从内界膜到外界膜的整个视网膜厚度，甚至越过外界膜形成绒毛纤维，即所谓纤维栏。

就功能而言，Müller细胞是重要的细胞，Müller细胞是视网膜的支架，并提供营养物质。它给神经细胞提供了葡萄糖，且含有大量的乳酸脱氢酶，具有合成糖原以及储备糖原的能力。

Müller细胞突起分支包绕着大部分神经细胞，使其神经纤维隔离。Müller细胞也是填充间隙的细胞（Spaceoccupying cells），它的突起分支占据视网膜各层中神经细胞所没有占据的空隙。

Müller细胞的细胞体位于内核层的内中间区，其细胞突起分布于视网膜各层，分述如下：

（1）放射状突起（Radial processes）：在内核层的中间区，从Müller细胞的胞体发出放射状突起，这些坚韧的主干突起纵贯视网膜全层。在神经纤维层，放射状突起的终末端呈圆锥形膨大，参与内界膜的结构。

（2）蜂窝状网（Honey comh meshwork）：在外核层、内核层及神经节细胞层，从Müller细胞放射状突起的侧壁发出带状分支，这些分支突起形成网状，包绕着神经细胞的胞体。

（3）水平纤维（Horizontal fibers）：在外丛状层、内丛状层及神经纤维层，从Müller细胞放射状突起的侧壁向水平方向发出微细的分支，这些水平分支包绕着神经细胞的树突、轴突及突触，并向血管表面发出小的分支。

（4）纤维栏（Fiber baskets）：Müller细胞放射状突起向外延伸，越过外界膜，形成微细的绒毛纤维，称为纤维栏。这些绒毛纤维包绕着光感受器的内节。

4. 无长突细胞（Amacrine cells）　Cejal把这类细胞叫无长突细胞，是因为该类细胞没有轴突。

无长突细胞的胞体位于内核层的内下层，从细胞体各个方向发出突起，沿着内核层，进入内网状层，与双极细胞、神经节细胞相突触。

（七）内丛状层

内丛状层（Internal plexfform layer）主要是视网膜脑神经第一神经元与第二神经元的连接处，由内核层与神经节细胞层的许多突起所构成，是双极细胞、无长突细胞与神经节细胞相突触的部位。

（八）神经节细胞层

神经节细胞层（Ganglion cell layer）主要由神经节细胞的细胞体组成，此外还有Müller细胞及神经胶质细胞和视网膜血管分支。神经节细胞为视网膜（脑）的第二神经元。在视网膜大部分区域，神经节细胞仅为一层，但在视盘颞侧变为两层，至黄斑部增加到8～10层。向中心凹方向，神经节细胞又逐渐减少，中心凹部神经节细胞完全消失。

神经节细胞的树突进入内网状层，其轴突不分支，向内延伸，其走行方向与视网膜平行，形成神经纤维层，最后形成视神经纤维。轴突的大小不等，大的轴突发自大的神经节细胞，小的轴突发自小的神经节细胞，Müller细胞及神经胶质细胞潜入神经节细胞之间。

（九）神经纤维层

神经纤维层（Nerve fiber layer）主要由神经节细胞的轴突所组成，此外还有传出纤维、

Müller 细胞、神经胶质细胞和视网膜血管。神经纤维层含有丰富的血管系统为该层的显著特点。

神经节细胞的轴突从视网膜各方向延伸到视盘形成视神经。围绕视神经周围，神经纤维层最厚，其厚度约 20~30μm，向视网膜周边部逐渐变薄，至锯齿缘附近，散在的神经节细胞与神经纤维并发为一层。视网膜鼻侧的神经纤维直接到达视盘，颞侧的神经纤维不穿过黄斑，而呈弧形绕过黄斑达视盘。在水平子午线上的神经纤维，从黄斑上方绕过；在水平子午线下的则绕过黄斑的下方。从而在黄斑部颞侧形成一条横缝，神经纤维由此缝呈羽毛状起始。黄斑本身的纤维自鼻侧直接到视盘的颞侧，组成重要的黄斑乳头束。

神经纤维层的神经单位由两种类型的原始纤维组成：传入（Centripelal）纤维，把冲动从视网膜神经节细胞传入大脑；传出纤维（Centrifugal），把大脑发出的冲动传到视网膜。传出纤维可能具有调节血管的功能。

视网膜神经胶质（Retinal glia）分为四类：星形细胞；血管周围的神经胶质细胞；Müller 细胞；网状内皮组织的微小胶质细胞。视网膜神经胶质对视网膜组织起支持及营养作用，并使不同的神经轴突彼此隔离。

（十）内界膜

1968 年 Wolff 借助电子显微镜观察研究，他正确揭示了内界膜（Inner limiting membrane）的组织结构：Müller 细胞的基底膜与胶质细胞组成内界膜的主要部分，其余部分由玻璃状体纤维及粘多糖类所组成，两者与基底膜相连接。

（十一）视网膜特殊部位的结构

1. 视神经盘 视神经盘处仅有神经纤维，视网膜其他各层包括 Müller 纤维和内界膜均不存在，光线落到视盘上不能引起视觉，故称为生理盲点。

2. 黄斑 视网膜正对视轴处为黄斑（Macula lutea），直径 1~3mm，该区中央有一小凹称中心凹（Foveal centralis），是视力最敏锐处。

黄斑中心凹处视网膜最薄，其厚度约为 0.37mm，而其中央的中心小凹仅 0.13mm 厚。该处色素上皮细胞变厚，排列紧密，仅有视锥细胞而无视杆细胞，视锥细胞变为细长，形似视杆细胞。外核层较厚，但在中心小凹处变薄，只有一单层细胞核。外丛状层变厚，纤维走向平行于视网膜表面，称为 Henle 纤维。由周围向中央，内核层、内丛状层、神经节细胞层和神经纤维层逐渐变薄乃至消失。这些层次在中心凹周边部增厚，形成稍隆起的边缘。

由于黄斑中心凹视网膜很薄，只有视锥细胞，其他层次缺如，在中心凹的四周倾斜排列呈坡状。光线到达中心凹时，无其他各层细胞的阻碍，使射入的光线直接落在视锥细胞的感光部分。而且三级神经元在此处为单线联系，因此，黄斑视觉最敏感而精确。

3. 锯齿缘 锯齿缘（Ora serrata）是视网膜本部终止的锯齿形边缘。视网膜锯齿缘紧密粘连在脉络膜的内面，玻璃体也紧密与锯齿缘内面粘连。

视网膜锯齿缘部色素上皮细胞变大，形状不规则。视杆细胞与视锥细胞变短，数目减少，距锯齿缘 1~2mm 两者消失。内、外核层变薄，最后融合为一层。神经节细胞稀疏，与神经纤维层混合为一层，距锯齿缘 0.5~1mm 两者终止。神经胶质大量增多，外界膜向前延伸于睫状体两层上皮之间。内界膜变薄向前连续于睫状体内界膜。视网膜所有的重要组织均终止于锯齿缘，视觉功能消失。实际上，视网膜色素上皮向前延续于睫状体色素上皮，视网膜本部向前延续于睫状体无色素上皮，两者称为视网膜睫状体部；同样，两者于虹膜后面的延续部称为视网膜虹膜部。

老年人锯齿缘部常有囊样变性。囊状空隙开始于外丛状层，后渐增大，直到填充于内、外界膜之间的全部组织。

四、视神经

视网膜神经节细胞发出的纤维，汇集成视盘，直径 1.5mm。其纤维穿过巩膜筛板出眼球，形成视神经（Optic nerve）。视神经是指自视盘起至视交叉前角止，全长 42～47mm。按其部位可划分为四段：球内段，在巩膜内；眶内段，自眼球至视神经孔；视神经管内段，在视神经管内；颅内段，出视神经管直到视交叉。

（1）球内段：包括视盘和筛板部分，长约 1mm。视神经穿过脉络膜和巩膜而离开眼球，脉络膜和巩膜被穿过处称为巩膜脉络膜管。在此处，巩膜组织外 2/3 层向后伸展，构成视神经鞘的硬膜，巩膜内 1/3 层横过巩膜管，作为视神经的支架。这一部分由前面看作筛状，故名筛板，筛板的孔为视神经纤维所穿过。视神经在筛板以前的部分，也就是用检眼镜能看见的部分，叫视神经盘（Optic papilla）或视盘（Optic disc），由无髓神经纤维构成。

（2）眶内段：长 25～30mm。此段视神经呈 S 形，因为其长度大于眼球到视神经孔的距离，所以眼球可随意转动，不受牵制。

（3）视神经管段：长 4～10mm，位于骨性视神经管内，还有眼动脉在视神经下面一起穿过视神经管。

（4）颅内段：长约 10mm，横切面为椭圆形，和视交叉前角相连。

视网膜神经节细胞发出的神经纤维，汇集成视神经，入颅后在蝶鞍处形成视交叉。来自双眼视网膜鼻侧半的纤维在此处相互交叉到对侧，与同侧未交叉的视网膜颞侧半的纤维合并成视束。

黄斑乳头束纤维数量甚多，排列也密，占视网膜纤维总数的 65%，但所占面积仅为视网膜面积的 1/20，由视盘颞侧进入视神经，在视神经的切面上占 1/3 的面积，呈楔形，尖端朝向轴心，上下纤维间有明显的水平缝分开。

视网膜的周围性纤维根据来自不同的象限可分为：①上弓状纤维：系视网膜颞上象限发出的纤维，由视盘颞上区进入视神经。②下弓状纤维：系视网膜颞下象限发出的纤维，由视盘颞下区进入视神经。③上辐射状纤维：系视网膜鼻上象限发出的纤维，由视盘鼻上区进入视神经。④下辐射状纤维：系视网膜鼻下象限发出的纤维，由视盘鼻下区进入视神经。自视网膜最周边部发出的纤维行于视网膜神经纤维层的最深层（接近脉络膜），进入视神经时则处于最边缘部；自视网膜中央区发出的周围纤维则行于视网膜神经纤维层的最浅层（接近玻璃体），进入视神经时则处于轴心部。

由视网膜各象限发出的周围纤维在视神经内基本上保持着视网膜的排列关系，例如来自颞上象限者位于颞上方；来自鼻下象限者位于鼻下方。但由于黄斑乳头束的纤维在视盘与视神经球后段占据颞侧部位，故颞侧上下周围纤维被推向上下方而不能相遇于水平线。在球后 10～15mm 处，黄斑乳头束转向轴心部位，使得颞侧上下周围纤维相遇于颞方水平线上。在接近视交叉处，视神经有内旋 45° 的现象，因此各象限纤维束的地位稍有改变：颞上象限的纤维改居正上方；鼻下者改居正下方；颞下者居正外侧；鼻上者居正内侧。

视神经外面被视神经鞘膜所包裹，是由三层脑膜延续而来，即硬脑膜、蛛网膜和软脑膜。最内层为软脑膜，围绕视神经并分出间隔连同血管深入视神经内，把视神经分成束。这些血管来自眼动脉及其分支，在软脑膜吻合成软脑膜血管网并随间隔分布。硬脑膜在最外层，较厚。硬脑膜和软脑膜之间有一细致的薄膜，即蛛网膜，此膜藉结缔组织小带将硬脑膜和软脑膜在多处连接在一起。三层鞘膜间的鞘间隙分别叫作硬脑膜下间隙和蛛网膜下间隙，前为盲端止于眼球后，向后通向大脑的同名间隙，间隙内充满脑脊液。临床上颅内压增高时，可引起视盘水肿，另一方面，当眼眶深部感染时，也能累及神经周围的脑膜间隙而扩散到颅内。

筛板前视神经纤维无髓鞘，质透明，筛板以后开始有髓鞘，故较球内段为粗。如筛板前有髓鞘时，在视网膜上可见有髓神经纤维。视神经在球后的直径为 3mm，在视盘为 1.5mm。

视神经纤维没有 Schwann 神经膜，故与一般周围神经不同，损伤后不能再生。

视盘由视网膜中央动脉和视神经动脉环的分支供给营养。

在视神经周围的巩膜内，有睫状后短动脉分支吻合而成的动脉环，称 Zinn 环。脉络膜血管、Zinn 动脉环和软脑膜血管分支营养球内段视神经。

视神经眶内段由眼动脉及其分支供养。主要包括两类分支：①视网膜中央动脉进入视神经前（即进入点的后方），从眼动脉及其分支（包括视网膜中央动脉）发出 6~12 支小血管，自视神经的周围（主要是上方和两侧）穿入硬脑膜、蛛网膜，血管四周被一部分硬脑膜和蛛网膜覆盖而达软脑膜血管网。②视网膜中央动脉穿入硬脑膜时发出的一支或更多的血管立即进入软脑膜，并向前、向后和环着发出分支与软脑膜血管网吻合，再发出分支进入视神经；此外，视网膜中央动脉穿入硬脑膜时发出的分支，有的与视网膜中央动脉平行着进入视神经，这种血管曾被称为视网膜中央副动脉（或称视神经中央动脉），向前达筛板，向后朝视神经孔方向延伸，这支血管不断发出分支。

视神经管内段由颈内动脉直接发出的软脑膜动脉供养。颅内段则由颈内、大脑前及前交通动脉分别发出的分支供养。

视神经外面包裹的脑膜富有感觉神经纤维，发生球后视神经炎时，若眼球转动，患者感到球后疼痛。

五、前房

前房（Anterior chamber）的前界为角膜内皮，后界为虹膜前面及晶状体的瞳孔区。前房周边部的界限为小梁网，睫状体及虹膜周边部。内皮细胞覆盖着角膜及小梁网，纤维细胞及一些色素细胞覆盖着虹膜及睫状体的前表面。

从角膜顶点平面至虹膜根部平面之间的距离约为 4.2mm，至虹膜瞳孔区的平面距离为 3.6mm，两者相差 0.6mm，前者大于后者，其原因在于晶状体使虹膜瞳孔区向前移位。正常成人前房轴深 3.0~3.5mm，近视眼前房较深，远视眼前房可能较浅。

前房内充满房水（Aqueous humor）。房水由睫状突产生，进入后房，经瞳孔流入前房，然后由前房角经小梁网及 Schlemm 管排出眼外。少部分房水经虹膜表面的隐窝被虹膜吸收，也有经过悬韧带间隙到晶状体后间隙，通过玻璃体管进入视神经周围的淋巴。此外尚有小部分房水经脉络膜上腔而吸收，房水的产生率与排出率保持平衡。

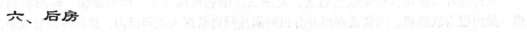

六、后房

后房（Posterior chamber）间隙较小，形状不规则，从睫状体分泌的房水充满后房，经瞳孔流入前房。后房间隙的大小，与眼的调节（Accommodation）有关。在调节状态下，晶状体向前凸，后房变窄，在无调节状态下，后房变宽。

后房的前界为虹膜后面的色素上皮，前侧界为虹膜与睫状体的连接部，前中间界为与晶状体接触的虹膜，真正的后界为玻璃体的前表面，侧界为具有睫状突及突间凹的睫状冠。

按照传统，后房分为以下几个部分：

1. 后房的固有部（The posterior chamber proper） 后房的固有部位于虹膜的后面，晶体悬韧带－玻璃体系统的前面，该区间隙充满房水。

2. 韧带部分（The zonular porteric） 韧带部分位于前韧带与后韧带之间。

3. 悬韧带后间隙（The retrozonular space） 位于后部悬韧带与玻璃体之间，该间隙称为 Petit 管。

房水是透明的液体，房水含量为 $0.25 \sim 0.3mL$（前房约 $0.18mL$，后房约 $0.06mL$）。主要成分为水，约占总量的 98.75%。因房水来源于血浆，所以房水的化学成分与血浆相似，但蛋白质含量较血浆者明显减少。而房水中维生素 C、钠离子、氯离子等比血浆中的含量高。房水的比重为 1.006，屈光指数为 1.3336。房水的生理功能为角膜及晶状体提供营养并维持正常的眼内压。

七、晶状体

晶状体（Lens）为富有弹性的透明体，形似双凸透镜，位于虹膜之后，玻璃体之前。晶状体分为前后两面，两面相接的边缘为赤道（Equater）。前面的曲度较小，弯曲半径约为 9mm，前曲面的顶点或前面的中心点称为前极。后面的曲度较大，弯曲半径为 5.5mm，弯曲面的顶点或后面的中心点称为后极。前后极间的直线叫作晶状体轴，轴的长度也即晶状体厚度为 $4 \sim 5mm$。晶状体直径 $9 \sim 10mm$。晶状体借助韧带（晶状体悬韧带）与睫状体连接以固定其位置。晶状体赤道为圆环形，与睫状突相距约 0.5mm。

晶状体的组织结构为：①包围整个晶状体的囊；②位于前囊下的上皮细胞；③晶状体细胞（晶状体纤维）；④晶状体悬韧带。

（一）晶状体囊

晶状体囊（Lens capsule）是一层透明的厚的基底膜，具有弹性，它包绕着晶状体上皮及晶状体细胞。靠近赤道部的前囊与后囊的表面为悬韧带的附着处，致使囊的表面不平，呈齿状隆起。

根据晶状体部位不同及年龄变化，晶状体囊的厚度有所不同，前囊较后囊为厚。相当于悬韧带附着部的赤道以前及以后，较前极及后极为厚。成年人的前囊较婴幼儿者为厚。Young（1966）证明晶状体囊是晶状体上皮细胞的分泌产物，为上皮细胞的基底膜，囊与上皮紧密相连，两者之间没有任何间隙。上皮细胞代谢旺盛区（生发区）即赤道部的前囊及赤道部囊最厚，后囊为胚胎上皮细胞的产物，出生以后，后囊下已无上皮细胞，后囊不再增厚，所以后囊最薄。

（二）晶状体上皮

晶状体上皮（Lens epithelium）位于前囊及赤道部囊下，新生晶状体细胞的表面，为单层上皮细胞。后囊下没有上皮，因为后部上皮在胚胎发育过程中已形成原始晶状体细胞。

晶状体上皮分为中央部（前极部），赤道部及介于中央部与赤道部之间的中间部。中央部为静止区，中间及赤道部为生发区。

中央部的上皮细胞见于前极部，细胞呈立方形，该区的上皮细胞一般看不到有丝分裂。中间部的上皮细胞呈柱状，该区上皮细胞常见有丝分裂。

赤道部的上皮细胞不断增生形成新的晶状体细胞。在赤道部，上皮细胞的基底部伸长及细胞核变为扁平，伸长的细胞基底部突起沿着囊的内面向后极延伸，与此同时，上皮细胞的顶部突起在邻近的上皮细胞内面向前极延伸。上皮细胞转变为带状晶状体细胞的过程发生在整个晶体赤道部的周围，因此，晶状体细胞的突起从各个方向延伸到前极及后极。由于新的晶状体细胞不断的形成，老的晶状体细胞越来越多的并入晶状体皮质，而这些晶状体细胞的细胞核，在赤道部以前排列为新月形的弯曲带，称为晶状体弓（Lens bow）。最后，深部的晶状体细胞并入晶状体核而细胞核消失。

（三）晶状体细胞

晶状体细胞（Lens cells）为有棱角的六边形长带，细胞的横切面为六边形。由于细胞较长，传统上把晶状体细胞称为晶状体纤维（Lens fibers）。成人眼晶状体有 2 100～2 300 个晶状体细胞。皮质部的晶状体细胞长 8～12mm，宽 7μm，厚 4～6μm，表层的细胞比深层者长，最年轻的细胞位于囊下。晶状体细胞有规则的排列成行，纵贯整个皮质，终止于囊下不同深度的前皮质缝与后皮质缝。当晶状体细胞向前后缝伸延时，细胞变薄、变宽，到达末梢端以前变得相当弯曲，与对侧来的晶状体细胞末梢端相会，形成复杂的交错对插（Interdigitations）。前皮质缝是由上皮细胞顶部突起的交错对插所形成，交错对插出现在同一层（同一代）晶状体细胞之间。在皮质深层，晶状体细胞终末端在缝线相会连接的方式更为复杂。

（四）晶状体悬韧带（Zonules）

晶状体悬韧带是连接晶状体赤道部和睫状体的纤维组织，用以保持晶状体的位置。

起始于锯齿缘的悬韧带纤维与玻璃体前界膜接触，止于晶状体赤道部的后囊。起始于睫状体平坦部的悬韧带纤维，是最粗，最坚固的韧带纤维，在向前伸展过程中，与一部分睫状突相接触，然后轻度转弯，与起自睫状突的纤维相交叉，而附着于晶状体赤道部的前囊。起始于睫状突间凹的悬韧带纤维，是悬韧带纤维中数目最多的一种，在向后延伸的过程中，越过向前走的纤维，附着到晶状体赤道部的后囊。

悬韧带由透明、坚硬、无弹性的纤维所组成。

八、玻璃体

玻璃体（Vitreous）为无色透明胶质体（Gellike），其主要成分为水，约占 99%。玻璃体充满眼球后 4/5 的空腔内，其形状符合于所在的空腔，前面以晶状体及其悬韧带为界，形成前面扁平的球形。玻璃体前面有蝶形凹面，称为玻璃体凹，也叫髌状窝（Fossa patellaris），以容纳晶状体。玻璃体的其他部分与睫状体及视网膜相毗邻。

玻璃体包括玻璃体皮质、中央玻璃体及中央管三部分。

1. 玻璃体皮质　玻璃体皮质（Vitreous cortex）是玻璃体外周贴近睫状体及视网膜的部分，玻璃体致密，锯齿缘以后称为玻璃体后皮质，锯齿缘以前称为玻璃体前皮质。

玻璃体后皮质较厚，2~3mm，紧贴视网膜，前方止于锯齿缘，玻璃体前皮质较薄，在晶状体后面，是玻璃体的前界，玻璃体皮质经过晶状体边缘向睫状体伸展，在平坦部的后部附于睫状体上皮。

2. 中央玻璃体　中央玻璃体（Central vitreous）为玻璃体的中央部分，从视盘边缘开始向前伸展，与睫状体和玻璃体前膜相接触。

3. 中央管　中央管（Central canal）为玻璃体中央的空管，亦称透明管，系 Cloquet 管退化而残留的组织，前界为玻璃体前膜的晶状体髌状窝，向后伸延至视盘，管壁是玻璃体的浓缩，不是真正的薄膜，为胚胎发育中的原始玻璃体所在部位，有时有透明样动脉残留。

玻璃体表面与其周围组织的关系：玻璃体最前部与晶状体悬韧带的后部纤维紧密相连，Petit 曾把空气注入两者之间使其间隙扩大，而后把玻璃体前表面与悬韧带之间的间隙称为 Petit 管。玻璃体和睫状体平坦部及睫状突之间均有悬韧带分隔，故该处玻璃体有被韧带压迫所致的放射状小沟。

玻璃体前表面亦作为后房的后界，玻璃体前表面与晶状体后囊之间有约 9mm 直径的圆环形粘连，称为玻璃体囊膜韧带，亦称 Wilger 韧带。在青少年此粘连比较紧密，随着年龄的增长逐渐变得松弛，所以老年人做白内障手术晶状体与玻璃体容易分离。在圆环形 Wilger 韧带中央部为髌状窝，玻璃体与晶状体后囊附着比较松弛，甚至两者分离形成间隙，称为 Berger 晶状体后间隙。在光学切面上表现为晶状体后的光学间隙区。此间隙向后形成 Cloquet 管圆锥形的前端部分，这种胚胎玻璃体的残留，在晶状体后囊可以看到。

除了在视盘周围及黄斑部以外，玻璃体很少与视网膜的内界膜粘连，即便有些粘连也是细小而易分离的。

玻璃体与视盘周围的视网膜内界膜有较紧密的粘连。玻璃体后膜在视盘前转向前，形成 Cloquet 管的壁，而在视盘处 Cloquet 管的底部称为 Martegiani 区，由此向玻璃体内伸延是为连续的 Cloquet 管。

玻璃体与黄斑部中心凹周围的视网膜内界膜有稍紧密的粘连，这种粘连形成 2~3mm 的小环，见于青少年，成人后消失。

玻璃体与锯齿缘附近的睫状体上皮及视网膜内界膜有着最紧密的粘连，其范围从锯齿缘向前 2mm，向后 4mm，该部位是玻璃体与眼球壁最牢固的附着处，即使病理改变或标本受到固定，该处玻璃体仍保持粘连，即使受到严重外伤，也不脱离，如果撕下玻璃体，该处的睫状体上皮随同而下；并且所有玻璃体胶原纤维可以追查到这个区域，故该处称为玻璃体基底（Vitreous base），亦称玻璃体的起始部。

（李俊英）

第二节　眼附属器的组织解剖

眼附属器包括眼睑、结膜、泪器、眼外肌和眼眶。

一、眼睑

眼睑（Eye lids）分上睑和下睑，覆盖眼球前面，上睑较下睑大而宽。上睑上界为眉，下睑下界与颊部皮肤相连续，无明显分界。眼睑游离缘名为睑缘。上、下睑缘间的缝隙名为睑裂（Palpebral fissue），在成人其长度平均为27.88mm，其宽度平均为7.54mm。睑裂在颞侧联合处名为外眦（External canthus），呈锐角；在鼻侧联合处名为内眦（Internal canthus），呈马蹄铁状，其间有一小湾叫泪湖，湖内有泪阜（Caruncle）。上、下睑缘近内眦处，各有一稍突起的小孔，称为泪点。睑缘宽约2mm，分前后两唇。前唇钝圆，后唇呈锐角，两唇间皮肤与黏膜交界处形成浅灰色线，称为灰线，将睑缘分为前后两部。前唇有睫毛2~3行，上睑有睫毛100~150根，下睑有50~70根。毛根深居结缔组织和肌肉内，此处有变态的汗腺和皮脂腺（即Moll腺和Zeiss腺），其导管开口于睫毛囊。后唇有多数小孔排列成一行，这些小孔是睑板腺（即Meibom腺）导管开口，腺本身位于睑板内。上睑皮肤有一沟，称上睑沟，有此沟者为双重睑。

眼睑组织分为5层，由前向后顺序为：皮肤、皮下疏松结缔组织、肌层、纤维层和睑结膜。

1. 皮肤层　是人体最柔薄的皮肤之一，容易形成皱褶。

2. 皮下组织层　为疏松结缔组织所构成，故易引起水肿。

3. 肌层　包括眼轮匝肌、上睑提肌及Müller肌。眼轮匝肌（Orbicularis muscle）由面神经支配，司眼睑闭合。位于皮下结缔组织和睑板之间，形似一扁环，以睑裂为中心环绕上、下眼睑。眼轮匝肌分为近眶缘的眶部和近睑缘的睑部。前者的纤维位于眶骨内缘，由上颌骨的额突开始，纤维走行呈环形，止点仍固定在额突处；后者的纤维起自眼睑内眦韧带；转向外侧呈半圆形，终于眼睑外眦韧带。

眼轮匝肌除以上两部外，尚有泪囊部，也叫泪囊肌或Horner肌。此部虽小，功能颇大。此肌的深部纤维，起始于泪后嵴后方的骨面；经泪囊后方达睑板前面，加入眼轮匝肌睑部的纤维中。泪囊肌这样附着，可使睑接触眼球前面。起于泪后嵴深部的眼轮匝肌纤维与起自泪前嵴浅部的纤维，共同包绕泪囊。泪囊部肌纤维还紧紧包绕泪小管。这些肌纤维在排出泪液之功能上有重要意义。日常闭眼与睁眼时，眼轮匝肌的收缩与弛缓，可使泪囊规律地收缩与扩张，借此吸入泪液，并驱使泪液由结膜囊流入鼻腔。

在眼轮匝肌纤维中，尚有一单独而纤细的纤维束，向睑板腺开口处的后方行走，这是眼轮匝肌的睫毛部，亦名Riolan肌。此肌收缩时，可向眼球方面压迫睑缘，使腺体的分泌物排出至睑缘。

上睑提肌（Levator palpebrae superiors）由视神经孔周围的纤维环上方附近开始，沿眶上壁向前呈扇状展开，最后附着在上睑板上缘、眼睑皮肤、眼轮匝肌和结膜上穹隆部。此肌受动眼神经支配。由于上睑提肌纤维分布的特点，收缩时可同时提起上睑各部分，包括眼睑皮肤、睑板和睑结膜。

Müller肌，分别起自上睑提肌下面和下直肌的筋膜，并附着在上、下睑板的上、下缘。此肌受交感神经支配，使睑裂开大。

4. 纤维层　由睑板和眶隔两部分组成。

（1）睑板（Tarsal plate）为致密的结缔组织所构成，质硬如软骨，是眼睑的支架。上睑板较下睑板宽而厚，呈半月形，两端移行于内外眦韧带上。睑板内有垂直排列的皮脂腺，称睑板腺（Meibom 腺），上睑约有 30 个，下睑约有 20 个。每个腺体中央有一导管，各中央导管彼此平行，垂直排列并开口于睑缘，分泌油脂，有防止泪液外流作用。

（2）眶隔（Septum orbitale）：或称睑筋膜（Palpebral fascia），为一弹性结缔组织膜，围绕眶缘，与眶骨膜连接，向前则附着于睑板前面，因此睑板与眶隔互相融合，犹如一体，在上睑，眶隔与上睑提肌的鞘膜掺杂，且随之前行，直连皮肤；在下睑眶隔完整，与睑板融合。眶隔形成睑与眶的隔障，在渗出性病变时，可制止双方渗出物相互渗透。

5. 睑结膜层　紧贴于睑板后面（见结膜）。

（1）眼睑的血管：眼睑的血液供应来自颈外动脉的面动脉支（包括面动脉、颞浅动脉和眶下动脉）及颈内动脉的眼动脉分支（包括鼻梁动脉、眶上动脉和泪腺动脉）。

眼睑的浅部组织由上述血管分支形成丰富的动脉网所供应。深部组织由睑内外侧动脉形成的睑动脉弓供应。

来自鼻梁动脉的睑内侧动脉有上下两支，分布到上睑的称为上睑内侧动脉，下睑的称为下睑内侧动脉，分别与来自泪腺动脉的上睑外侧动脉及下睑外侧动脉相互吻合，形成睑缘动脉弓及周边动脉弓。睑缘动脉弓较大，位于靠近睑缘的睑板与眼轮匝肌之间。周边动脉弓较小，位于睑板上缘，提上睑肌与眼轮匝肌之间。从睑缘动脉弓发出分支向前分布于眼轮匝肌，向后至睑板腺与结膜。静脉则汇入眼、颞及面静脉中，这些静脉皆无静脉瓣，因此化脓性炎症有可能蔓延到海绵窦而导致严重后果。

（2）眼睑的淋巴管：分为内外两组引流，下睑内侧 2/3 和上睑内侧 1/3 由内侧淋巴组引流至下颌下淋巴结；上下睑的其余部分则分浅深二组分别由外侧淋巴组引流至耳前淋巴结和腮腺淋巴结。

（3）眼睑的感觉：由第 V 脑神经第 I 、II 支支配。

二、结膜

结膜（Conjunctiva）是一层薄而透明的黏膜，覆盖在眼睑后面和眼球前面。按其不同的解剖部位可分为睑结膜、球结膜及穹隆结膜三部分。由结膜形成的囊状间隙称为结膜囊（Conjunctivalsac）。在内眦泪阜外侧有半月形结膜皱襞，称为半月皱襞（Plica semilunaris），相当于低等动物第三眼睑的遗迹。

（一）结膜的解剖

1. 睑结膜（Palpebral conjunctiva）　与睑板紧密连接，不能推动。正常者薄而透明，表面平滑，可见垂直走行的小血管，并隐约可见睑板腺。在上睑离睑缘后唇约 2mm 处，有一与睑缘平行的浅沟，称睑板下沟，常为异物存留之处。

2. 穹隆结膜（Fornical conjunctiva）　为球结膜和睑结膜的移行部分，多皱褶，便于眼球活动，其上皮细胞为复层柱状上皮细胞，上皮细胞下含有多量淋巴细胞，有时形成滤泡。

3. 球结膜（Bulber conjunctiva）　覆盖于眼球前面的巩膜表面，与巩膜前面的眼球筋膜疏松相连，易推动。易因水肿或出血而隆起。在角膜缘处结膜上皮细胞移行为角膜上皮细胞，因而结膜疾病易累及角膜。

在泪湖内有一小隆起，叫泪阜。高约 5mm、宽约 3mm，呈黄红色。泪阜为介于皮肤和黏膜之间的变态皮肤组织，表面为不角化的复层上皮，并有皮脂腺、汗腺、副泪腺和细毛。

（二）结膜的血管

结膜的血管来自眼睑的动脉弓及睫状前动脉。睑缘动脉弓于睑板下沟处穿过睑板分布于睑结膜。周围动脉弓发出下行及上行支供给睑结膜、穹隆结膜及距角膜缘4mm以外的球结膜，此动脉称为结膜后动脉，此血管充血称为结膜充血。睫状前动脉在角膜缘外35mm处穿入巩膜，其末梢细小的巩膜上支不进入巩膜，继续前进组成角膜周围的血管网，此血管充血时为睫状充血。两种不同的充血对疾病诊断极为重要。睫状前动脉继续前进过程中向表层分支，分布于球结膜，称为结膜前动脉，与结膜后动脉吻合。

结膜淋巴管丰富，有时可见球结膜上有类似串珠的透明物，即淋巴管潴留所致。

结膜受三叉神经分支所支配。

（三）结膜的腺组织

1. 杯状细胞　在结膜上皮层内，呈圆形或椭圆形。核靠近基底部，分泌黏液。多见于球结膜，而睑缘部缺如。这种细胞对于湿润眼球表面甚为重要。

2. 副泪腺　即 Krause 腺和 Wolfring 腺，位于穹隆部结膜下面。其组织结构和泪腺同。

三、泪器

泪器包括分泌泪液的泪腺和排泄泪液的泪道（图1-5）。

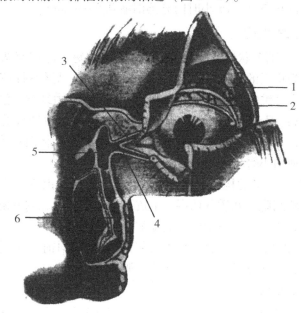

图1-5　泪器

1. 眶部泪腺；2. 睑部泪腺；3. 上泪小管；4. 下泪小管；5. 泪囊；6. 鼻泪管

（一）泪器的解剖

1. 泪腺（Lacrimal gland）　由细管状腺和导管组成，是分泌泪液的器官，位于眼眶外上方的泪腺窝内，被上睑提肌腱板分隔为较大的眶部和较小的睑部泪腺。排泄管10~20根，开口于外上穹隆结膜。此外，尚有副泪腺。血液供应来自眼动脉的泪腺支。泪腺神经为混合性神经，包括来自第Ⅴ脑神经眼支的感觉纤维和起源于颈内动脉丛的交感纤维，以及来自脑桥泪腺核的分泌纤维，司泪液的分泌（副交感神经）。

2. 泪道（Lacrimal passages） 包括泪点、泪小管、泪囊和鼻泪管。

（1）泪点（Lacrimal puncta）：是两个微突起的圆形小孔，环绕以致密的结缔组织，位于上、下睑缘内侧部分，距内眦约6mm处。泪点开口面向泪湖。

（2）泪小管（Lacrimal canaliculi）：起自泪点，上下睑各一小管，向内侧进行至泪囊，管长约10mm。管的开始部分垂直，长约2mm，继则成直角向内弯转，单独或连成一短于（称泪总管）通入泪囊。

（3）泪囊（Lacrimal sac）：位于泪骨的泪囊窝内，在内眦韧带的后面。泪囊的顶端闭合成一盲端。下端与鼻泪管相连续，该处较狭窄。长约12mm，宽4～7mm。

（4）鼻泪管（Nasolacrimal duct）：上接泪囊，位于骨性鼻泪管内，向下开口于鼻腔的下鼻道。

泪液排到结膜囊后，依靠瞬目运动和泪小管虹吸作用，向内眦汇集于泪湖，经泪点、泪小管、泪囊、鼻泪管而排入下鼻道。

泪液为弱碱性透明液体，除含有少量蛋白和无机盐外，尚含有溶菌酶（Lysozyme）和免疫球蛋白A（IgA）补体系统、β溶素及乳铁蛋白，故泪液除有湿润眼球的作用外，还有清洁和杀菌作用。在正常状态下，16小时内分泌泪液0.5～0.6mL。

（二）泪器的组织结构

1）泪腺：为管状、葡萄状浆液腺，含有多数小叶。每一腺泡有两层细胞，内层为圆柱状的分泌细胞，外层为扁平的肌上皮细胞，位于基底膜上。导管衬以双层上皮，内层立方、外层扁平，大导管外有纤维组织围绕。叶间有结缔组织、弹力纤维、淋巴细胞和浆细胞等。

2）泪点和泪小管：泪点为泪小管外口，由含有丰富的弹力纤维的结缔组织环绕。泪小管为复层上皮所衬覆，上皮下面富有弹力组织，因此可用探针将泪小管扩大。管外有眼轮匝肌部分纤维围绕，可使泪小管垂直部分收缩。

3）泪囊与鼻泪管：二者的构造相同，在基底膜上有两层上皮，浅层为柱状，深层为扁平上皮，其间也有杯状细胞。间质分两层：上皮下面为腺样层，内有淋巴细胞，有时形成淋巴滤泡；再下为纤维结缔组织。鼻泪管段周围的静脉丛很丰富。

4）泪器的血管：泪腺动脉来自眼动脉，沿外直肌上缘向前分布到泪腺。当动脉穿过泪腺或从泪腺的外侧绕到其前方后，分布到结膜和眼睑。

（三）泪道的血液供应

（1）来自眼动脉者：睑内侧上动脉供应泪囊；睑内侧下动脉供应鼻泪管。

（2）来自面动脉者：为内眦动脉，供应泪囊与鼻泪管。

（3）来自颌内动脉者：眶下动脉供应泪囊的下部与鼻泪管的上部；蝶腭动脉的鼻支供应鼻泪管的下部。

四、眼外肌

眼肌分内外两组。眼内肌在眼球内，包括瞳孔括约肌、瞳孔开大肌和睫状肌。眼外肌共有6条：4条直肌和2条斜肌。

（1）4 条直肌是：内直肌（Medial rectus）；外直肌（Lateral rectus）；上直肌（Superior rectus）；下直肌（Inferior rectus）。这4条直肌都从眶尖部围绕视神经孔的纤维环（总腱环）开始，各成一束，向前向外展开，穿过眼球筋膜止于巩膜。4 条直肌围成锥体形，以视神经孔为顶点，眼球为底部，视神经位于其内，故又称肌锥。内、外直肌附着在角膜内、外两侧，上、下直肌附着在角膜上、下两侧。附着处的肌腱作扇状展开并和巩膜融合，因此巩膜最前部增厚。内、外直肌附着处规则而整齐，与角膜缘平行。当内、外直肌收缩时，眼球向内或外转动，不发生偏斜。上、下直肌附着处不与角膜缘平行而微斜，其颞侧附着处较鼻侧距离角膜缘为远。当上、下直肌收缩时，主要分别使眼球上转和下转，同时还使眼球内转。4 条直肌附着处和角膜缘的距离为：内直肌 5.5mm，下直肌 6.5mm，外直肌 6.9mm，上直肌 7.7mm。

（2）2 条斜肌是：上斜肌（Superior oblique）和下斜肌（Inferior oblique）。它们走行方向较直肌复杂。上斜肌从视神经孔周围的总腱环开始，沿眶内上壁向前通过滑车。滑车（Trochlea）为一坚固的纤维环，位于眶内上缘稍后处，肌腱可在其中来回滑动。上斜肌腱穿过滑车后又移行为肌纤维，并转向后、外侧，穿过眼球筋膜，经上直肌下面，作扇状展开，在赤道部后方止于眼球外上部。下斜肌由眶壁内下缘稍后方的骨壁开始，经过下直肌下面向外上方延展，在赤道部后方到达眼球外侧，穿过眼球筋膜止于眼球后外侧下方。上斜肌主要使眼球内旋，同时还使眼球下转和外转，下斜肌主要使眼球外旋，同时还使眼球上转和外转。

（3）眼外肌的神经支配：除上斜肌为滑车神经支配、外直肌为外展神经支配外，其他眼外肌均由动眼神经支配。

（4）血液供给：由眼动脉的肌支供给。肌支常为内外二主支以及不同数目的一些小支。这些小支发自眼动脉，也可发自泪腺动脉和眶上动脉。二主支中，外支分布到外直肌、上直肌、上睑提肌和上斜肌；内支较大，分布到下直肌、内直肌和下斜肌。分布到四条直肌的肌支向前穿过肌腱形成睫状前动脉。

五、眼眶

眼眶（Orbit）是由额骨、蝶骨、筛骨、腭骨、泪骨、上颌骨和颧骨7块颅骨构成，为四棱锥状骨腔，左右各一，底向前、尖向后。眼眶有上、下、内、外4壁，两眶内壁几乎平行，外壁则由后向前外侧展开。眶内壁由上颌骨额突、泪骨、筛骨纸板和蝶骨体小部分构成，其前面有泪囊窝，泪囊位于其内。眶外壁由颧骨和蝶骨大翼构成。眶上壁由额骨和蝶骨小翼构成。眶下壁由上颌骨、颧骨和腭骨眶突构成。

眼眶外侧壁较坚硬，其他三壁骨质菲薄，且与额窦、筛窦、上颌窦、蝶窦相邻，故这些鼻窦有病变时，可累及眶内组织（图1-6）。

（一）眼眶的孔、裂、窝

视神经孔（Optic foramen）在眶尖部，此孔经蝶骨小翼的根部进入颅中窝，此骨道称为视神经管（Optic canal），长 4～9mm，宽 4～6mm，内有视神经和眼动脉穿过。

眶上裂位于视神经孔外侧，在眶上壁与眶外壁的分界处，与颅中窝相通。该裂有第Ⅲ、Ⅳ、Ⅵ脑神经及第Ⅴ脑神经第Ⅰ支、眼神经、眼上静脉及脑膜中动脉的眶支和交感神经纤维等穿过。此处受损则出现眶上裂综合征。

眶下裂在眶外壁与眶下壁之间，有第Ⅴ脑神经第Ⅱ支分支、眶下神经和眶下动脉及眼下静脉一支等通过。

眶上切迹（或孔）及眶下孔，均有同名的神经和血管通过。

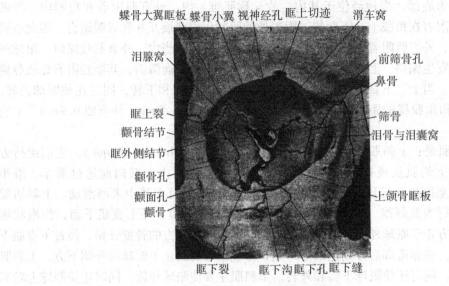

图1-6　眼眶前面观

眼眶外上角有泪腺窝，内上有滑车窝，内侧壁有泪囊窝。泪囊窝前缘为泪前嵴，后缘为泪后嵴，平均长16.10mm，宽7.68mm，下接鼻泪管，前后泪嵴为泪囊手术的重要解剖标志。

（二）眼眶骨膜

眼眶骨膜即眼眶筋膜，该膜疏松地附于眶壁，但在眶缘、眶尖、骨缝、骨孔和眶上、下裂处和眶骨愈着。眼眶筋膜在视神经孔处和硬脑膜及视神经硬膜相移行，向前和眶缘骨膜相连并和眶隔相延续。

眼球筋膜（Fascca bulbi）为一薄层纤维组织膜，覆盖在眼球表面，自视神经周围向前直到角膜缘附近，形成一囊，名为Tenon囊。囊内面光滑，与巩膜间有细的纤维束相连，其和巩膜间的间隙叫巩膜上腔。眼球筋膜向后和视神经硬膜移行，向前在角膜缘处和巩膜紧密愈着。筋膜后部为睫状血管和神经穿过；其赤道部被涡静脉穿过；前部有6条眼肌腱穿过，筋膜由此反折向后包围肌腱成为肌鞘，如同手指套戴在手指上一样。由肌鞘发出纤维薄膜和薄束，扩展到其他部位起支持和固定作用。上直肌和上睑提肌间有纤维束相连，使二者协同动作；下直肌、下斜肌鞘有纤维束相连并止于下睑板和睑结膜下穹隆部，协助开大睑裂；内、外直肌鞘扩展部呈三角形且较强大，分别止于泪骨和颧骨结节，可限制内、外直肌过度运动，故又名外侧遏制韧带（Check liga ment）。眼球筋膜下部增厚形成吊床状悬韧带（Lock wood韧带），起支持眼球的作用。

眶内除眼球、眼外肌、血管、神经、泪腺和筋膜外，各组织之间充满脂肪，起软垫作用。眶内无淋巴管及淋巴结。

（刘晓冰）

第三节　眼的血液循环

眼球的血液供给来自颈内动脉的眼动脉（Ophthalmic artery），眼附属器的血液供给除眼动脉外，还有一部分来自颈外动脉的面部动脉系统（面动脉、颞浅动脉及眶下动脉）。

一、动脉系统

眼球的血液供应：眼球的血液供给为来自眼动脉的视网膜中央血管系统及睫状血管系统。眼动脉起自颈内动脉，当颈内动脉穿过硬脑膜离开海绵窦处分出眼动脉。眼动脉在视神经硬脑膜鞘内随视神经穿过视神经管，在接近视神经管的眶端处穿出硬脑膜鞘进入眼眶后部。

1. 视网膜中央动脉（Central retinal artery）　在视神经孔前方附近，由眼动脉发出。在视神经下面，紧贴硬脑膜，前行到达球后 6.4～14mm（平均 9.34mm）处穿入视神经硬脑膜及蛛网膜，到达蛛网膜下隙，在蛛网膜下隙内继续前进，经过一个短距离，成直角穿过软脑膜，到达视神经中央，且披上软脑膜的外衣，陪随视网膜中央静脉向前延伸，穿越筛板，进入眼球内，出现在视盘的表面，再分为鼻上、鼻下、颞上、颞下四支，分布于视网膜内。较粗大的血管位于内界膜下神经纤维层。毛细血管网分为浅层与深层，浅层稍粗而较稀，分布于神经纤维层内；深层较细而致密，位于内颗粒层。近锯齿缘处则形成单层而稀疏的血管网。在黄斑区愈近中心凹血管愈稀少，在中心凹 0.4～0.5mm 区域为无血管区。

视网膜中央动脉为终末动脉，除了在巩膜管与视神经动脉环有少数几支吻合外，其他无吻合支。

2. 睫状后短动脉（Short posterior ciliary artery）　当眼动脉还在视神经下方时，发出鼻侧及颞侧两个主干，然后每个主干各分出 2～5 小支，在视神经周围穿过巩膜，进入脉络膜内逐级分支，直至毛细血管。睫状后短动脉主要供应视网膜的外四层。在视盘周围的巩膜内，睫状后短动脉的小分支吻合形成视神经动脉环（又称 Zinn 环或 Haller 环），从动脉环发出许多分支，向内到视神经，向前到脉络膜，并向后到视神经的软脑膜血管网。分布到视神经的分支又发出细小分支至视盘及其邻近的视网膜。有时有较大的分支，即视网膜睫状动脉，自视盘颞侧缘起始，向颞侧伸延，分布到黄斑。

3. 睫状后长动脉（Long posterior ciliary artery）　自眼动脉发出（有时可与睫状后短动脉一同起始于眼动脉），共两支，于视神经的鼻侧和颞侧斜行穿入巩膜（穿入点较睫状后短动脉靠前），经脉络膜上腔直达睫状体后部，开始发出分支，少数分支返回脉络膜前部，大多数分支前行到睫状体前部，与睫状前动脉吻合形成虹膜动脉大环（Circulus arteriosus iridis major），由此环发出分支至睫状肌、睫状突及虹膜。虹膜动脉大环并不在虹膜内，而在睫状体内。

4. 睫状前动脉（Anterior ciliary artery）　是由四条直肌的肌动脉发出的分支。在眼眶深部，眼动脉发出肌动脉，向前行进至四条直肌。上、下、内三条直肌的肌动脉各发出两条睫状前动脉，外直肌的肌动脉发出一支睫状前动脉。睫状前动脉自四条直肌肌腱发出后，在巩膜表层组织中向前，行至角膜缘后 4mm 处发出分支穿入巩膜，与睫状后长动脉吻合，构成虹膜动脉大环。未穿入巩膜的睫状前动脉本支继续向前，形成结膜前动脉。

二、静脉系统

静脉系统有三个回流途径：

1. 视网膜中央静脉（Central retinal vein）　在视神经内与视网膜中央动脉伴行，常在视网膜中央动脉入视神经处的眼球侧离开视神经，经眼上静脉或直接回流到海绵窦。

2. 涡静脉（Vortex vein）　共4条，收集部分虹膜、睫状体和全部脉络膜的血液，约在眼球赤道之后6mm斜着穿出巩膜，上直肌的两侧有一对，下直肌两侧有一对。涡静脉斜着穿出巩膜的巩膜小管长约4mm，从眼球外面能看到静脉在巩膜管内经过所形成的黑线。上直肌旁的两支静脉经眼上静脉，下直肌旁的两支静脉经眼下静脉进入海绵窦。有时涡静脉的数目较多。

3. 睫状前静脉（Anterior ciliary vein）　收集虹膜、睫状体和巩膜的血液，于角膜缘附近穿出巩膜，经眼上及眼下静脉入海绵窦。

（1）眼上静脉（Superior ophthalmic vein）：为眶内最大的静脉。在眶缘上内角鼻根附近，由面的眶上静脉与内眦静脉合成。此静脉沿眼动脉的路径向后行走，常在总腱环的上方，向后通过眶上裂，进入海绵窦。

（2）眼下静脉（Inferior ophthalmic vein）：起始于眶下壁前方，呈一静脉丛样向后行走，或先与眼上静脉汇合，再进入海绵窦，或单独进入海绵窦。眼下静脉经过眶下裂与翼静脉丛相交通，在眶下缘处与面前静脉相交通。

（3）海绵窦（Cavernous sinuses）：为一大静脉腔，位于颅腔内蝶骨体两侧。窦中有许多纤维样小梁，切片下呈海绵状，因此而得名。

（国　峰）

第二章　眼生理学

第一节　眼各部组织的生理

一、角膜

角膜位于眼球的最前极，是屈光间质的主要组成部分，角膜屈光系统（包括角膜和房水）的屈光力约为 43D。它以高度的透明性、敏感性和特殊的代谢形式完成正常的生理功能。

（一）角膜的透明度

透过角膜的电磁波范围从 365nm 到 2 500nm。透射性在电磁波长 400nm 时为 80%，100 ~ 1 200nm 时为 100%。超过 1 200nm 时的透射性也是较高的。1 000nm 以上的电磁波不刺激视网膜的视感受器，而是以热的形式消散。低于 365nm 的紫外波主要被角膜吸收。

角膜的透明性是下列因素的结果：

1. 解剖结构　角膜无血管、无色素。角膜上皮细胞和内皮细胞规则排列，实质层纤维板排列规则，直径 <30nm，之间距离 <30nm，因而减少了光线的散射，上皮不角化，角膜表面的泪液形成规则的屈光面，角膜不同层的细胞具有相同的屈光指数，使光线顺利通过角膜。

2. 内皮细胞间的紧密连接形成角膜房水屏障功能　使房水不能向角膜渗透。

3. 角膜内皮具有泵的功能　它不断地将实质层内的水分泵入房水，维持实质层内离子与水的平衡，控制角膜脱水。角膜实质层相对的脱水对维持角膜透明度是必要的。角膜的每一板层含水 75%，就能保证贴紧。如果实质层暴露，即使范围很小，也会引起明显的水肿，使角膜变成半透明。角膜上皮或内皮的疾病、损伤都可以引起角膜水肿。

（二）角膜的渗透性

周边部角膜的代谢主要依靠角巩膜缘血管网，而中央部角膜的营养物质是通过角膜上皮细胞或内皮细胞进入到角膜内。由于角膜上皮表面覆盖泪液膜，通过上皮渗入的物质必须是水溶性的。上皮层构成了角膜对离子渗入的首要屏障。角膜上皮对脂溶性物质易于渗透，因为细胞膜由脂蛋白组成。透过实质层和内皮细胞的化合物必须是水溶性的。因此，眼局部药物要穿过正常角膜既要水溶又要脂溶。

（三）角膜的代谢

角膜的代谢需要能量。能量是以三磷酸腺苷（ATP）的形式由葡萄糖代谢提供。中央部角膜从房水中摄取葡萄糖，从泪液膜中获得大气中的氧，周边部角膜从角巩膜缘血管网获得这些代谢物质。葡萄糖被细胞利用时要先磷酸化成 6 - 磷酸葡萄糖。这一步需要己糖磷酸激酶的参与。角膜内大约 65% 的 6 - 磷酸葡萄糖是通过糖酵解代谢的,其余通过磷酸戊糖途径。

(四)角膜的修复

角膜上皮损伤可以自身修复。缺损大时,一个小时之内邻近来损伤的上皮细胞扩大变平,伸出伪足,移行到角膜上皮的裸露区,发生有丝分裂。6 周后上皮细胞与基底膜完全贴紧。麻醉药、抗生素抑制上皮细胞修复过程中的有丝分裂,而上皮生长因子可促进其修复。

损伤前弹力层(Bowman layer)和角膜实质层将导致瘢痕形成。前弹力层是实质层缩聚成的,因此损伤的修复过程也是相似的,由未损伤的角膜细胞和血液中的成纤维细胞增生修复。修复时先合成氨基葡萄糖聚糖,然后以硫酸软骨素为主,愈合后期角膜实质由角蛋白取代,直至上皮覆盖损伤面,完成这一修复。

角膜内皮损伤后不能再生,靠邻近细胞增长覆盖缺损区。角膜内皮具有角膜 - 房水屏障功能,损伤后角膜实质层和上皮发生水肿,如大泡状角膜病变。

二、泪液和泪液膜

眼球表面主要由 Kraus 副泪腺(67%)和 Wolfring 副泪腺(33%)分泌的泪液来湿润。当精神受到刺激(哭泣)或三叉神经受到刺激(反射性流泪)时,大量泪液由泪腺分泌。主要的泪流在睑缘和结膜穹隆部。周期性不自主的瞬目动作使泪液分布到眼球表面,并对泪液引流系统起到泵的作用。正常情况下,结膜囊容纳 3 ~ 7µl 泪液,超过 25µl 时发生泪溢。泪流速度约为每分钟 1µl。

泪液略碱性(pH7.6),渗透压相当于 0.9% 的氧化钠水溶液。泪液中葡萄糖浓度低,电解质含量与血浆相近,但蛋白质含量稍高,平均为 7µg/mL。蛋白质浓度随年龄增长而下降,其中泪蛋白是泪液系统的缓冲物。此外泪液中还存在免疫球蛋白、溶菌酶、补体系统和抗炎性因子等。泪液中的免疫球蛋白主要是 IgA,其次是 IgG。IgA 使病毒失活,抑制细菌在结膜囊表面的附着;IgG 诱导吞噬作用和补体介导的溶菌作用。结膜炎时,这两种免疫球蛋白在泪液中的含量增加,过敏性炎症时,泪液中免疫球蛋白 E(IgE)含量增加。

在角膜和结膜的表面,有一层相对不流动的泪液层,称为泪液膜。泪液膜厚 7 ~ 10µm,分为三层:表层为脂层,厚度 0.2 ~ 0.9µm,由睑板腺、Zeis 腺和 Moll 腺分泌;中层为水层,厚度 6.5 ~ 7.5µm,由副泪腺分泌;深层为黏液层,较薄,由结膜的杯状细胞分秘,极少部分来自泪腺。泪液膜的脂层可以延缓水层的蒸发,形成光滑、规则的角膜前光学面。水层的功能是保持角膜、结膜湿润,提供上皮正常代谢的营养物质。黏液层填补角膜上皮细胞间的缝隙,减少散光,提高角膜的光学性能。维生素 A 缺乏或结膜瘢痕可造成黏液层缺损。甲状腺功能亢进和反射性流泪时,黏液层增多。绝经期前后的妇女、红斑狼疮、Sjbgren 综合征等全身性疾患时,常发生干燥性角膜炎,泪液膜表现为水屡不足、黏液层相对过多。某些药物,如抗组胺药和抗胆碱药,可引起泪液分泌减少。正常人 50 岁以后,泪液分泌减少,泪液膜发生变化。各种原因的干眼症都可出现眼部烧灼、干燥等不适的感觉。

三、房水

房水是充满前后房的透明液体。它协助维持眼压,提供角膜后、晶状体和小梁网代谢所需要的物质。房水还是屈光间质的组成部分,屈光指数与泪液近似。

房水由睫状体的无色素上皮（nonpigmented epithelium of the ciliary body）以主动分泌的形式生成。房水生成后流入后房，经瞳孔进入前房，然后主要通过小梁网，经 Schlemm 管入深部的巩膜静脉丛离开眼球。在人眼，约 20% 的房水排出是通过虹膜根部的睫状肌腔和脉络膜上腔。

在新形成的后房水中碳酸氢盐过量，但它很快代谢并弥散到周围组织，因而前房水中碳酸氢盐量减少。睫状体无色素上皮的细胞膜和细胞质内存在 II 型碳酸酐酶。碳酸酐酶抑制剂可减少碳酸氢盐进入房水，减少房水生成，从而降低眼压。

睫状体无色素上皮的紧密连接、虹膜组织的连接和虹膜血管构成血 - 房水屏障。脂溶性物质，如氧、二氧化碳可以高速率透过屏障。而钠离子、大的水溶性离子、蛋白质及其他大的或中等的分子则受到限制，不易透过这一屏障。血房水屏障的存在使得房水的化学成分与血液不同。房水中蛋白质少，抗体少，而维生素 C、乳酸等有机酸含量则高于血液。血液中缺乏透明质酸，而房水中却存在透明质酸。睫状体无色素上皮和虹膜受创伤时，血 - 房水屏障受到破坏，房水成分与血浆类似。

房水中的抗坏血酸浓度高于血浆 10～15 倍，谷胱甘肽浓度高于血浆，但低于血癌，因为谷胱甘肽都存在于红细胞中。维生素 C 和谷胱甘肽可阻止光辐射造成的自由基氧化反应和过氧化反应增强所致的损害。

人眼正常房水流率为 2～3μl/min。许多药物可以影响房水流率，β - 肾上腺素能拮抗剂可降低房水流率 17% 至 47%。碳酸酐酶抑制剂可减少大约 40% 的房水生成，并且降低房水中碳酸氢盐的含量。全身使用喹巴因（一种 $Na^+ - K^+ - ATP$ 酶抑制剂），可使房水生成减少。镇静剂和麻醉剂也可以抑制房水的生成。

四、眼内压

眼球内容物作用于眼球壁的压力称为眼内压（惯称眼压）。

（一）正常眼压

维持正常视功能的眼压称正常眼压。要维持眼球轮廓，眼压必须要超过大气压。正常眼压高于环境大气压 1.33～2.793kPa（10～21mmHg）。心动周期所引起的眼内血管容积变化可能造成眼压小的波动，一般为 0.133～0.4kPa（1～3mmHg）。昼夜眼压波动为 0.267～0.667kPa（2～5mmHg）。大多数人双眼眼压相等，一般双眼压差不超过 0.667kPa（5mmHg）。正常情况下，维持眼压的三个主要因素是：房水生成率、房水流出易度和上巩膜静脉压。

（二）影响眼压的因素

1. 房水排出障碍 房水流入前房，经小梁网和 Schlemm 管排出。小梁网像一个单向阀门，只允许液体流出。房水流出的主要阻力部位尚有争议，许多研究提示流出阻力的主要部位是 Schlemm 管内皮细胞的紧密连接，也有研究认为小梁网硬化、变性造成房水流出阻力的增加。

2. 上巩膜静脉压 和 Schlemm 管相接的上巩膜静脉压接近 1.33kPa（10mmHg）。当眼压下降或上巩膜静脉压增加时，血液反流入 Schlemm 管，使服内液排出阻力增大。眼内动、静脉压和动脉容积一般是恒定的。当静脉压增高，如闭住口鼻作深呼气，以行咽鼓管充气时，眼内静脉扩张，眼压升高。

3. 血液渗透压　增加血液渗透压，如口服甘油、静脉点滴甘露醇、尿素等均可以降低眼压。而降低血液的渗透压，如快速点滴生理盐水或空胃时大量饮水，可造成一定程度的一过性眼压升高。

4. 神经系统的影响　眼球广泛地受到交感和副交感神经系统的支配。交感及副交感神经系统都参与眼内压的调控。睫状突、房水排出系统和色素膜血管上的交感与副交感神经纤维同时影响房水的形成和排出，它们协同作用，维持眼内压的平衡。

交感神经纤维分布在瞳孔开大肌、睫状突、前房角和葡萄膜血管。这提示交感神经系统主要影响房水的内引流和外引流。肾上腺素是非选择性的肾上腺素能神经纤维的神经递质，它作用于 α－受体和 β－受体，影响房水的内、外引流。它的兴奋作用是通过 β－受体，抑制作用则通过 α_2－受体。β－受体激动剂对房水引流不产生影响，而 β－受体阻滞剂噻吗心安（timolol）则可减少日间房水的生成。夜间的房水生成只维持在基础水平，而日间房水生成增加则是由于交感神经兴奋致 β－受体活动增加造成。

眼球副交感神经纤维来自动眼神经和面神经。动眼神经对房水排出有明显的作用，面神经节后纤维来自翼状腭，含有乙酰胆碱和肠血管活性多肽（vasoactive intestinal polypeptide, VIP）。刺激动物面神经可增高眼压，阻滞翼状腭可降低青光眼患者的眼压。

五、晶状体

晶状体是屈光间质的重要组成部分。晶状体前面的曲率半径约 10mm，后面约 6mm，屈光力为 16～19D。

（一）晶状体的透明性

80% 的 400～1 400nm 的电磁波能量可以透过晶状体。晶状体纤维的整齐排列、恒定的水分含量、无血管及复杂的代谢，保证了晶状体的透明性。位于前囊及赤道部囊下的晶状体上皮细胞为单层细胞，其细胞核较薄，不足以影响晶状体的透明度。随着年龄的增长，晶状体的透明度逐渐减低，趋于硬化。

（二）晶状体的代谢

晶状体生长缓慢。人过中年以后，晶状体的颜色逐渐变黄，降低了蓝色光和紫色光到达视网膜的量。

晶状体作为透明组织，不可能有高浓度的含有色素的呼吸酶，能量制造必然受到限制，由于其内部没有血管，所有的营养物质和代谢产物均通过周围的房水进行交换。晶状体只需要很少的能量来维持其透明度和细胞的生长。

成年人晶状体的氧消耗很低。其中晶状体上应相对耗氧量最大，晶状体皮质次之，晶状体囊和核不消耗氧。

葡萄糖是产生能量的原始物质。当氧受限制时，葡萄糖代谢大多通过厌氧糖酵解，终产物为丙酮酸，然后进一步转变为乳酸，弥散到房水中。糖酵解在氧缺乏，能量不足时能够维持晶状体的透明度。晶状体代谢可以不要氧，但必须有恒定的葡萄糖供应。晶状体内 85% 的葡萄糖代谢通过糖酵解途径。1－磷酸葡萄糖氧化是晶状体葡萄糖代谢的第二条途径，约占 14%。第三条途径是山梨糖醇通道。

晶状体像红细胞一样含有较高的钾，而房水和玻璃体中钠含量较高。晶状体前囊上皮细胞维持着这一梯度，通过 $Na^+ - K^+ - ATP$ 酶泵将钠主动转运出晶状体。糖酵解提供能量物质 ATP。晶状体运输并积蓄钾、氨基酸和维生素 C，肌醇和谷胱甘肽则在晶状体内合成。当晶状体代谢受损伤时，钠和水蓄积在晶状体内，使晶状体失去了钾、谷胱甘肽、氨基酸和肌醇。

（三）晶状体的功能

晶状体具有屈光成像和调节焦距的功能。当眼球处于松弛状态时，晶状体的弯曲度下降，使远距物体的平行光聚焦在视网膜的光感受器上；视近物时，晶状体的弯曲度增加，使眼的屈光力增加，近距物体才能清晰地成像在视网膜上。晶状体通过变化弯曲度改变屈光力称作晶状体调节。人眼经过最大调节能够看清的最近距离称为近点，近点用以表示最大调节力，青少年眼的调节力大，青年人正视眼的近点在 6~7cm，10 岁时有 14D 的调节力，随年龄增加，晶状体弹性下降。睫状肌肌力减弱，因而老年人眼的调节力下降，50 岁时仅有 2D 的调节力，发生老视。

六、玻璃体

玻璃体呈凝胶状态，约 3.9mL，占眼球大半的容积，对视网膜有支撑作用。玻璃体本身无血管，99% 的组成为水，固体成分占 1%，虽然是无规则排列，但不造成光的散射，因而保持了玻璃体具有较好的透明度。玻璃体是眼内最大部分的屈光间质，其屈光指数为 1.334 9，与房水（1.333 6）接近。

（一）玻璃体的成分

玻璃体所含的三种大分子成分为胶原、透明质酸和可溶性蛋白。胶原是一种不溶性蛋白，其纤维呈绕射状。在靠近视网膜的玻璃体皮质部、玻璃体基底部、睫状体附近，胶原纤维网致密。透明质酸是一种黏多糖，它是玻璃体内唯一的在出生以后浓度不断增加的成分，可以维持玻璃体的黏滞状态。透明质酸还有维持胶原纤维不塌陷的作用，它的水化作用和带有负电荷的特性可以使胶原纤维呈双螺旋排列，这种排列方式使凝胶和液体聚合在一起。玻璃体内主要的可溶性蛋白是糖蛋白和白蛋白，它们的功能尚不清楚。

玻璃体内的小分子成分有水、葡萄糖、自由氨基酸和电解质。葡萄糖含量为房水或血浆中含量的一半，它是维持组织代谢的必需物质：玻璃体 99% 的成分是水，水使玻璃体保持良好的透光性，可以穿透玻璃体的光线波长为 300~1 200nm。

（二）玻璃体屏障

血液 - 玻璃体屏障（blood - vitreous barrier）或玻璃体视网膜屏障（vitreoretinal barrier）的存在用以解释玻璃体成分与血液及周围组织液成分不同的原因。这一屏障机制包括：①视网膜血管内皮间、视网膜色素上皮间、睫状体无色素上皮间的紧密连接复合体，抑制高分子成分通道。②玻璃体视网膜连接的基底层物理性地阻滞了大分子的通过。③玻璃体内胶原透明质酸固有效地阻滞或延缓细胞、大分子和阳离子的运动。当视网膜血管内皮、色素上皮及睫状体无色素上皮的紧密连接的完整性丧失时，这种屏障将受到破坏。

（三）玻璃体的代谢

玻璃体无血管，本身代谢很低，没有葡萄糖代谢的活动。玻璃体的营养来自脉络膜和房水。玻璃体无再生能力。玻璃体流失所造成的空隙只能由房水填充。

七、视网膜

视网膜是完成视功能的重要组织，其结构复杂、细致且脆弱。它包含三个神经单元（光感受器、双极细胞和神经节细胞），其中光感受器直接接受光刺激，并把先刺激信号在视网膜上加工成大脑可接受的信号，通过视路传至视觉中枢。视网膜通过视网膜中央血管系统和脉络膜供应营养物质，凭借巩膜与角膜构成的坚韧外壳而得到保护。眼球透明的屈光间质和色素膜的存在为视网膜提供了光学条件。所有这些因素保证了视网膜完成其生理功能。

视网膜由视杯演化而成。视杯的外层演化成色素上皮层，视杯内层高度分化，形成视阿膜神经上皮层，这两层之间存在着潜在的间隙。色素上皮层细胞间的紧密连接构成血-视网膜屏障（blood-retinal barrier）的外屏障，视网膜血管内皮之间的紧密连接构成血-视网膜屏障的内屏障。视网膜色素上皮基底部有转运维生素 A 结合蛋白的结合位点。

（一）视杆细胞和视锥细胞

视杆细胞和视锥细胞是感觉视网膜的感光部分。视杆细胞感受暗光（暗视觉），视锥细胞感受中等或明亮光线（明视觉）和色觉。视网膜约有 1.2 亿视杆细胞和 800 万视锥细胞。中心凹部只有视锥细胞，其密度约为 15 万/mm^2，亦有大量的视锥细胞位于中心凹旁，超过中心凹旁 5°，视锥细胞数量下降。从中心凹向周围，视杆细胞逐渐增多。在中心凹旁 10°～15°，视杆细胞可达 15 万/mm^2，再向周边部视杆细胞密度下降。中心凹的视锥细胞以 1：1 比例和神经节细胞发生联系，保证了中心视力的高度辨别性。周边部约 1 万视杆细胞交织成束地连接一个神经节细胞，使一个亮点可以立即引起几束视杆细胞反应，以适应暗视觉功能。视锥杆细胞两个系统的活动，使人眼感光范围越过亿万倍的变化。

（二）感光色素的光化学

视网膜光感受器膜盘吸收电磁波（400～700nm）激发了电位，这个电位在视网膜内层放大调整，然后经视路传送到大脑视皮层区。光感受器膜盘（图 2-1）不断地复原以接受持续的光刺激。当刺激停止时，神经冲动中断同时伴随因神经冲动而诱发的化学反应的结束。

人视网膜光感受器膜盘至少含四种光吸收性共轭蛋白（视蛋白），每种都和 11-顺-视黄醛（维生素 A1 醛）紧密结合。视杆细胞的视色素为视紫红质，其最大吸收光谱约在507nm，与视网膜在弱光时的光敏感曲线类似。视锥细胞光感受膜盘含三种不同的光色素，最大吸收光谱分别为 440nm（称短波敏感视锥细胞或蓝视锥细胞）、535nm（称中波敏感视锥细胞或绿视锥细胞）和 570nm（称长波敏感视锥细胞或红视锥细胞）。它们的弥补基都是11-顺-视黄醛。

在视色素的光化学过程的研究中，视杆细胞的视紫红质研究得比较清楚。如图 2-2 所示，当视紫红质吸收光时，光感受器外段 11-顺-视黄醛异构化为全反-视黄醛，并和视蛋白分离。全反-视黄醛在视黄醛还原酶及辅酶 NADP 催化下还原为全反-视黄醇（维生素 A），通过血液贮存于色素上皮内。全反-视黄醇在视黄醇异构酶作用下转变为 11-顺-视黄醇，并进一步氧化为 11-顺-视黄醛，而 11-顺-视黄醛很容易在黑暗中被游离的视蛋白捕获，形成视紫红质，使反应不断地从视黄醇氧化成视黄醛的方向进行。

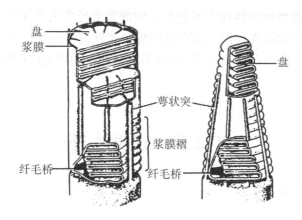

图2-1 视杆细胞（左）和视锥细胞（右）的光感受盘

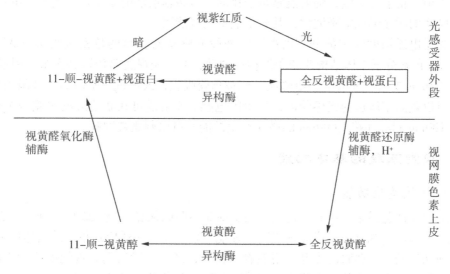

图2-2 视紫红质的光化学示意

（三）神经活动

视觉可分为周围视觉和中心视觉。由黄斑中心凹部调节的视觉称为中心视觉，中心凹周围视网膜调节的视觉称作周围视觉。中心视觉具有高度的辨别性，包括明视觉和色觉。周围视觉提供空间定位信息。

经视网膜处理的信息全部通过神经节细胞的轴突传出。神经节细胞的数量相当于光感受器总数的1%，每个神经节细胞都要综合来自光感受器的信息，完成空间、时间视觉信息加工任务。

神经节细胞对光刺激的感受野在反应敏感性的空间分布呈同心圆拮抗形式，即感受野一般由中心的兴奋区和周围抑制区组成的同心圆结构，它们在功能上相互拮抗。感受野可分为on-中心和off-中心。on-中心是指用小光点刺激其中心区时，细胞放电频率增加，刺激周围区时放电频率变低；off-中心与on-中心相反，刺激中心区时细胞放电频率变低，刺激周围区时得到on-反应。这种空间拮抗感受野提供了空间对比度分辨的神经生理基础。

神经节细胞可以按其反应的空间-时间总和性质分类为X细胞和Y细胞。感受野的兴奋和抑制作用，可以线性相加的称为 X 细胞，空间总和性质为非线性的称为 Y 细胞。X 细胞多分布在中心区，细胞轴突较细，动作电位传导速度较慢，它们比 Y 细胞的空间分辨能力强；Y 细胞分布在中心凹以外的部位，细胞轴突较粗，动作电位传导速度较快，它们的对比敏感度比 X 细胞高。

（刘登云）

第二节　视觉生理

一、可见光概念

电磁场及其能量以波的形式在空间传播称为电磁辐射。电磁辐射具有波的一般特性，包括反射、折射、衍射等。电磁辐射能是量子化的，电磁辐射能的量子称为光子。电磁辐射按其波长和频率的顺序形成电磁波谱，其光子能量构成能谱。

可见光是电磁辐射的一部分。当视网膜外段光感受器膜盘的色素吸收可见光（400～770nm）后，色素分子立体结构改变激发神经冲动，冲动经视通路传送到大脑，引起主观感觉。超过 770nm 或低于 380nm 的电磁波，或被角膜吸收，或者进入眼内而不被眼组织吸收。宇宙射线可以刺激宇航员的光感受器，产生闪电感。X 射线可在暗适应的眼刺激视杆细胞。从紫外端 100nm 到红外端 1 000nm 的激光产生的能量可以刺激视网膜。

二、视觉系统的基本功能

（一）视觉适应功能

视觉适应功能包括暗适应和明适应。暗适应是指眼睛从亮处进入暗处，开始时看不清物体，经过一段时间，视觉敏感度逐渐提高，才能辨别光亮。明适应是指眼睛暗适应后，进入亮处时，最初感到一片耀眼的光亮，不能看清物体，经过一段时间，视觉敏感度逐渐下降，才能恢复视觉。视觉适应使视网膜能在 10^{10} 以上的巨大光强范围以内工作。

1. 暗适应和明适应的时间进程　如下所述。

（1）慢适应（光化学适应过程）：在黑暗中用强光照射使视色素漂白，然后用弱闪光测定视觉阈值变化，得到暗适应曲线（图 2-3）。暗适应初期视网膜敏感性升高 100 倍，其后敏感性随时间呈指数曲线改变，5～9 分钟时达到平稳。在这个最初阶段，曲线与红色小光点直接刺激中心凹所得的视觉阈值变化曲线一致，所以归结为锥体的光敏色素再生。此后，视网膜敏感性逐渐增高 10^3～10^5，敏感性时间曲线仍呈指数型，在 30～40 分钟时达到平稳。第二阶段与视杆细胞单色觉者的暗适应曲线 11～12 分钟以后部分一致，所以归结为视杆细胞视紫红质再生。完全暗适应后，视网膜敏感性比光漂白时增高 10 万倍。

暗适应后的眼睛暴露在明亮的光线下，视网膜敏感性明显下降。此时视黄醛异构化并与视蛋白分离。这一明适应过程约 1 分钟。

（2）快适应（神经适应过程）：近代视网膜电图的研究提示在视觉适应中，除光化学作用外，还存在非光化学的因素。将眼暴露在明亮的背景光下，使用不同强度的光刺激，测量视网膜电图，可以立即记录到增强的阈值（或称视网膜敏感性下降）。这种明适应状态下阈值的变化发生在 0.1 秒以内，称为明适应的快适应或神经适应。亮光下瞳孔缩小也反映视觉适应的神经适应。此时背景光强度高于视网膜电图阈值6log，但尚未引起视色素漂白。随着时间的延长或背景光进一步增强，则可以测量到漂白的视色素。背景光弱时，测量不到视色素的变化，但视网膜敏感性恢复很快，可以在几秒钟内测量到 ERC 的 b 波，说明了神经作用的存在。暗光下瞳孔开大也可说明暗适应的神经作用。

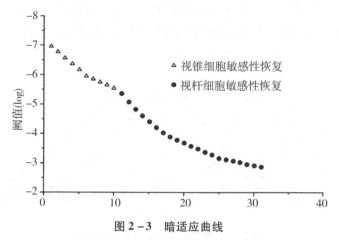

图 2 - 3　暗适应曲线

2. 暗视觉和明视觉的光谱敏感性　暗视系统和明视系统有不同的光谱敏感性（图 2 - 4）。分别对两个系统使用不同波长的光刺激，可记录到不同的敏感度曲线。明视的（photopic）或视锥细胞的亮度函数曲线中，最大敏感性在 555nm；暗视的（scotopic）或杆体的亮度函数曲线中，最大敏感性在 505nm。两条曲线的最大值相差约三个对数单位（1 000 倍）。此曲线可以解释白天人眼对红光敏感，而夜晚对绿光敏感。不同波长的光，即使辐射量相同也不会产生相同的视觉。在弱光下视物时，有颜色的物体显得失去颜色，随着光照增强，物体显现出颜色。这种从无色视到有色视的变化反映了暗视觉到明视觉的改变。以上这种亮度函数的变化称作 Purkinje 移动。

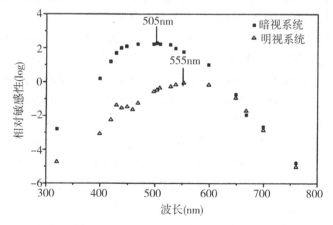

图 2 - 4　暗视系统和明视系统的光谱敏感性

（二）颜色视觉

1. 色觉的形成　色觉是种涉及物理、生物和心理机制的复杂课题。视锥细胞感受器外段的视色素吸收 400 ~ 700nm 范围内的电磁波，色觉则是对这一特定的物理刺激的反应。

杆体视色素、视紫红质不能分辨颜色。执行色觉功能的是三种类型的视锥细胞。视锥细胞色素都含有11-顺-视黄醛和不同的视蛋白，这些不同的视蛋白不断排列视黄醛的电子以改变其俘获不同波长的光予的能力。

红色吸收视锥细胞（R视锥细胞）含红敏色素（erythrolabe），吸收长波的光子，最大敏感性在570nm。绿色吸收视锥细胞（G视锥细胞）含绿敏色素（chlorolabe），吸收中波的光子，最大敏感性在540nm。蓝色吸收视锥细胞（B视锥细胞）含蓝敏色素（cyanolabe），吸收短波的光子，最大敏感性在440mm（图2-5）。

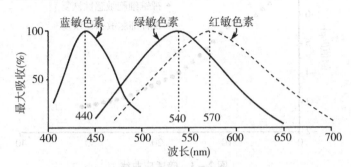

图2-5 视网膜视锥细胞的光谱吸收

分子遗传学技术已经证实人类的三原色感受由确切的视锥细胞光感受细胞决定。已知蓝敏色素基因位于第7对染色体上，红敏、绿敏色素基因位于X染色体上。有研究认为红-绿色盲是由于红、绿敏色素的基因编码发生变化所致，色弱或部分色盲可能与基因编码混杂或重复有关。

色觉感受野同亮度、图形等感受野一样，被认为是由中心的兴奋区和周边的抑制区组成的同心圆结构，只是感受野的兴奋区和抑制区具有波长依赖性，即产生一种颜色-拮抗单位。中心和周边各自为色拮抗。色觉感受野存在于视网膜、中脑、视皮层等视路的每一部分。例如，红（中心）、绿（周围）色感受野的信号来自红视锥细胞和绿视锥细胞，当红光刺激时，感受野的电活动增强，而绿光刺激时，电活动减弱。

各种色觉的产生与颜色的三个特性有关，这三个特性为色调、饱和度和亮度。

色调是指颜色的感受特性，取决于人眼和大脑所感受到的光的波长，例如几种波长的光进入跟内，其中多数光的波长在540nm，过时人眼感受到的是绿色。光源的色调取次于该光源辐射的光谱组成对人眼所产生的感觉。物体的色调取决于光源的光谱组成和物体表面所反射（或透射）的各波长辐射的比例对人眼所产生的感觉。例如在日光下，一个物体反射480～560nm波段的辐射，人眼吸收这一段波长的辐射，该物体呈绿色。

国际照明委员会（International Commission on illumination，CIE）于1931年规定了标准色度图（图2-6）。该色度图准确地表示了颜色视觉的基本规律以及颜色混合的一般规律。这个色度图电可以叫作混色图。

混合光的组成有两个规律：①每一种颜色都有一个相应的互补色，它们以适当的比例混合，便产生白色或灰色。全部可见光波长等量混合时，产生白色。②非互补色混合时，结果色位于两个起源色之间，其色调取决于两颜色的相对数量。例如，等量的红、绿色混合产生黄色，红多绿少则产生橘黄色。人眼和脑能够感受颜色，却不能判断组成该颜色的几种波长。将三原色按不同比例混合，能产生任何一种颜色。三种视锥细胞的敏感性曲线彼此重叠

（图2－5），重叠部分的颜色被认为相对刺激了不同的视锥细胞产生。当540nm波长光进入视网膜时，刺激了红绿感受野，此时绿视锥细胞的电活动增强，颜色中枢感受到绿色。如果590nm光线进入视网膜，红视锥细胞的电活动多于绿视锥细胞，感受到的是黄色。蓝锥细胞的信息进入蓝－黄感受野，而黄色信息并不来自"黄视锥细胞"，而是来自红视锥细胞和绿视锥细胞。

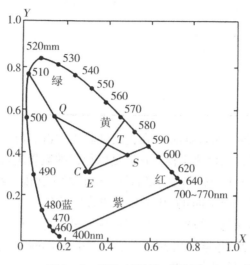

图2－6 CIE（1931）色度图

饱和度是指彩色的纯度或浓厚度。当人眼看到的光线波长单一时（单色光），这时的颜色是完全饱和的。当光谱色中掺入较多波长的光或白光时，眼睛仍感受到相当突出的色谱，但颜色较浅。如粉色就是不饱和的红色。

明亮度涉及进入眼内的光量，是人主观上对物体发光（或反射光）度的解释。如果在幻灯镜头前加一个滤过片，它的光强被减弱，明亮度下降。

2. 色觉缺陷 色觉缺陷可分为先天性和后天获得性两大类，以先天性色觉缺陷为主。遗传性先天性色觉缺损往往由于视蛋白编码基因异常，并且几乎都是红绿色觉缺陷，西方人报道累及8%的男性和0.5%的女性（表2－1）。人眼红－敏色素和绿－敏色素的视蛋白基因位于X染色体的长臂上，蓝－敏色素的视蛋白基因位于第7对染色体上。正常色觉者的三种光敏色素比例正常，称三色视者（trichromat），如果仅有两种光敏色素正常，则被称为双色视者（dichromat），仅存在一种光敏色素的为单色视者（monochromat）。后天获得性色觉缺陷多为蓝黄色觉缺陷，男女性发病率相同。

表2－1 色觉缺陷的分类及发病率

色觉缺陷	遗传类型	男性人群中的发病率（%）
Ⅰ. 遗传性		
三色视		
1. 绿色弱	性联隐性	5.0
2. 红色弱	性联隐性	1.0
3. 蓝色弱	常染色体显性	0.001

色觉缺陷	遗传类型	男性人群中的发病率（%）
二色视		
1. 绿色盲	性联隐性	1.0
2. 红色盲	性联隐性	1.0
3. 蓝色盲	常染色体显性	0.001
单色视（生色盲）		
1. 典型性（杆体单色视）常染色体隐性		0.001
2. 非典型性（锥体单色视）性联隐性		极少见
Ⅱ. 获得性		
1. 蓝色盲（蓝-黄）		
2. 红-绿色盲		

异常三色视（anomalous trichromats）在色觉缺陷人中占多数。它们虽然也用三原色比配光谱的各种颜色，但同正常三色视比较，它们是以异常的数量进行比配。通常称异常三色视为色弱。红色弱（protanomal）需要用更多的红色进行颜色比配，绿色弱（deuteranomal）需要用更多的绿色，蓝色弱（trianomal）则需要用更多的蓝色。

二色视者为一种锥体视色素缺失，它们只能用两种原色进行颜色比配。红敏色素缺失者为红色盲（protanope），绿敏色素缺失者为绿色盲（deuternope），蓝敏色素缺失者为蓝色盲（tritanope）。二色视者不并发视力丧失。

单色视又称全色盲，患者只能用三原色中的一种进行颜色比配。全色盲包括两型：视杆细胞单色视和视锥细胞单色视。两型患者均不能辨认颜色。视杆细胞单色视还合并有低视力、畏光、眼球震颤、黄斑色素异常和明视 ERC 异常，属于常染色体隐性遗传。视锥细胞单色视表现全色盲但不合并其他症状，视力正常。蓝色视锥细胞单色视为性连锁隐性遗传，其临床症状类似视杆细胞单色视。

绝大多数先天性色觉缺陷为性连锁隐性遗传，患者在红、棕、橄榄及金黄色之间相互混淆。区分不出淡粉、橘红、黄和绿色。这类患者为红，绿色觉缺陷。后天获得性色觉障碍绝大部分为蓝、黄色觉缺陷，近期内有色觉变化，常常有相应的眼部病变。

各种色觉障碍要通过色觉检测确定。色觉检测的手段较多，表2-2列举了各种色觉检测方法的作用方式、检测对象等。

表2-2 色觉检测方法

检测方法	作用方式	检测对象	敏感性/定量性	难易程度
Fransworth -	色调分辨	红-绿，蓝-黄	非常敏感/根据失分分型	烦琐
Munsell 100hue		正常人不敏感		
Ishihara	颜色混淆	红-绿	非常敏感/不定量	学龄前儿童检查困难
Fransworth Panel D-15	颜色混淆	红-绿，蓝-黄	只能检出严重异常的三色视和二色视/分型好	容易
Nagel 色盲镜	亮度比较	红-绿	很敏感/用异常商数值分型	容易
Sloan 全色盲检测	色调明亮度比配	全色盲	敏感性较差/不完全性全色盲不能检出	容易

三、视觉电生理

(一) 视网膜电图

视网膜电图 (electroretinography, ERG) 是由短暂闪光刺激从角膜上记录到的视网膜的综合电位反应。

1877 年 Dewar 首次记录到人眼视网膜电图。以后逐渐发现在黑暗中容易记录到 ERC,通过改进测试方法,记录到负相的 a 波,正相的 b 波,迟发的正相反应 c 波和撤效应,即 d 波。Granit 将 ERC 分为三个导程,即 PⅠ、PⅡ 和 PⅢ,分别代表 ERC 的 c 被、b 波和 a 波,这一理论被普遍接受 (图 2-7)。

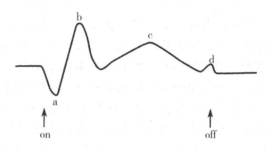

图 2-7 ERG 的 a、b、c 和 d 波
箭头提示给光 (on) 和撤光 (off)

1. ERG 检查的可变因素 如下所述。
(1) 刺激:光刺激可选择不同强度,不同刺激时限,不同颜色和频率。
(2) 电极:电极安放部位及电极种类影响眼电图的振幅。
(3) 记录仪:信号接收、放大器等影响反应的敏感性。
(4) 测试状态:瞳孔是否开大、眼球运动、受检者的配合都将影响记录结果。屈光状态中,高度近视使 ERC 振幅变小,高度远视者 ERC 振幅较大。

2. 视网膜视锥、杆细胞对 ERC 的意义 ERC 是研究视锥、杆细胞功能的一种方法,ERG 视锥细胞反应和视杆细胞反应有明显的差异 (表 2-3)。

表 2-3 ERG 视锥、视杆细胞反应的差异

	视杆细胞反应	视锥细胞反应
敏感性	对弱光敏感	对强光敏感
空间分辨力	轮廓视觉	精细视觉
时间变换	仅对慢闪烁 (<10/秒)	追踪快闪烁
最大敏感光谱	500nm (蓝绿)	560nm (绿黄)
暗适应率	慢	快
色觉	缺失	存在

表 2-3 显示了视网膜视锥、视杆细胞的功能特点。视杆细胞主要探察弱光刺激,而视锥细胞接收中等和高强度的光刺激。视杆细胞色素 - 视紫红质是单一的蓝绿敏感色素,而视锥细胞包括蓝、绿、红三种色素。利用视锥细胞和视杆细胞的这些不同生理功能作为 ERG

区分视锥、杆细胞反应的条件，在暗环境中用弱的或蓝色刺激光可记录到视杆细胞反应；在亮环境中用强光、长波长光（如红光）或快闪烁光（一般用 30 次/秒闪烁光）可以分离出视锥细胞体反应。

视锥细胞的最大密集区在中心凹部，从中心凹向周围 15°（4.5mm），密度逐渐下降，15°以外至周边部视锥细胞数极少但保持稳定。视杆细胞从中心凹（中央部 1°~3°）周围向周边逐渐增多，到中心凹旁 15°时密度最高，从 15°再往周边，视杆细胞数量稍减但保持恒定。视网膜视锥细胞总量约 800 万。中心小凹部视锥细胞约有 9 000 个，仅占视锥细胞总数的 0.11%，当中心小凹病变时，FRC 可完全正常。如果 ERC 的视锥细胞反应下降，病变影响部位往往超出 5°范围。

3. ERC 的成分　ERC 各种成分的出现依赖于不同的刺激条件，在完全暗适应的条件下，给予一个极弱的刺激光，ERG 仅出现一个 b 波。刺激光逐渐增强到 2~3log 单位时，出现 a 波。随着刺激光进一步增强，a 波振幅逐渐增大（图 2-8）。振荡电位（oscillatory potentials，OPs）是用较高强度光刺激时得出的一组叠加在 b 波上的频率较快的低小波。ERC 的 c、d 波和早期感受器电位均不能使用通常的临床 ERG 记录条件获得。c 波是在 b 波之后缓慢升起的一个正向波，起源于视网膜色素上皮，通常是使用强光较长时间刺激暗适应的视网膜，并通过直流放大器得到。d 波是关闭光刺激时，锥体系统产生的正相撤反应（图 2-8）。使用比常规高约 10^6 倍的光刺激强度，可在 a 波之前引出早期感受器电位（early recepte potentials，ERP），ERP 的潜伏期极短，是光刺激视网膜后最早产生的电反应（图 2-9），反映视色素的漂白。

从上至下刺激光强度逐渐递增，暗视 ERC 最大反应（左侧最下方）光刺激强度 3.7cd/m^2，明视 ERG 的背景光为 8.7cd/m^2。

4. ERC 成分的起源　了解 ERG 各种成分的起源，是为了理解它们在疾病状态下改变的临床意义。

临床检查中常根据不同的光刺激形式将 ERC 分为闪光 ERG（Flash-ERC）和图形 ERC（Paftem-ERC）。

闪光 ERC 由一个负相的 a 波和正相的 b 波以及叠加在 b 波上的 OPs 组成。大量的基础研究提示，a 波表达了光感受器的超极化活动，b 波产生于视网膜内层 Muller 细胞和双极细胞的共同电活动。视锥细胞体产生的 a 波振幅较视杆细胞大。关于 OPs 的起源，多数研究认为与视网膜内层无长突细胞发出的抑制性反馈回路有关。OPs 各小波反映了不同化学突触的活动。

使用光栅、棋盘方格或其他图形刺激而引出后极部视网膜的综合电反应称作图形视网膜电图（图形 ERC）。图形 ERC 的波形类似闪光 ERC，正常时由三个波组成：第一个波较小、呈负相，发生在 35ms，称为 N_{35} 波，第二个渡较大、呈正相，大约在 50ms，称为 P_{50} 波，其后是第三个渡，呈负相，波谷在 95ms，称为 N_{95} 波（图 2-10）。图形 ERC 起源于视网膜内层的神经节细胞。

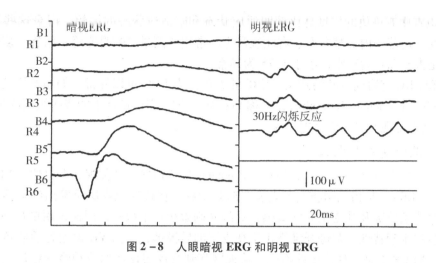

图 2 - 8　人眼暗视 ERG 和明视 ERG

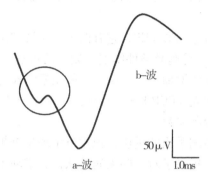

图 2 - 9　早期感受器电位

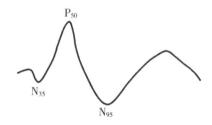

图 2 - 10　图形 ERG

（二）眼电图

眼电图（electro – oculogram，EOG）是判断视网膜色素上皮（RPE）功能最常用的临床电生理检查方法。

RPE 的静息电位平均为 $1.75\mu V$，是 EOC 产生的基础。这一静息电位依赖于 RPE 的代谢活动，但独立于视网膜的诱发电位或 ERC。当光照不变时，这一电位的起伏很小。改变照明条件，特使这一电位的起伏增大。暗适应时，这一电位下降，8～12 分钟时下降至最低点，称之为暗谷电位，继续再暗适应，则此电位又逐渐升高，当暗适应 15 分钟后给予照明，这一电位将明显增大。明适应 8～10 分钟上升至最大值，称之为光峰电位。EOC 可以归结为在标准化的暗和亮条件下，视网膜色素上皮静息电位的改变。

EOC 检查中有价值的信息是比较明适应状态和暗适应状态的振幅。记录这些振幅是通过令患者在一定范围内交替向左、右注视产生。常用的测量参数是光峰：暗谷。多数实验室的测定值是大于 2.0 为正常，小于 1.75 为异常。

EOC 和 ERC 有协同诊断的意义。ERC 正常的患者 EOG 可以异常，如卵黄样黄斑营养不良症（vitelliferm macular dystrophy），又称 Best 病。EOC 完全正常不能表明视网膜没有疾患，因为 EOG 是大部视网膜的综合电反应。

（三）视诱发皮层电位

视诱发皮层电位（visual evoked cortical potential，VECP）又称视诱发电位（VEP）或视诱发反应（VER），是指视网膜受闪光或图形刺激后，在枕叶视皮层诱发出的电活动。由于枕叶皮质对线条轮廓及其变化非常敏感，对闪光刺激相对不敏感，因而选用棋盘格刺激更符合枕叶皮层的生理特性。黄斑纤维终止于视皮层的后极部，因而 VECP 也是检测黄斑功能的一种方法。VECP 不是一种特异性检查。从视网膜到视皮层任何部位神经纤维病变，都可产生异常的 VEP。

广泛用于临床诊断的是瞬意图形 VEP，它有两个负相波和两个正相波（图见 VECP 检查法）。振幅的大小及潜伏期长短受刺激条件影响。较小的棋盘格产生较大的振幅和较短的潜伏期。刺激的平均亮度和对比度增加时，产生较大的振幅和较短的潜伏期，因此记录时应选用合适的刺激条件。由于正常人 VECP 振幅变异较大，因此振幅难以作为诊断参数，而潜伏期的变异小，是比较可靠的诊断参数。

随着科学研究的深入和检测手段的进步，视觉电生理检查越来越多地用于眼底病、视神经或视路疾患的诊断和研究，提高了对一些疾病的认识，推动了视觉研究的进展。

（刘登云）

第三章　眼科治疗技术

眼科治疗技术在整个眼病诊治中非常重要。有的治疗和手术虽然简单，但不注意处理程序、忽略了治疗细节或处理不当，可使病情迁延不愈，甚至遗留更多隐患，给患者增加痛苦；而处理正确、得当可一次治愈。现将眼科治疗技术介绍如下。

第一节　眼科常用治疗技术

一、换药

（一）目的

眼科各种手术后，开放性外伤及感染等均需要换药，其目的是清除分泌物、局部用药及观察病情，并更换无菌敷料。

（二）方法

小心去除敷料，对有分泌物粘住眼睑和伤口特别是植皮术后换药先用生理盐水湿润后缓慢取下纱布，以免将皮片拉起或导致疼痛出血等，用2%的碘附或75%的乙醇棉球消毒后笔灯或裂隙灯观察眼部的情况，决定点什么药，以及是否需要包扎（遵医嘱）。

附　眼科治疗换药推车

用于眼科病区专用换药推车有四个橡皮小轮，推车无声响，车分上下两层，上次放置一些眼科用药（散瞳剂、缩瞳剂、表麻剂）、消毒用品（艾尔碘、乙醇、棉签）和器械；下层放病例、绷带、检眼镜手电筒、眼罩等。车的一边附有两个不锈钢治疗盒，下面有一瓶消毒液一瓶清水清洗液和两条消毒毛巾，使用方便。

二、术前剪睫毛法

内眼手术要求前一日剪去睫毛，以预防感染，避免术中断睫毛落到眼内。

（一）准备

钝头结膜剪刀一把，凡士林少许，纱布一块。

（二）方法

（1）在剪刀两片刀刃上涂一薄层凡士林，以便黏附剪断的睫毛。然后在充分的照明下将全部上下睑睫毛齐根剪除。

（2）经充分冲洗后滴眼药水及涂眼膏，再盖上消毒眼垫。

（三）注意事项

应特别注意不要剪破睑缘皮肤。睫毛应一次剪除干净，如有遗漏或残留部分睫毛，则再剪更加困难。

三、单纯拔倒睫法

此法因睫毛乳头大部分仍留在原处，未被清除，故日后仍能再生出新睫毛，所以多用在一时不便做电解手术者，以暂时解决问题。

（一）准备

拔睫毛镊子一把或两脚把持力较强的一般镊子或普通拔毛镊子（用前要消毒）。另消毒棉球 2~3 个及棉纱一小块。

（二）方法

（1）用左手拇指轻轻地提压眼睑（其余手指固定在上或下眶缘外）使睑缘稍向外转和翘起。

（2）右手持睫毛镊子紧紧夹着倒睫根部迅速拔出。

（3）将拔出的倒睫放在棉球上，仔细检查一下，睫毛是否整根被拔出。有时从中间断开而遗留半截在睑内，不但更加刺激角膜且再拔困难。所以应尽量一次拔尽。

（三）注意事项

（1）有时倒睫十分纤细，又呈灰白颜色，所以需要强光照明，甚至还要在放大镜下操作。

（2）手术时最好请患者仰卧或坐在后部有支头架的靠背椅上。

术前应向患者解释手术意义，使患者能配合，并告知日后原处睫毛仍可能再生出来。

四、拆线

（一）目的

术后伤口已愈合，拆除缝线，减少缝线对局部的刺激反应，利于伤口彻底愈合。

（二）方法

（1）眼睑缝线拆除法：打开眼罩，去除敷料块，用生理盐水冲洗伤口，再用 75% 乙醇清洗棉签擦洗，用眼科镊子提起缝线，然后用剪刀伸入线内剪断缝线，镊出线头即可。如果连续缝合可拉住一端缝线将其拉出皮肤即可。

（2）角膜结膜缝线拆线法：眼部用 75% 乙醇消毒皮肤后，再用干棉签擦干并除去分泌物，点表面麻药 2~3 次，用显微镊显微剪再手术显微镜下剪开取出，对角膜缝线可用 4 号半无菌针头，捏起缝线用针头斜面切断缝线，用显微镊取出。

（三）注意事项

（1）拆线应在无菌条件下进行。

（2）轻轻摘去眼罩打开敷料，用生理盐水棉签拭净分泌物，再用 75% 乙醇棉签擦洗眼睑及周围皮肤，注意勿使酒精进入眼内。

（3）用无菌干棉签擦干净上睑及睫毛处皮肤，轻轻分开上下眼睑，切勿加压眼球，对眼睑肿胀明显可用眼睑拉钩提起上睑，观察眼前节的病变情况。根据情况，局部给予点药治疗。但要注意术后拆线时间，一般结膜拆线 5~7 天拆除，上睑下垂拆线 10~14 天，植皮术后 10 天。过早拆线，可影响伤口愈合，球结膜缝线如无刺激症状，可让其自行脱落。角膜缝线，线结在角膜层内，如果刺激不重可在 3～5 周后拆除，根据情况也可分期分批拆线。拆线后伤口可加盖无菌敷料 1～2 天，以防感染。

此外还应注意，换药室及换药用品需专人负责，定期消毒，包括医护人员手的消毒，严格掌握无菌操作，避免交叉感染。换下的有菌敷料及污物应每天进行无害化处理。

五、结膜囊冲洗法

（一）目的

（1）手术前的准备。

（2）结膜囊内有分泌物时，冲洗结膜囊，排除结膜内的细菌，起到清洁作用，通过冲洗清除分泌物，有利于药物的吸收。

（3）清除结膜囊内的异物，也用于酸碱化学伤的中和和稀释。

（二）操作方法

患者取仰卧或坐位头靠椅枕，略向患侧歪头，让患者手托受水器，紧贴于洗眼一侧的面部。

（1）用左手分开上下眼睑，右手持洗眼壶（内装无菌生理盐水），靠近患眼冲洗结膜囊。对需要加压冲洗者，可用 20mL 一次性注射器加压冲洗，但注意固定好针头。

（2）冲洗时让患者上下左右转动眼球，必要时翻转上睑或用眼睑拉钩拉开上下睑充分冲洗结膜囊，冲毕用消毒棉球或纱布块拭干眼周的液体。

（三）注意事项

（1）洗眼壶嘴不能触及眼睑、睫毛，以免污染眼壶。

（2）传染性眼病的冲洗用具应严格消毒，以避免交叉感染。

（3）对角膜溃疡或穿孔性眼外伤，在需要冲洗时切勿加压于眼球，以免球内容脱出。

（4）冲洗液温度应在 20～30℃。

六、滴眼药法

（一）目的

预防和治疗眼病、进行眼部检查（散瞳）等。

（二）操作方法

（1）滴眼水前，应严格核对药名、有效期、浓度与眼别，切勿滴错。

（2）滴眼药前后必须洗手，患者取仰卧或坐位，让患者向上看，用手指分开下睑，将眼药水滴入结膜囊 1～2 滴，患者闭眼 1～2 分钟即可。

（3）对患眼有分泌物者，应先用消毒棉签拭干净后再滴眼水。

（三）注意事项

（1）能引起全身反应或中毒的眼药水，如噻吗心胺、阿托品等，滴眼后应用棉球压迫泪囊区 3 分钟，这对儿童尤为重要，以免鼻泪道吸收致毒性反应。

（2）滴眼时眼药瓶距眼不能太近，以避免其接触眼睑、睫毛而造成的眼水污染或伤及角膜。

（3）对可的松混悬液眼水，应摇匀后再滴。眼水已浑浊、变色应及时更换。

眼药膏均吸收慢，所以药效比眼水持久，但眼膏会影响视力，所以睡前涂用或换药后涂入结膜囊内较为合适。

（4）滴完药将眼药储存保管好，避免和高温阳光直射（勿放在冷冻箱内）。

七、泪道冲洗

（一）目的

（1）泪道或内眼手术前冲洗泪道的目的是清除泪道和泪囊内积存的分泌物。

（2）流泪或溢泪时，检查泪道是否狭窄或阻塞。

（3）探通泪道后冲洗治疗泪道阻塞，冲出泪囊内脓性分泌物。

（二）操作方法

（1）上下泪点用2%丁卡因行表面麻醉5～10分钟。

（2）先用手指压迫泪囊区，使囊内积存的分泌物排出。

（3）用装有冲洗液（生理盐水、庆大霉素4mL）的注射器接6号弯顿冲洗针头，让患者向上看，分开下睑，暴露出下泪小点，如泪点小可先用泪点扩张器扩大泪小点，然后将冲洗针垂直进入下泪点1～2mm再转向水平方向，向泪囊部沿泪小管进入5～6mm，注入冲洗液，问患者鼻咽部有无液体流入，并注意有无液体通过上泪点反流；如泪道通畅，液体可从鼻腔、咽部流出。

（三）注意事项

（1）对不合作儿童，冲洗时应充分固定好头部，以保证安全。

（2）记录泪道冲洗是否通畅，有无泪道狭、反流。冲洗液全部反流、有黏液或脓性分泌物被冲出（鼻泪道阻塞、慢性泪囊炎）、冲洗液由原泪点反流（泪小管阻塞），应并在门诊手册上予以记录。

八、泪道探通

（一）目的

治疗泪道狭窄、阻塞，泪道插管，冲洗。

（二）操作方法

（1）麻醉同泪道冲洗。

（2）用泪点扩张器扩大下泪小点。

（3）选用适当粗细的泪道探针从下泪点垂直插入1～2mm，然后转为水平方向，向鼻侧推时，达管壁后略向后退，以针头为支点将探针竖起，与睑缘成90°角，向下稍向后方顺鼻泪管逐渐进入深度30～3mm，直到针柄齐眉方可。

（4）探进后留针15～20分钟，拔出探针，通过泪道注入抗生素，观察局部有无肿胀及是否有假道形成，药液可渗入皮下，鼻咽部有无液体反流。液体全部进入鼻咽部为探通成功。

（三）注意事项

（1）有积液、脓液不能探通泪道，以免感染或炎症扩散。

（2）术者必须掌握泪道的解剖，探通时动作要轻巧，探针阻力过大不可强行进入，可能骨性狭窄，以免造成假道。

九、眼部包扎

（一）目的

以预防感染、吸收水分及分泌物，固定眼睑、减少运动，减少刺激和避免创伤为目的。

（二）操作方法

1. 眼罩纱布块包扎法　手术后，眼外伤通常需要一个消毒眼垫（6.5×5.5cm，8层）覆盖患眼。纱布块外用眼罩固定，眼罩穿线固定在双耳，松紧适当，也可用胶布固定纱垫于前额向颧部，平行粘贴。

2. 绷带包扎法　如下所述。

（1）单眼绷带包扎法：患眼涂上眼膏，嘱患者闭合双眼，敷上眼垫，绷带起端指向患眼，向健侧前额固定两圈，过后枕部后方、过患侧耳下绕行患眼，如此缠绕数次后，将绷带再绕头1~2圈，固定绷带末端。

（2）双眼绷带包扎法：用于防止一眼运动时影响另一术眼跟随运动，将双眼包扎以便安静休息。眼外加压绷带包扎，施加一定压力可更好地固定眼睑，防止术后出血、水肿。一般内眼手术轻度加压力；中度加压用于植皮手术，能使皮瓣紧贴创面，清除无效腔，利于植皮成活；重度加压用于眼眶手术及眼球摘除后，防止术后出血、水肿及无效腔形成，并可固定敷料、防止感染。

双眼涂眼膏，闭合双眼后敷盖眼垫，包封后按"8"字行绷带包扎。绷带由患侧耳上开始，经过前额向后绕至枕骨粗隆下，绕2周后，再绕患侧耳上方经伤眼至对侧耳上，绕过枕骨下方，绕行数圈，最后用胶布固定绷带结尾处，其松紧度能从任何一处可插入一铅笔杆为宜。

（三）注意事项

胶布不要贴在鼻翼上，因局部皮肤油脂多，易脱落并影响外观。切勿用两条胶布在患者眼上交叉固定。

十、眼部绷带加压包扎法

此方法止血、压迫以减少水肿，可用于手术或眼外伤后。

适应证　单眼眼部加压绷带包扎前需先涂眼膏，再覆盖眼垫。

1. 单眼弹性绷带加压包扎法　先由病侧耳上开始，向前经过前额至对侧耳上，再向后绕经枕部而至病侧耳上，经水平缠绕固定。然后经健侧耳上至后头枕部，再向前绕过病侧耳下，用胶布固定。

2. 眼盾　用硬塑料或铝质眼罩用于固定敷料和保护眼球，特别适用于眼科手术后或眼球破裂伤后，避免外界或本人在睡眠中无意间触摸或预防眼外伤之用。

十一、眼部湿房

（一）目的

（1）眼睑全缺损或不能闭合，造成角膜干燥，导致暴露性角膜炎。如面神经麻痹。

（2）眼睑手术后，如上睑下垂矫正术后，因眼睑水肿不能闭合致角膜暴露。为预防暴露性角膜炎的发生而用此法。

（二）方法

可选用废胶片制成形如封闭漏斗状固定在眼眶皮肤上，或用保鲜膜直接覆盖在眼部。在固定前，于结膜囊内涂抗生素眼膏或眼用凝胶，形成外界空气与眼部隔绝的空间。利用潮湿水汽缓慢保持角膜不变干燥。湿房内由皮肤不受风沙阳光的刺激。汗腺分泌的水蒸气凝集在内面而称为"湿房"。此外，还可以有保护眼睛。

（三）注意事项

注意观察湿房有无漏气、角膜是否干燥，定期涂眼膏。

十二、结膜下注射

结膜下注射可保证眼部药物的有效浓度，具有用药量少、效果确切、作用迅速等优点，是眼科最常用的给药方法之一。

（一）目的

结膜下注射是将药物注射到结膜与巩膜之间的疏松间隙内。使药物直接作用于眼部，可以增加药物由巩膜渗透至眼内的作用，使药物在眼内的浓度增高、作用时间延长。它主要用于眼前部的病变。常用的药物有抗生素、皮质类固醇、散瞳药和自身血清等。

（二）操作方法

做好患者思想工作，消除其顾虑以取得配合。

（1）患者取半卧位或仰卧位。

（2）注射前，滴0.5%丁卡因行表面麻醉，每隔3～5分钟一次，共2～3次，如有角膜溃疡或结膜囊分泌物多时，应用生理盐水清洗结膜囊。

（3）操作者右手持吸好药物的注射器，左手分开患者下睑，嘱患者向上方固视，以暴露下方球结膜及穹隆部结膜，将注射针头与睑缘平行或呈10°～30°的夹角、距角膜缘4～5mm处，稍挑起注射部位的结膜，在直视下将针头的斜面以与球壁成切线的方向进入结膜下，仅需斜面进入结膜下即可，然后将药物注入结膜内，使结膜呈鱼泡状隆起。注射药量一般为0.3～0.5mL。结膜下注射一般常注射在穹隆部结膜囊内，因此处组织较松弛、易暴露。根据病情需要亦可以注射到其他部位的结膜下。如无药物禁忌，也可将治疗药物与利多卡因混合后注射。

（4）注射完毕将针体抽出，复位下睑，嘱患者闭眼休息3～5分钟。

（三）注意事项

（1）注射时，对不合作的患者，可用开睑器或拉钩分开眼睑，以便操作。嘱患者头部及眼睛均不要转动，以防刺伤角膜及眼球。对不能固视者，可用固定镊固定眼球后，再进行注射。

（2）结膜是一层很薄的黏膜，十分娇嫩松脆，所用药物要适度稀释，有刺激性的二酸碱性强的药（如磺胺类、维生素 C）会引起较重的疼痛刺激。球结膜下注射以隔日一次为宜，每次注射应更换部位，避免在一处多次注射，以免造成出血、瘢痕、粘连。

（3）应避开血管及手术切口、伤口，以免引起结膜下出血及创口裂开，或使药液直接进入切口引起视网膜中毒。如有出血，用无菌棉签压迫出血部位数分钟，即可止血。

（4）刺入结膜下阻力甚小，并可透过结膜看到针头的斜面以保证安全。

十三、眼球筋膜下注射法

（一）目的

此方法是眼球后段病变的用药治疗方法之一。

（二）操作方法

向患眼滴 2% 丁卡因 2~3 次后，嘱患者向鼻上方注视，将盛有药液的注射器（用 5 号半或 6 号注射针头，穿刺点位于外直肌与下斜肌之间的球结膜面），直向后方刺入约 1~1.5cm，缓缓注入药液于眼球筋膜下；一般可注入 0.5~1mL。此法与球结膜下注射相比较，在注射过程中患者不适感较轻微，同时药物在眼内维持的时间较球结膜下注射为长，可每日注射 1 次。

（三）注意事项

同球后注射术。

十四、球后注射

（一）目的

将药物注射到球后，使药物在球后软组织内直接发生作用。它主要用于：

（1）内眼手术时麻醉睫状神经节和感觉、运动神经。

（2）治疗眼后节疾患。

（3）绝对期青光眼止痛。

（二）操作方法

（1）患者取坐位或仰卧位，头部固定。

（2）嘱患者精神放松，用 30 碘附和 75% 乙醇消毒下睑缘至眶下缘周围皮肤。

（3）操作者应在患者的对面或头顶侧，操作者用碘附消毒过的左手拇指和示指固定注射点，右手持注射器，嘱患者眼睛向正前方固视，在眶下缘的外 1/3 与内 2/3 的交界处进针，在眼眶下缘皮肤刺入，先靠眶下缘垂直进针 1cm，再向鼻上方倾斜向眶尖方向刺入（针头斜向内、上、后方）。进针速度缓慢，当穿过眼球周的 lenon 筋膜时有阻力感。稍用力即刺过筋膜进入球后部。刺入深度不能超过 30mm。抽空针管如无回血，即可将药物缓缓注入球后，以 2~4mL 为宜。

（4）注射完，左手用消毒棉球或纱布压紧针旁皮肤，右手将针管缓慢抽回。用手指垫上纱布按压眼睑 5~8 分钟，以防球后出血。

（三）注意事项

（1）严格执行无菌操作，防止造成感染。

（2）进针过程如有低阻感，不得强行进针，以防刺伤眼球，进针不宜超过28mm，儿童更应缩短以防刺入颅内。不要过于偏于鼻侧，以免伤及视神经和血管。切忌在眶内反复捣动，以免导致球后出血及损伤视神经。

（3）注射后如出现球后出血（如发现眼睑肿胀、眼球突出、皮下瘀血、眶内压增高等）应用绷带加压包扎。刺伤血管的原因通常为刺入过深、过速，针头锋利或针体过细、过软不能控制方向。

十五、球周注射

球周注射又称球旁、球侧注射，本方法为球结膜注射给药方法的补充。对反复结膜下注射、球结膜水肿重时可选用本法，将药液直接注射到眼球周围的筋膜下，适用于较深部的眼内炎症，如葡萄膜炎、眼内炎等。

（一）操作方法

碘附消毒眼睑及眶缘部皮肤，左手用消毒棉签压住眶下缘部皮肤，右手持吸好药的注射器，用7号针头从皮肤面进针，刺入深度1.5~2.0cm，注射针贴眶下缘，针尖朝眶尖方向。注射完毕，用消毒纱布覆盖注射针头部位，可轻按摩加速药液吸收，注射量1~2mL。

（二）注意事项

急性结膜炎分泌物多时，眼眶血肿、气肿时，不能行球周注射。眼球破裂伤应慎用。注意无菌操作，防止感染。妥善固定头部，以防刺伤眼球。注射后如有出血，应局部加压，第二天可给予热敷。

十六、颞浅动脉旁皮下注射（太阳穴注射）

（一）目的

治疗眼部疾病，提高眼局部药物浓度和疗效。常用药物有复方樟柳碱（灵光）－654－2等。

（二）操作方法

（1）注射前向患者解释操作方法、目的及注意事项，取得患者合作。

（2）嘱患者取坐位或仰卧位，头偏向健侧。

（3）行颞浅动脉（指压搏动）周围皮肤消毒。

（4）距颞浅动脉0.5cm处，针头与皮肤呈15°~30°刺入皮下约0.5~1cm，缓慢注入药物，以出现皮块隆起即可。

（5）注射完毕拔针，用无菌棉签压迫5分钟，避免药物外漏并防止出血。

（三）注意事项

（1）注意注射的深度，避开颞浅动脉。

（2）注射速度宜缓慢，注意观察患者的反应。

（3）注射部位肿胀可热敷。

十七、局渗剂疗法

（一）适应证

（1）急性眼压升高、急性闭角型青光眼、急性发作期及其他各型青光眼的眼压≥40mmHg。

（2）术中要求降低眼压：及减少眼内容物容积者，白内障摘除术、穿透性角膜移植术等。

（3）其他眼病需降眼压、降颅内压、视网膜中央动脉栓塞、缺血性视乳头病变、急性视乳头水肿、视神经炎等。

（二）用法

1. 甘露醇　剂量为 1～2g／（kg·次），20%的溶液一般用 250～500mL，一次静脉快速滴注，每分钟 100 滴。

2. 甘油（或异山梨醇口服液）　剂量为 1.25g／（kg·次），用 50%溶液，一次口服。

（三）注意事项

（1）用药期间禁饮水或少饮水。

（2）用药后可有头痛、恶心、呕吐和多尿等不良反应。

（3）肾功不良禁用甘露醇，糖尿病患者禁用甘油。

（4）高渗剂仅能暂时降低眼压，一般用一次可控制眼压 4～6 小时，不应长期使用。

（5）连续使用应做血钾检查，可能出现低血钾症，应及时补钾。

十八、眼部封闭疗法

（一）目的

眼部封闭疗法可阻断病灶对大脑皮质的刺激，改善病变部位的营养、代谢，改善自觉症状，加快治愈。眼部封闭疗法还具有解痉止痛作用。

（二）适应证

眼轮匝肌抽搐、眼睑痉挛、急性闭角型青光眼急性发作和绝对期、眶上神经痛、癔症性黑朦等。

（三）注射方法

1. 球后封闭　1%普鲁卡因 2mL 做球后注射，根据情况可每 2～3 日一次。绝对期青光眼疼痛不止可球后注射氯丙嗪 25mg。

2. 眶周围封闭　0.5%普鲁卡因溶液 3～5mL，每 2～3 日一次。眶上神经痛者，注射于鼻侧眶上缘内，深 1～1.5cm，眼轮匝肌抽搐和眼睑痉挛者，于颞侧眶缘外 1cm 处注射。

十九、穴位注射

（一）适应证

动态性疾病，如眼睑痉挛、调节疲劳、眼轮匝肌抽搐、眶上神经痛、绝对性青光眼（疼痛剧烈）、过敏性眼病等。

取药 0.5% 普鲁卡因 2~5mL，加维生素 B_{12} 50μg、维生素 B_1 5mg，654-2 0.2mg。太阳穴注 1.5mL，眉弓穴注 0.5mL，风池穴注 1.5mL。皮肤 75% 乙醇消毒后，按穴位注射，可根据情况每 2~3 天注射一次。

（二）禁忌

普鲁卡因过敏者。

二十、配戴治疗性角膜接触镜

（一）适应证

久治不愈、怕光、流泪、眼痛剧烈的大泡性角膜病变、丝状角膜、严重的电光性眼炎、角膜溃疡、小的角膜穿孔、营养不良性角膜炎等。

角膜白斑、无光感白内障（美瞳镜片）配戴有美容效果。

（二）配戴方法

辅导患者及家属正确配镜和镜片配戴的方法及镜片的保养。

（三）注意事项

（1）配戴软性角膜接触镜，可减少痛苦和刺激，保护角膜上皮，加快其修复（保护角膜避免神经末梢长期暴露和刺激）。

（2）可根据病情，一般角膜病变修复可戴 3~7 天。对瘢痕严重的角膜病变且迁延数周者可佩戴 10 天。将镜片清洗消毒后休息一夜，可连续戴镜，对因疼痛不合作的患者在配戴前滴表麻药，以减少疼痛、便于配戴。

1）注意严格按角膜接触镜配戴，不要误伤角膜。

2）不要游泳或用力揉眼，以免镜片脱落或丢失。

3）同时可使用修复角膜或抗炎的眼药水。

4）配戴前注意洗手，保证手指的清洁卫生。

二十一、义眼安装技术

（一）适应证

眼球或内容物摘除后，一般 2~3 周可配戴义眼片，也可根据术后炎症反应和结膜水肿情况决定。

（二）方法

配戴义眼前洗净双手，用 0.5% 安尔碘冲洗结膜囊，根据健眼角膜的颜色、大小选择义眼片，将义眼片清洗消毒后，剥开上睑，将义眼片放入上穹隆结膜囊；然后剥开下睑，将义眼下端按入结膜囊内。

（三）注意事项

对特殊的患者、颜色、大小不合适者，可根据自身眼的形态、颜色定做义眼，患者会更满意。

（1）义眼安装后大多分泌物多，应同时点抗生素眼水，并注意眼部的卫生。

（2）义眼片因颜色、大小不合适，可更换，正常以 5~10 年更换新眼片。

（3）安装义眼前后，均应清洗消毒双手。

（4）义眼不能用酒精浸泡和消毒。

（5）定期复查眼窝是否变浅、下眼睑是否松弛，而致义眼易滑脱。应及时更换义眼或进行眼窝成形术。

二十二、高压氧疗法在眼科的应用

高压氧疗法需要高压氧舱。

（一）适应证

（1）视网膜动脉栓塞、眼底血管痉挛。

（2）视神经病变。

（3）黄斑病变。

（4）视网膜振伤。

（二）操作方法

一个大气压再加上附加压为绝对压（ATA）。

眼科治疗一般使用2.5ATA，常上面罩吸纯氧或混合气体两次，每次40～45分钟，两次之间吸空气10～20分钟，每日治疗一次。10～12次为一疗程，一般治疗2～4个疗程。

二十三、眼球按摩压迫法

（一）目的

（1）手术前降低眼内压。

（2）预防青光眼术后滤过泡，缩小或粘连。

（二）方法

（1）内眼手术球后注射2%利多卡因2～3mL后压迫。按摩眼球3～5分钟，可使眼压下降、麻药扩散，麻醉效果更好，有利于手术。

（2）青光眼滤过性手术术后应作眼球按摩，可预防术后滤泡、缩小或粘连。保持手术通道通畅，维持眼压正常的手术效果。方法：双手示指对眼球做交替上下轻的按压按摩动作。术后每日按摩2次，每次3分钟（30～40次），术后坚持按摩3～6个月。

（三）注意事项

（1）按摩时不要用力过猛，以免导致前房出血或虹膜脱出。

（2）因术后需要长期坚持按摩，应教会患者按摩方法自行按摩。

（3）对于无前房、低眼压者，禁止按摩，应到眼科请医生检查。

二十四、眼部冷敷与热敷眼病辅助治疗法

眼部冷敷与热敷眼病治疗法是眼科很常见的辅助治疗方法，应用得当，可减轻患者痛苦，缩短病程，加快治愈。

（一）湿热敷

1. 目的　热敷可使局部充血、血管扩张、促进血液循环、加强局部营养和利于药物吸

收；还可消炎、消肿及减轻疼痛，为眼科常用的疗法之一。

2. 适应证　用于眼部化脓性炎症早期、角膜炎、虹膜睫状体炎、非新鲜前房出血、结膜出血及内眼术后、外伤后期均可使用热敷治疗。

3. 方法　闭合双眼，将毛巾或小棉垫放入热水中（水温约70℃）湿透，然后取出毛巾拧出多余水分，放置于眼部，3～5分钟更换1次，每次共敷15～20分钟。此外，亦可用热水袋，盛水至一半左右，温度以60～80℃为宜。热水袋下隔放湿毛巾或湿纱布，再敷在患眼上；无热水袋时可用盐水瓶代替；还可用炒盐、炒米、炒糠或炒沙装入布袋内置于患眼处。

4. 注意事项　温度不能过高，防止烫伤皮肤，也不要将较重的热水袋压在眼球上，最好采取侧卧式使热水袋与眼睑接触。热水勿进入眼内。特别是眼部有开放性伤口，可在无菌纱布块包扎外热敷。

（二）冷敷

1. 适应证　眼睑受伤后肿胀、电光性眼炎、新鲜的球结膜下出血或急性结膜炎早期充血、肿胀较显著等情况，可作冷敷。以使局部血管收缩、血流量下降，减低血管壁反流性及组织敏感性，减少充血及肿胀，并有止痛、消肿、防止炎症扩散的作用。

角膜溃疡和虹膜睫状体炎忌用。

2. 方法　与热敷同，简易的方法可将毛巾置入冷水中，或冰水内浸湿放置半小时后，稍微拧干再敷于患眼上，毛巾变暖后即更换，也可使用外有塑料袋雪糕、冰棒等直接敷在眼外。每次敷20分钟左右，每日3～4次。若为传染性眼病，毛巾或纱布用后应煮沸消毒。

3. 禁忌证　有出血性倾向、急性闭角型青光眼、病灶已化脓、急性结膜炎及眼睑皮肤湿疹者不宜热敷。

附　医护人员洗手消毒方法

我国医务人员的手卫生状况堪忧，特别是在农村、社区，洗手不方便，不注意手卫生，已成为传染性眼病的传播及医院内感染的重要因素。据调查显示，34%的医生和20%的护士在洗手后会习惯性在白大衣上擦干。按医疗行业标准，每看完一个患者，每做完一个医疗动作都需要洗手。

洗手是防止病原体传播的最简单、最重要的手段之一。洗手效果：流水、肥皂洗手一般搓洗法可将手上60%～90%微生物除去；若结合刷洗，微生物清除率可达90%～98%，使手上细菌数量减少到感染剂量以下。

红眼病流行季节，医护人员如不及时正确处理手卫生并做到及时清洗消毒的话，将会成为病原体的载体，并可将其传播给其他患者。所以，正确的洗手方式和养成良好的洗手消毒习惯是阻止医院内患者与患者之间传播的重要措施之一。

1. 进行以下操作前后必须洗手、消毒　如下所述。

（1）接触患者排泄物、分泌物或其他体内物质之后。

（2）在进行任何损伤性操作、接触伤口或护理高度易感者之前。

（3）在接触可能被微生物污染的物品之后，如遮眼板、检眼镜、裂隙灯等检查或治疗时。

（4）接触不同患者之前或离开隔离病房，或作任何无菌操作前后。

2. 洗手与手消毒的目的　医护人员的手直接接触带菌患者后，特别是传染性眼病，临床护理医护人员在进行各种操作检查和治疗前或操作后均应进行手的卫生消毒，应行成常规操作；亦应对每一位患者检查治疗前后进行抗菌皂液流动水洗手或用快捷手抗菌消毒剂搓擦双手2分钟。

先用流动水反复冲洗双手，再用清洁洗手液交替搓洗双手，后用无菌洗手刷和无菌皂液认真清洗手部皮肤，时间不得少于3分钟，然后用流动水冲洗干净，再使用消毒湿巾反复搓擦双手两遍，或使用快速手消毒剂擦洗消毒。只有采用正确的洗手步骤，才能有效洗去手上90%以上的细菌，减少医源性病原体的传播。

3. 洗手注意事项　如下所述。

（1）用流水冲洗，不用脸盆浸泡。

（2）水龙头用脚踏式或长臂开关，勿用纱布或其他材料的"接管"，可用防溅龙头。

（3）洗手用的肥皂、刷子要保持干燥。

（4）洗手后可待其自然干燥，或用个人专用手巾、一次性消毒纸巾擦干。

4. 消毒药液洗手　如下所述。

（1）常用的手消毒液：一般应在流水、肥皂洗手后进行，常用75%乙醇或0.5%碘附擦手，或0.1%洗必泰溶液、0.2%过氧乙酸溶液、含氯消毒液（含有效氯500mg/1 000mL）等浸泡双手。

（2）消毒药液洗手必须注意：

1）用消毒液擦手时，应涂擦均匀，注意指尖、指缝等不易擦到的部位。擦手后任其自干。

2）用消毒液泡手至少1分钟以上，新洁尔（苯扎溴铵）灭浸泡必须3分钟以上。

3）消毒液应按规定浓度配制，每日或半日更换，浸泡容器应预先洗净。

4）用消毒液洗手前应先将手上肥皂冲洗干净，等手干燥后，再使用消毒剂。

5. 手的消毒要求　如下所述。

（1）医务人员在进行各种操作前，应用流动水、肥皂洗手，如果手上有可见的污染，应延长洗手时间，重复上述方法连续2~3遍后擦干，再用含氯消毒液洗一遍后进行各种操作。

（2）医务人员为特殊传染患者检查、治疗、护理之前，可戴好一次性手套或无菌乳胶手套，每接触一个患者应更换一副手套，操作结束可进行流水洗手，注意手的消毒。

（3）若双手直接为传染病患者检查、治疗、护理或处理传染患者污物之后，应将污染的双手浸泡于消毒液内2分钟，再用肥皂、流水洗手法洗2遍后擦干。

（4）接连进行检查、治疗和护理患者时，每接触一个患者后都应用消毒液浸泡双手2分钟，然后用清水冲洗手；或用消毒剂擦双手后晾干。水龙头最好应用脚踏式开关或电磁感应开关。

（5）接触污染物品、微生物实验室操作后手的消毒：医务人员接触污染物品之前，应戴好一次性手套或乳胶手套，然后进行操作，操作后脱掉手套并用流水、肥皂冲洗即可。如手直接接触污物者，操作后应将污染的双手浸泡于消毒液内2分钟后，再用肥皂、流水洗手法洗2遍后擦干。

（王凤丽）

第二节　眼科门诊小手术

以下门诊小手术是眼科比较常见的简便处置，通常由专科护士或助理医师在执业医师的指导下完成。

一、内睑腺炎（内麦粒肿）切开排脓

（一）适应证

化脓性内睑腺炎睑结膜面有脓点出现者。

（二）方法

局部滴用0.5%丁卡因表面麻醉，用尖刀在睑结膜面有脓点上作一与睑缘垂直的切口，其余同外睑腺炎处理，即排除脓液，拭净脓血，滴抗生素眼水，涂抗生素眼膏，覆盖眼垫，每日换药至痊愈。

（三）注意事项

结膜切口须与睑缘垂直，切口不宜过长，不可用力挤压排脓，以免炎症扩散。

二、睑板腺囊肿切开刮除术

（一）适应证

睑板腺囊肿直径超过2mm以上，2周保守治疗无效、且不能吸收的，均应予手术治疗。

（二）方法

令患者平卧床上，患眼滴2%利多卡因2～3次，以75%乙醇消毒皮肤，局部注射2%利多卡因1～2mL；将睑板腺囊肿镊子夹在囊肿处的眼睑上，扭紧镊上的螺丝，翻转眼睑即暴露睑结膜，或用戴有无菌手套的手指翻转睑板、固定囊肿，以小尖刀正对囊肿中央做一与睑缘垂直的切口，再用小刮匙刮净囊肿内容物；对囊壁肥厚或结膜有息肉者可用眼科显微剪将囊壁切除，以免术后复发或遗留硬结。术毕压迫3～5分钟以免出血，涂四环素可的松眼膏，包扎1～3小时，术后局部热敷3～5天。

（三）注意事项

（1）切开囊肿时使用眼睑板夹或用手指指引下切开囊肿，注意保护角膜，以免损伤角膜。

（2）对小的囊肿或内侧处不易切开刮除，易漏切。

（3）在切囊肿时不要损伤睑缘，以免睑缘裂伤。

（4）与睑板腺癌相鉴别，对非囊肿物质，有粘连致密坚硬的囊肿物，切除后行病理切片检查，以排除恶性肿瘤。

（5）对复发性、多发性病程长，局部有硬结者，可在术后囊周注射庆大霉素、强的松龙或曲安奈德混合液0.5mL，可减少复发和局部瘢痕。

三、睑板腺挤压按摩，睑板腺结石取出术

适应证　治疗慢性睑板腺功能障碍、多发性睑板腺囊肿、睑板腺管阻塞导致的慢性睑缘

炎。睑板腺开口结石露出睑缘，有明显刺激症状和不适感。

（1）热敷清洁法：教会患者自行按摩眼睑，热敷、清洁眼睑，滴抗生素眼水、眼膏。

（2）睑板腺挤压术：用0.5%安尔碘清洗消毒、表麻，用弯无齿眼科镊夹住上睑，从穹隆部慢慢向睑缘方向挤压，可见从睑板腺开口处挤出睑脂分泌物，上下眼睑分内、中、外三方位分别挤压，同样方法治疗另一眼。可在2周左右再做2~3次挤压。

（3）睑板腺结石取出法：在裂隙灯下或放大镜下用5号一次性小针头，或用穿刺刀通过睑缘睑板腺开口处隆起的透明结石顶部无血管区挑出，分别将所有结石取出。

四、结膜结石取出术

（一）适应证

结膜结石暴露在结膜下（睑板内）有明显刺激性或炎症反应者，应予及时取出。

（二）方法

0.5%碘附消毒冲洗结膜囊，滴表麻药3次，反转上眼睑，暴露上睑板，用5mL一次性无菌注射针头或穿刺刀分别挑出结膜内结石，滴抗生素眼药水。

（三）注意事项

结膜结石以上睑板多见，数量多的患者大多一次不宜取净，可分批取出，取出后还需要点抗生素眼药，以控制结膜炎减少结石的复发。

五、泪点扩大手术

（一）适应证

（1）泪小点闭塞、瘢痕、外伤、粘连、狭窄、产生溢泪症状者。

（2）泪点息肉影响排泪功能。

（二）手术方法

（1）轻度泪小点闭塞可选用，进入泪点内扩张，泪点扩张器扩张5~10分钟，扩张后注入四环素可的松眼膏，可连续扩张治疗共3次。

（2）对粘连、瘢痕严重者，可用咬切法扩大泪小点，对不能探入扩张器者，如有息肉可同时切除，可临时在泪小管内植入硅胶管。

（三）注意事项

（1）在扩张接近泪小点时勿用力过猛，以免造成泪小管损伤或形成假道。

（2）泪小管内留置的硅胶管2周后取出。

六、电解倒睫

少数散在的不伴有睑内翻的倒睫，可用电解法拔除（图3-1）。其原理为借直流电电解组织的水和盐产生氢氧化钠腐蚀毛囊根部，并释放出氢离子。睫毛脱落后局部形成瘢痕。

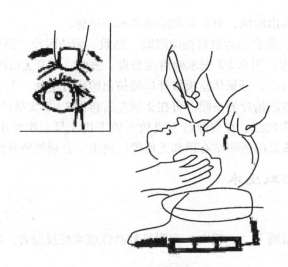

图 3-1　电解倒睫术

（一）方法

常用的设备为装有毫安表的电解器或用 2～4 节电池串联，在倒睫部近睑缘处皮下注入少许 2% 利多卡因，将电解器阳极相连的小锌板或铜片裹以盐水浸湿的棉片，放入患者同侧的面颊部，紧贴皮肤。再将连接于阴极的针头顺睫毛方向刺入毛囊根部深 1～2mm，用 1～3 毫安培的电流通电 20～30 秒后，即有细小的白色氢气泡沫从毛囊根部冒出。拔针后用拔毛镊子将电解过的睫毛连同根部轻轻拔出。

（二）注意事项

电解的主要目的在于破坏睫毛的毛囊，如果毛囊未被破坏，则电解过的睫毛不易拔出，故应再做一次电解；若强行拔出则容易将睫毛拔断而使倒睫再生。

（1）电解针必须顺睫毛方向刺入毛囊，若其与睫毛成一角度，则容易中断睫毛而毛囊未被破坏。

（2）成束排列的倒睫，在行电解术后可因局部瘢痕形成产生新的更多的倒睫，故不宜行电解术。

（3）术后可用放大镜检查有无遗漏的倒睫。

七、角膜溃疡烧灼清创法

对某些顽固性角膜溃疡，可用药物烧灼溃疡面及其边缘，使其表面溃烂坏死的组织脱落，溃疡面中的细菌被杀灭。此外，药物尚可刺激正常细胞的再生。

（一）方法

先用 0.5% 丁卡因做表面麻醉，左手分开上、下睑，用棉签轻揩干角膜溃疡面的泪液使其干燥；继用预先削好的细尖棉签蘸以少许纯三氯醋酸（或 5% 碘酊、乙醚、20% 硫酸锌、纯石炭酸等）涂抹溃疡面及其边缘；然后用生理盐水冲洗。

（二）注意事项

若角膜溃疡面有泪液，可使药液弥散伤及正常角膜，故在烧灼前应擦干泪液，用无菌干棉签将溃疡面泪水吸干后再涂药。

八、角膜异物取出术

角膜表层的异物取出容易，可在门诊裂隙灯或放大镜下取出（图3-2）。对角膜深层异物取出困难者，应在无菌手术室于手术显微镜下取出。

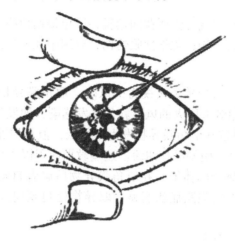

图3-2 角膜异物取出术

（一）方法

先用洗眼药如0.5%碘附液充分洗眼后，再滴0.5%丁卡因2～3次，嘱患者眼球固视一定的方向，然后用角膜异物针或5号注射针头对准异物轻轻挑取，用盐水棉签粘去异物。为了避免损伤过多的正常角膜，如异物已形成锈环，可将异物环一并取出。取净后滴消炎眼药水并涂眼膏，以眼垫遮盖。

（二）注意事项

异物在角膜的深层时，不可强行取出。如为多发性异物（如爆炸伤时的炸药粉粒）可分期多次取出，而且一般仅能挑出表浅的较大的异物。在手术过程中应注意无菌操作，由于手术前后所用的药物，如荧光素、丁卡因及抗菌眼药水都容易被铜绿假单胞菌所污染，故应经常定期消毒以免术后发生感染。

（三）术后医嘱

取异物后出现疼痛加重、怕光、流泪、视力下降、眼红肿，考虑并发感染、需要结膜下注射抗生素、散瞳及热敷治疗，必须复诊治疗，以免感染加重。

九、结膜异物取出术

（一）适应证

各种结膜异物。

（二）方法

（1）患者取仰卧位或坐位，在裂隙灯显微镜前滴表麻药1～2次。明显的结膜面的异物，如昆虫可以用棉签轻轻拭出。

（2）如为沙砾、烟尘、碎屑等多而细小的异物，可用生理盐水将异物冲出，并翻转上下眼睑，查清穹隆皱褶处有无异物存留，特别是麦芒或石灰、水泥等均应清除干净，滴抗生素眼水。

（三）注意事项

（1）取结膜异物时，针尖或刀尖要背向角膜，以免损伤角膜。

（2）认真检查不能遗留异物；化学性眼灼伤，要用中和冲洗液反复连续冲洗。

（四）并发症

1. 取角膜异物后感染可有导致失去视力的风险　取角膜异物本来是个简单小问题，是常见的眼科治疗之一。但隐藏着巨大的风险就是并发感染，如发生绿脓杆菌感染，可在2～3天内毁掉整个眼球。虽然这在取角膜异物发生率很低，但是情况凶险、预后较差。不及时控制感染可导致失明，甚至可引发医疗纠纷。这些教训应引以为戒。

2. 取角膜异物后并发感染的体征　在取角膜异物后患者自觉怕光、流泪加重，有脓性分泌物，视力下降，严重疼痛刺激症状明显；取异物处角膜周围水肿、炎症浸润、睫状充血、房水浑浊。

取角膜异物引起感染的因素：

（1）角膜损伤后合并异物存留，本身就有细菌感染的征兆。

（2）由于取异物时的器械消毒不严或表麻药被污染。

（3）取异物后没有及时进行抗感染治疗。

（4）取异物后不注意个人卫生，不检查、不复诊的患者。

（5）特殊工种如农民工、电焊工，取异物不误干活，不注意眼保健，用脏手揉眼等。

3. 预防措施　如下所述。

（1）严控无菌技术操作（包括使用器械和表麻药的消毒）。

（2）复诊时有感染迹象时应予重视并及时治疗，预后较好。对并发感染必须及早予结膜下注射或全身使用抗生素治疗或住院观察治疗。

（3）取异物后向患者交代应注意眼部卫生，按时点药，不要用脏手揉眼，可休息1～3天，以及定时复查。

（4）对并发感染的角膜异物，在治疗前应在知情同意书上签字。向患者交代可能发生感染的严重后果和复诊的医嘱及其重要性。

十、结膜瓣遮盖术

（一）适应证

角膜穿孔、角膜瘘、角膜软化、边缘性角膜变薄而又不具备角膜移植条件者。

（二）方法

（1）保留眼球角膜上皮切除结膜遮盖术：表麻及结膜下浸润麻醉。沿角膜缘周围切开球结膜，分离结膜组织，将结膜牵拽超过病变区，将结膜瓣固定于角膜缘浅层巩膜上，使病变充分被覆盖，可加固缝合2～3针，防止术后结膜缝合脱落而遮盖失败。

（2）边缘性瘢痕可行袋状结膜瓣遮盖：上下穹隆可做减张切口，结膜无张力的状态下，严密缝合球结膜至将角膜全部遮盖。取自颞侧或上方球结膜第 切口沿角膜缘，第二切口取与第一切口相平行，两切口间距宽度 5 ~ 6mm，充分分离结膜筋膜，拉向角膜中央，覆盖病变区，将结膜分别修复于相应角膜缘部。

（3）中央部病变可做桥状结膜瓣遮盖术：于角膜缘部环形切开球结膜，充分分离结膜下组织，使结膜完全遮盖病变区。

十一、沙眼挤压术

（一）适应证

适用于沙眼滤泡。

（二）操作方法

先滴 2% 丁卡因 2 ~ 3 次，翻转上、下睑，在穹隆结膜下注入含肾上腺素的 2% 普鲁卡因各 0.5 ~ 1mL；以小刀尖端将滤泡——刺破，然后用沙眼挤压镊或转轴镊的一叶放入上或下穹隆结膜，另一叶放在睑结膜表面，夹住结膜的两叶如在上睑则向下反复轻轻牵拉，挤出滤泡的内容物；在下睑者牵拉方向相反，直到将所有滤泡压平为止。或将海螵蛸（即墨鱼骨）削成鸭嘴状小条，蒸汽消毒后即可使用。术后结膜囊内涂以抗生素眼膏，不必遮盖眼垫，以防结膜粘连。

（三）注意事项

（1）在整个操作过程，注意保护角膜，以免人为损伤角膜，造成感染，产生严重后果。

（2）注意保护正常结膜，避免结膜损伤，防止睑球粘连。

十二、眼睑泪囊肿物切开引流手术

（一）适应证

（1）眼睑脓肿、睑缘疖、眼睑血肿自行不能吸收者。

（2）泪囊脓肿，有波动感。

（二）操作方法

局部麻醉，睑缘疖应做与睑缘平行的切口排除脓液或血肿，有脓栓可用显微镊夹出，或用小刮匙清除。对眼睑脓肿或泪囊脓肿最薄区域有波动的部位，皮肤方向用尖刀切开皮肤拭净脓血，用眼科剪扩张切口排去脓液，放置橡皮或纱布引流条。术后每日换药一次，更换引流条，待切口愈合。结膜囊内滴抗生素眼水及涂眼膏加眼垫遮盖。术后可作热敷以加快炎症的消退、减少疼痛。

（三）注意事项

（1）掌握脓肿切开时机，对急性炎症脓肿未形成前禁忌切开，必须待脓肿形成时手术。以免炎症扩散，加重炎症反应。

（2）眼部有感染性病灶，在手术过程中禁忌挤压以免炎症扩散。

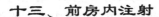

十三、前房内注射

(一) 适应证

(1) 虹膜睫状体炎, 其他给药途径无效者, 前房注射可选用阿托品或曲安舒松。

(2) 将前房渗出物吸出后, 向前房内注射药物以提高疗效。

(二) 方法

反复前房出血, 前房内注射肾上腺素后再注玻璃酸钠压迫止血, 吸出黏稠剂。先作前房穿刺, 冲洗出前房的渗出物后向前房内注药0.2mL。

(三) 注意事项

(1) 注意不要损伤虹膜、晶状体。

(2) 前房内注射的药物应注意浓度和剂量, 避免对角膜内皮的损伤。

(四) 曲胺舒松前房内注射给药法

1. 适应证 如下所述。

(1) 用于虹膜后粘连、慢性葡萄膜炎并发白内障手术或手术对虹膜干扰刺激较重的复杂内眼手术。

(2) 眼内炎前房有积脓、渗出, 作玻璃体注射万古霉素 (用注吸针头冲洗或吸出前房的渗出物, 同时向前房内注射曲安舒松)。

2. 方法 将曲安舒松0.2mL加1%阿托品0.1mL混合稀释后, 直接注入前房内。其余药液注射在结膜下 (再蓄积一些甾体激素, 可长期起到治疗作用)。

3. 作用 有控制虹膜的慢性反应和渗出, 并可加快吸收、防止后粘连的作用。

4. 护理与检查 为避免前房内注入高浓度曲胺舒松吸收慢、瞳孔区有白色药物或絮状物质阻挡视线, 所以用阿托品稀释。注射后第3天, 由于房水循环使瞳孔区可见白粉笔粉尘状或白色颗粒网状物 (应和前房积脓炎性渗出相鉴别)。第5天瞳孔区白色物可大部分被吸收, 剩余的白色药物颗粒会积存在下方房角, 大多经2~3周可完全吸收。对注射4周后瞳孔区未吸收的白色物遮挡视力者, 可用YAG激光治疗。

十四、玻璃体腔内注射雷株单抗或康柏西普

雷株单抗 (进口)、康柏西普 (国产) 为现代生物技术开发的新型药物, 是新一代玻璃体腔内注射治疗湿性、年龄相关黄斑变性 (AMD) 联合激光治疗视网膜静脉栓塞的药物。具有抑制血管内皮生长因子 (VEGF) 的作用, 从而阻断和减少新生血管的生长, 减少渗出和出血, 能够提高患者视力, 缩短疗程, 疗效明显。用药作用强, 耐持久, 初始3个月连续每月玻璃体腔内注射一次, 共3次, 以后可根据病情可减量或减少注射次数。

(一) 治疗效果

根据患者不同的情况, 选择对患者最佳的治疗方案。

(1) 可根据OCT检查, 对以下的病情治疗效果好:

1) 早期活动期湿性黄斑变性。

2) 视网膜完整性好。

3）中心脉络膜厚度大。

4）黄斑变性面积小，远离中心凹。

5）以毛细血管为主的病灶。

（2）以下病变或因素治疗效果差：

1）患者年龄大、基础视力差。

2）光动力视力治疗后的患者。

3）病变面积大有陈旧性瘢痕。

4）对药物的抗体和耐药性。

5）诊断有误（选择方法不当）。

6）患者依从性差，治疗量不足。

（3）解决方案：正确诊断很重要，要严格掌握治疗适应证：

1）玻璃体腔内注射 + 激光治疗。

2）增加药物注射次数和剂量，增加至 0.07 ~ 0.1mL，每月注射一次，连续注射 6 ~ 12 次。

3）换另类药物治疗。

（二）注射方法

爱尔卡因表麻 3 次，常规铺无菌孔巾，用 0.5% 安尔碘及妥布霉素、生理盐水冲洗结膜囊。于颞下象限角膜缘后 3 ~ 4mm，取药 0.5mg（0.05mL）经睫状体平坦处刺入球内注入玻璃体腔内，注射完毕抽出针头。用无菌棉签压迫针孔处。指测眼压，如眼压高可经角膜缘作前方穿刺放液降低眼压。对视网膜静脉阻塞的病例可在注射 2 周后同时做激光治疗。

（三）注意事项

由于国产的康柏西普价格低，能让更多眼底病患者接受治疗。该药已通过国家食药局的批准并获得证书与药品注册批件。

（1）严格掌握注射适应证和病情变化时机。

（2）患者在治疗前应在知情同意书上签字。

（3）治疗方法：手术前 3 天结膜下滴抗生素眼药水（无菌手术室内）。

手术过程中应按眼内手术严格规范无菌操作，并由具有一定资质的医院和医生进行注射。

十五、下睑痉挛性睑内翻暂时牵引矫正法

对一时不能做手术矫正的痉挛性睑内翻倒睫患者，可暂时考虑此种手法为过渡。

（一）操作方法

（1）嘱患者闭眼，将下睑皮肤擦净，剪制 1cm 宽而略长的绊创膏一条。准备粘着睑缘的一侧剪成钝圆，以免棱角刺激角膜。然后将绊创膏的钝端垂直贴在下睑近睫毛的皮肤上。

（2）垂直向下牵引绊创膏，此时在下方的眼睑皮肤会形成横行皱襞，于是越过此皱襞将绊创膏的另一端贴在下眶缘附近的皮肤上。

（3）最后让患者轻轻闭眼，以观察矫正效果。如果出现兔眼或内翻矫正不充分可重做。

（二）注意事项

日久常因泪液浸湿绊创膏而失效，又有人对绊创膏过敏，故应早日决定手术。

十六、泪点塞植入术

（一）目的

治疗干眼症（人工堵塞下水道）。

（二）操作方法

（1）打开无菌包装的硅胶泪点塞，术前点表麻药 3 次。

（2）方法同泪点扩张法，术前滴表麻药 3 次，将一次性预装好的插塞器尖端插入下泪小点，再进入泪小管的垂直部分，将泪点塞释放器打开，听到"咔吱"声拔出插塞器，检查和调整好泪点塞。

（三）禁忌证

（1）泪道不通。

（2）眼睑异常，夜间无法闭合。

（3）泪点断裂。

十七、人工鼻泪管支架插管术

（一）适应证

用于治疗鼻泪道狭窄、阻塞，慢性泪囊炎，鼻腔泪囊吻合术后再阻塞的病例。

（二）方法

（1）用泪点扩张器扩张上泪小点。

（2）探通泪管，用直径 0.8mm（21G）泪道探通针经泪小点、泪囊、鼻泪管探入下鼻道。

（3）将导丝细端插入鼻泪管空心针内，将导丝从鼻腔内勾线。

（4）将扩张器前端通过鼻泪管阻塞部到泪囊区，扩张后退出鼻泪管扩张器芯杆。

（5）将人工鼻泪管沿导丝插入泪囊内。观察人工鼻泪管放置位置是否正常。

（6）用 0.4% 庆大霉素加 0.1% 地塞米松混合液反复冲洗泪道，直至通畅为止。

（三）注意事项

心脏病患者慎用，有急性化脓性泪囊炎、鼻咽部有恶性肿瘤，以及泪小管、泪点闭塞者，不宜手术。

（王凤丽）

第三节　眼科综合治疗

一、眼病雾化治疗

将治疗眼病有效的药物配入雾化器内，药物通过超声将其转化成雾化状态，喷向眼部，具有保湿，同时可使药物通过角膜，结膜上皮和眼睑皮肤的吸收发挥治疗效果，治疗后患者自觉眼部症状改善感觉舒适。

（一）适应证

用于干眼症（干燥性角结膜炎）、慢性结膜炎（结膜充血）、干燥性睑缘炎、过敏性结膜炎等的治疗，可根据不同的病情选用不同的药物，如维生素 B_2 和 B_{12}、抗过敏药（如氯苯那敏、苯海拉明）及抗生素（如庆大霉素、丁胺卡那、鱼腥草针剂等）、抗病毒药物和激素类药物（如地塞米松、醋酸可的松）等。

（二）方法

每日治疗 1～2 次，每次 15 分钟，怕光、流泪等刺激症状重的眼病不适合用此治疗。

二、超声波疗法

是指用振动频率＞20 000Hz 的声波治疗眼病。

（一）适应证

麦粒肿、眼睑瘢痕、角膜浑浊、玻璃体出血和浑浊、视网膜静脉周围炎、视网膜中央静脉栓塞、中心性脉络膜视网膜炎和视神经萎缩等。

（二）方法

1. 超声头接触固定或水囊法　计量强度＜1W/cm²，每天一次，每次 10 分钟，10 次为一疗程。

2. 低频脉冲电疗法　利用低电压、小电流、脉冲感应电流。点状作用电极放置在治疗部位及穴位，非作用电极放在后颈部。不分极性，治疗时间 3～5 分钟，可分两次通电，中间间歇 3～5 分钟，每天一次。

（1）适应证：神经源性眼外肌麻痹和提上睑肌麻痹。

（2）禁忌证：对电流不能耐受者。

3. 音频电流疗法　利用 2 000Hz 频率之中频正弦交流电。

（1）适应证：眼睑瘢痕、睑球粘连、结膜囊狭窄等。

（2）禁忌证：急性炎症和出血倾向。

（3）方法：在病灶两端各放置一电极，使电流通过病变组织。每日一次，每次治疗 10～30 分钟，10～15 次为一疗程。

4. 长波电疗（共鸣火花）法　利用 100～300kHz 的高频电流。

（1）适应证：眼睑痉挛、眶上神经痛、睑下垂、癔症性黑蒙、慢性睑皮肤或睑缘炎等。

（2）禁忌证：眼部有化脓性感染、出血倾向者。

（3）方法：移动球形电极，每日或隔日一次，每次 3～10 分钟，10～15 次为一疗程。

5. 超声波电疗法　利用 30～300MHz 超高频电流。

（1）适应证：多种急性炎症，如麦粒肿早期、泪囊炎、眼睑及眼眶蜂窝织炎、角膜炎、葡萄膜炎、视神经炎等。

（2）禁忌证：眼内新鲜出血、眼内金属异物及恶性肿瘤。

三、电离子导入疗法

电离子导入疗法是利用低电压、小电流的直流电将药物导入眼组织内，对眼病进行治疗，具有效果明显、安全无痛苦的特点，是眼科辅助治疗方法之一。

（一）适应证

角膜炎及角膜溃疡、葡萄膜炎、玻璃体浑浊、眼底出血、视神经炎等。

（二）禁忌证

眼部恶性肿瘤、对电流低度耐受者、皮肤破损和感觉障碍者。

（三）方法

作用电极放在眼部，非作用电极放在颞侧皮肤。

根据作用不同的电极，方法有以下4种：

（1）眼垫法：一般治疗时间 15~20 分钟。

（2）结膜法：治疗时间 3~5 分钟。

（3）睑结膜法：治疗时间 10~15 分钟。

（4）逆向导入法：治疗时间 15~20 分钟。

每天治疗 1 次，15~20 次为一疗程。

临床可根据病情选择以下药物导入（表 3-1），也可选用丹参、鱼腥草、三七等中药。

表 3-1　常用药物导入的浓度及极性

药物	药物浓度	导入成分	极性	主要作用
碘化钾	0.5%~10%	碘	（-）	杀灭细菌、真菌，促进吸收
安妥	2%	钡	（-）	促进吸收
庆丰大霉素	2%	庆大霉素	（+）	抗细菌
阿托品	0.5%~1%	阿托品	（+）	散瞳
匹罗卡品	0.5%~1%	匹罗卡品	（+）	缩瞳
维生素 B_2	5%	维生素 B_2	（+）	恢复，结膜炎
醋酸可的松	5~10mg/mL	可的松	（+）	脱敏，消炎（溃疡禁用）

四、自家血疗法

这是一种非特异性的刺激疗法，具有增加局部营养、促进创面愈合、增强免疫功能和脱敏作用。

（一）适应证

树枝状角膜炎、角结膜化学烧伤、复发性麦粒肿和（球后）视神经炎。

（二）方法

（1）血清滴眼：用于角膜溃疡和各类型角膜炎的治疗，每日 6 次，滴眼。将血清装在无菌注射器内备用，应在 48 小时内滴完，可冷箱保存。

（2）结膜下注射法：用新鲜血清，每周 2 次，每次 0.5~1mL，共 7~10 次。

（3）球后注射法：每周2次，每次1.5mL，共7～10次。

（4）臀部肌内注射法：用新鲜全血，每周2次，每次3～5mL。

（5）婴幼儿可用健康母血，注射量酌减。

五、碘附在眼科临床的应用

安尔碘Ⅲ是碘酊、碘附、新洁尔灭等消毒剂升级换代产品，以有效碘含量为0.45%～0.57%（W/V）和醋酸氨含量为（0.09%～0.11%）（W/V）为主要成分。可杀灭化脓性球菌、肠道致病菌、大肠杆菌、绿脓杆菌及真菌等致病微生物，有强大、快速杀灭的作用。

本品不含酒精，对皮肤黏膜无刺激性，所以被广泛用于眼科。安尔碘为低毒、广谱杀菌且作用很强大的消毒剂。仅用15秒，即可将细菌细胞壁通透性屏障破坏，使核酸蛋白，酶活性降低，络合载体聚乙烯吡咯烷碘属于非离子表面活性剂，有助于溶液对物体的湿润和穿透，从而加强碘的杀菌作用，同时又用于冲洗眼眶、眼睑和泪道的脓肿，对神经组织损伤小，对脓肿壁有一定渗透性，可杀灭其内的细菌。术后可减少炎症的扩散，减少使用抗生素的量，具有恢复快、复发率低的效果。

1. 眼科消毒　如下所述。

（1）皮肤表面消毒：可使用安尔碘原液（3遍）。

（2）手术医生刷手消毒（原液）（3遍）。

（3）手术前结膜囊冲洗消毒：用0.5%的浓度，无眼部疼痛和刺激性、无角膜上皮水肿、脱落等不良反应，并且能有效清除结膜囊内细菌，杀灭隐藏在穹隆部不易被清除的病原体。手术时用无菌棉签蘸安尔碘原液，用5mL注射器抽取生理盐水冲洗棉签上的安尔碘溶液至结膜囊，并用棉签擦拭睑缘及内外眦部。这预防术后感染有重要作用，目前眼科手术使用广泛，效果很好。

2. 眼科治疗　如下所述。

（1）治疗化脓性角膜溃疡：于溃疡区涂敷原液，0.1%安尔碘滴眼冲洗。

（2）细菌性结膜炎（脓漏眼）：冲洗结膜囊，连续多次滴眼。

（3）细菌性睑缘炎：安尔碘湿敷，并涂四环素可的松眼膏。

（4）化脓性泪囊炎、泪小管炎用0.5%的安尔碘冲洗泪道。

（5）泪囊脓肿、眼睑脓肿、眼眶脓肿：即切开引流后用安尔碘冲洗脓腔。对碘过敏者禁用。

六、眼科临床经验录

（一）细菌性角膜炎的经验诊断

在没有细菌培养的条件下且病情严重没有时间等待作细菌培养者。根据病情、症状和体征判定角膜感染类型，并做及时对因治疗。

1. 绿脓杆菌性角膜炎（绿脓杆菌感染）体征与症状　角膜病变快速发展，角膜液化性坏死，灰白色或黄色的浸润。角膜溃疡向周围迅速扩散，可发生角膜穿孔。眼部疼痛剧烈，有大量呈浅绿色分泌物。

2. 匐行性角膜溃疡（肺炎链球菌感染）体征与症状　睫状充血、角膜炎症浸润，局部形成灰白色浑浊灶和溃疡，前房积脓，严重的可发生角膜穿孔。

3. 真菌性角膜溃疡（真菌感染）体征与症状　角膜感染灶表面干燥呈灰白色，轻度隆起，无光泽，与下方炎症反应组织粘连紧密。感染的周围有呈树枝状浸润的伪足、卫星灶、免疫环及角膜，伴有前房积脓。

4. 局限性浸润角膜炎症（革兰阳性球菌）体征与症状　角膜局部点状或圆形炎性浸润。刺激反应较以上角膜炎轻，病程短。

5. 金葡菌感染体征与症状　角膜中央圆形、椭圆形灰色溃疡浸润，周围基质水肿，可产生深层角膜溃疡或穿孔。

（二）曲安奈德和环磷酰胺在眼科的应用

1. 曲安奈德　是一种非水溶性长效糖皮质激素，具有较强的抗炎、抗新生血管、抑制纤维细胞增生、抗粘连、抗纤维组织增生、吸收缓慢、作用时间持久等优点。

（1）微量注射疗法：使用胰岛素专用注射器，优点是针体与针身一体设计。多发性睑板腺囊肿内或周围注射曲安奈德，每次0.3mL。

（2）眼内炎、白内障术后虹膜粘连：每次曲安奈德0.2mL加阿托品0.1mL，前房内注射。

（3）甲状腺相关眼病、眼眶假瘤：每次球后注射曲安奈德0.3mL，每2周注射一次，连续注射3~5次。

（4）黄斑水肿：每次玻璃体腔注射曲安奈德0.05mL。

（5）复发性翼状胬肉：每次翼状胬肉内注射曲安奈德0.1mL。

2. 全身和局部治疗　使用环磷酰胺用于治疗慢性葡萄膜炎、蚕食性溃疡。

（1）全身用药：环磷酰胺400mg用生理盐水溶解，静脉注射，连续使用7天为一疗程。停药3天后同样的方法和剂量可再做一个疗程（注射前、后应做血常规检查）。

（2）局部用药：表麻下用环磷酰胺400mg加生理盐水溶解后，用无菌干棉签蘸原液擦拭角膜溃疡面，同时散瞳。

（3）蚕食性溃疡：可配置2%环磷酰胺点眼，400mg环磷酰胺用生理盐水20mL溶解后滴眼，每次4~6次，每次1~2滴。同时可配合自家血清滴眼。

（三）四项眼科手术小改进

1. 粘连性三点睑缘缝合术　如下所述。

（1）适应证

1）颅脑外伤：开颅手术后面神经损伤，眼睑不能闭合，导致角膜暴露并发症者，及各种原因导致面神经麻痹，角膜暴露保守治疗经久不愈，形成角膜病变者。

2）结膜穹隆变浅成形眼台植入术睑缘缝合术。

（2）手术方法：2%利多卡因上下眼睑皮下浸润麻醉，用手术刀片从上、下睑缘内、中、外对称分别刮除睑缘形成新创面，对称间断缝合上下睑缘创面，使睑裂严密对合。

（3）优点：术后1周拆除缝线。具有不影响视觉，不影响角膜氧的代谢，同时可通过小孔点药观察。眼睑能闭合，排出结膜囊内分泌物的作用。对浅穹隆患者义眼台植入术后压迫和扩张作用。待术后3~6个月至1年剪开睑裂可恢复正常，或永久不剪开眼睑。

2. 多切口虹膜根部断离修复术　对外伤性虹膜根部断离，超过1/3象限者选用多切口虹膜根部断合修复术，在角膜缘的周边，根据虹膜根部断离情况做2~4个微切口，将断离的虹膜断裂处，用 10 缝线缝合在角巩膜缘使瞳孔虹膜复位呈圆形。

3. 保留眼球安装义眼手术　无法治愈的角膜白斑，本手术不适应眼球突出和角膜葡萄肿患者，适用于先天性小眼球，眼球部分萎缩，炎症稳定球结膜正常的患眼，免除眼球摘除的痛苦，术后安装义眼可获得良好的美容效果。

（1）手术方法：术前常规准备，1% 丁卡因表面麻醉 3 次，2% 利多卡因行球结膜上下穹隆浸润麻醉。先用眼科剪以角膜缘圆周切开球结膜，包括筋膜病分离至赤道部，再用刀片刮除或切割角膜上皮层，前弹力层或部分角膜实质层，注意误切穿角膜，然后将眼球筋膜和结膜分层缝合。对张力大的患者可在上、下穹隆切开减少结膜张力，有利于缝合和避免结膜滑脱或裂开。

（2）优点：术后 1 周拆线，5 周后安装义眼。不取眼球无痛苦，患者易接受。保留眼球原有的眼球运动功能，安装义眼后原眼球转动自如，美容效果好。无上睑下垂等畸形和摘除眼球后植入物脱出、排斥等不良反应。

4. 保留眼睑的眶内容物摘除术　如下所述。

（1）手术方法：距睑裂 1.5cm 处周边皮肤切开，保留内眦皮肤 2cm，（不损伤内眦韧带和内眦静脉）切口呈"C"形，用眼科弯从外侧皮肤切口处穿入穹隆结膜，沿"C"形切口剪至距内眦 1cm 处止，剪开皮下组织及筋膜，翻转切开的眼睑，从眶缘周围的骨膜分离至眶尖部，将眶内容物全部清除。取自体中厚皮片 5cm×6cm，皮片中央切开 0.5cm×0.5cm 的小孔（以利眶内积血和积液排出），将皮片缝合固定在眶骨膜的边缘，然后将穹隆结膜与眶筋膜缝合，最后缝合眼睑皮肤。术毕眶内填充油纱条，不熟放置引流条，加压包扎。术后 7 天拆除皮肤缝线，3 月后安装义眼片。

（2）优点：没有侵犯眼睑的眶内恶性肿瘤眶内容物摘除术，手术保留了眼睑（保护了患者的容貌），同时皮片移植有利于伤口的愈合，缩短了病程，术后 3 个月可安装义眼片，提高了患者的生活质量。

七、激光在眼科临床的应用

随着眼科技术的迅速发展，激光在眼科临床日显重要，并收到可喜的治疗效果，成为眼科治疗学的一项重要内容，以下简要介绍激光在眼科的临床应用。

（1）准分子激光（紫外激光）：有屈光性角膜切削术（PRK）、激光原位角膜磨镶术（LASIK）等手术方式，用于矫正近视、远视、散光。

（2）Q - 开关 Nd：YAG 激光：用于治疗青光眼（虹膜根部切除）、虹膜囊肿、后发性白内障（后囊性切开）等。

（3）810NM 半导体激光、532 眼底激光：用于糖尿病视网膜病变、视网膜静脉阻塞（眼底出血）、封闭眼底新生血管和变性裂孔等。

（4）弱视激光治疗仪：对眼部非损伤性照射治疗，用于儿童弱视的治疗。

（5）飞秒激光：飞秒激光是人类目前在实验室条件下所能获得最短脉冲的技术手段。目前临床主要用于屈光手术方面和白内障领域。科学家预测，飞秒激光将会在未来眼科领域发挥重要的作用。

（6）氦氖激光：可用于眼科诊疗，眼睑、泪囊等外眼疾病的治疗。

（7）Nd - YAG 泪道激光：用于治疗泪道阻塞、疏通泪道插管、溢泪症。

（8）大功率 Nd - YAG 激光：用于治疗眼睑寻常疣、色素痣、血管瘤、色素瘤、黄色瘤、乳头状瘤等。

八、眼科冷冻治疗

冷冻技术已在眼科广泛使用，并收到了显著效果。

常用的眼科冷冻治疗器使用的是二氧化碳、氟利昂 - 22 和 CO_2。

（一）适应证

（1）新生血管性青光眼（睫状体冷冻术），距角膜缘外 3mm 做 6 ~ 8 个冷冻点，每点冷冻时间 90 秒，重复冻 - 融各一次。

（2）白内障冷冻囊内摘除术：现在已不使用。

（3）孤立性视网膜母细胞瘤。

（4）眼部放疗后未愈或治疗新生的小肿瘤。

（5）春季卡他性结膜炎。

（6）治疗角膜新生血管。

（7）单纯疱疹性角膜溃疡。

（8）眼睑、结膜血管瘤、黑色素瘤（可反复治疗直至痊愈）。

（9）早期小范围的眼睑的恶性肿瘤、倒睫、翼状胬肉、蚕食性角膜溃疡等。

（10）糖尿病视网膜病变、视网膜脱离手术。

（二）注意事项

（1）掌握冷冻时间和温度。

（2）准确掌握冷冻部位，防止误冻正常组织。

（3）冷冻的水肿反应可对症处理。

九、激素冲击疗法在眼科的应用

某些眼科急症、重症用一般方法治疗不见效，在短期内大剂量使用皮质类激素（冲击治疗）才能挽救患者视力、缓解病情、改善症状。冲击治疗可短期内收到良好的效果。

（一）适应证

急性视神经炎、交感性眼炎、恶性突眼、视神经挫伤早期、眶尖部急性炎症及眼眶假瘤等。

（二）禁忌证

糖尿病、高血压、股骨头坏死、胃溃疡、青光眼（高眼压）、全身性霉菌感染、有精神病史者、角膜单纯疱疹、角膜溃疡等，或根据病情权衡利弊，用药观察。

注意：激素冲击疗法可能出现的不良反应应告知患者及其家属，由其在知情同意治疗并签字后，方可给予治疗。

（三）用法用量

一般应用甲泼尼龙琥珀酸钠注射液，每日每千克体重 10 ~ 20mg，静脉滴注，连续使用 3 ~ 5 天。以后口服泼尼松片，逐渐减量，以免发生停药反应。

（四）注意事项

（1）激素冲击疗法应按时按量使用，不能骤然停药，以免病情反弹。

（2）用药期间应密切观察患者体重、血压、血糖、眼压，如发生精神异常者，应给予对症治疗，以防发生意外。

（3）对并发感染着，应配合使用抗生素。

（4）在治疗期内用低盐、高蛋白饮食，以防止水肿，同时应注意补钾补钙。

十、 玻璃酸钠在眼科临床的应用

玻璃酸钠属医用高分子，是从雄鸡冠、脐带或链球菌的培养物中提取的物质，无色透明、无致热源、无抗原性，黏稠而富有弹性。

1. 在眼科手术中的主要作用　如下所述。

（1）产生、维持空间，便于术中操作，减少损伤。

（2）保护眼内组织。

（3）操纵和推动组织，将前房内异物推出伤口外，防止虹膜和玻璃体前移。

（4）分离正常或粘连组织。

（5）润滑作用，帮助止血。

（6）保护角膜，维持角膜透明度。

（7）预防术后粘连。

眼科手术还可用于白内障人工晶体植入、青光眼，眼外伤、角膜穿孔伤、眼内异物取出，以及虹膜脱出复位、人工瞳孔等手术。

2. 眼科检查　用于前房角镜、三面镜及角膜接触镜的检查治疗。

3. 眼科治疗　干眼症的角膜上皮病变治疗，暴露性角膜炎的治疗，以及化学性烧伤后预防睑球粘连等治疗。眼药制剂中加用玻璃酸钠可减少眼部刺激，改善不适症状，延长结膜囊内药物的吸收时间。

十一、 肉毒素 A 在眼科的应用

1. 肉毒素 A 在眼科临床的应用　如下所述。

（1）眼肌麻痹（经半年治疗无效者）：特别对第Ⅵ脑神经麻痹具有良好的治疗效果。在眼肌麻痹性斜视时注射肉毒素可使肌肉松弛、张力减低，使眼位回复到双眼单视功能。

（2）甲状腺相关性眼病（Graves 病）、上睑后退综合征、痉挛。

（3）眼睑、面肌痉挛，眼轮匝肌痉挛，可采用多点注射能有效缓解症状。

（4）用于美容去皱。

2. 治疗眼睑痉挛　眼睑痉挛可行多点注射（图 3 - 3）。

用量　每次治疗量为 50U，多点注射，将药注射到眼轮匝肌和面肌内。一般首次用药 7 周后需要重复注射。

注意事项

（1）注射前应向患者交代治疗的效果及注射后会出现的不良反应，并且需要重复注射等。患者知情同意并签字后方可接受治疗。

（2）不良反应：A 型肉毒素注射点皮下出血、眼睑水肿，一般 1～2 天可吸收。注射后由于轮匝肌麻痹使瞬目减少、眼睑下垂无力、面肌无力而无表情，注射后出现的一系列不良反应一般是局部的、暂时的，大多在注射 6~8 周内症状消失。

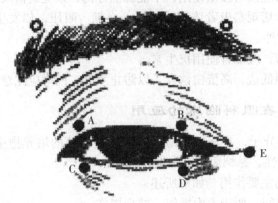

图 3-3　肉毒素多点注射法

十二、眼科放疗技术

眼科使用锶-90 表面敷贴器，进行局部接触治疗，锶-90 密封于不锈钢盘内，盘的曲度与眼球表面一致。

（一）适应证

（1）角膜移植手术后。

（2）角膜新生血管。

（3）翼状胬肉术后复发。

（4）眼睑、皮肤毛细血管瘤。

（二）禁忌证

（1）角膜溃疡、结膜干燥症。

（2）全身情况差、自身免疫力低、白细胞减少者。

（三）方法

安尔碘消毒后将敷贴器放在角膜表面进行照射，开动定时器，根据疾病情况确定照射时间。治疗完毕清洁敷贴器，并放回保护罩内。

（四）注意事项

（1）治疗医嘱要明确，包括照射部位、剂量、次数和总剂量。

（2）工作人员要注意个人防护，定期进行全身健康检查。

十三、光动力治疗（PDT）

（一）目的

（1）封闭和破坏脉络膜异常的新生血管。

（2）限制或抑制渗出性老年性黄斑变性的进展，从而保存视力。

从静脉注射光敏感剂，眼内浓度超过一定量，用特定的激光将药活化，使眼底异常的新生血管栓塞、封闭。

（二）方法

治疗前首先散瞳：滴表麻药。配制和计算光敏感剂（visudvue）的剂量加入5%葡萄糖溶液内快速静脉注射，注射后15分钟做眼底激光照射。

（三）注意事项

全程在暗室内完成。

十四、经瞳孔温热疗法

经瞳孔温热疗法（TTT）是用于治疗AMD的新方法。应用810nm波长的半导体红外激光照射病变区，使局部温度升高，以达到治疗黄斑区CNV的目的。TTT治疗可使照射区温度升高5~10℃，以封闭CNV。与传统的激光光凝不同，由于TTT温度升高较为温和，对邻近组织损伤不大。传统的激光光凝使局部温度在极短期内升高42℃，造成被照射区的一切组织损伤，不仅CNV受到破坏，CNV邻近的组织也受到破坏，TTT的治疗原理可能是使血管内血栓形成或促使细胞凋亡，或者是由于温度抑制了血管生成因子的作用。

（张　燕）

第四节　基层眼科手术室及治疗室的要求和医疗设备

农村牧区、社区一些简单的眼科手术可在门诊进行，简便、有效、快捷、省时省力、安全经济，如睑内翻、睑外翻矫正术，翼状胬肉切除术，囊肿切除手术等；条件具备者可开展斜视矫正术及青光眼、白内障手术等内眼手术。二类手术应在无菌手术室内完成。不限制患者的活动，可减少医源性并发症的发生，免除和减少住院和手术给患者带来的沉重的经济负担和心理负担，并节省医疗费用。

一、基层眼科手术室要求及眼科手术器械

（1）手术室：面积20~40m²，温度20~25℃，相对湿度40%~60%。墙壁要用暖色。开展眼外手术的手术室要求照明良好，可用立式或吊式无影灯。

（2）更衣室、洗手室、无菌手术室，应用紫外线定时照射进行空气消毒。门窗安装双层玻璃，使用玻璃粘门确保严、实，不透风，减少污染和尘土进入。

洗手更衣间备有一次性口罩、帽子、鞋套，还有拖鞋、洗手衣、碘附、洗手液、软皂、擦手毛巾、洗手刷、消毒泡手筒、高弯头洗手水龙头。

手术等候间应备有洗眼器、受水器、睫毛剪、红霉素眼膏、生理盐水、泪道冲洗器（冲洗注射器、冲洗针头、泪点扩张器）等。

（3）手术间基本设备：手术床、手术圆凳、无影灯、手术反光灯、手术器械台、托盘、急救设备和药品、双管紫外线消毒灯、空气净化机、手术显微镜、心电监护仪、氧气、一次性眼科手术孔巾、无菌纱布块、棉签、5×7眼垫、75%乙醇、碘附等。

（4）开展眼内手术必须配备手术显微镜和显微器械，如白内障手术应配注水晶体环匙、显微剪、显微镊、截囊针头、撕囊镊、钻石手术刀、人工晶体植入镊、人工晶体定位钩等。

无菌手术包内应有一次性手术孔巾、眼垫、棉签、缝合针、冲洗针头、注射器、止血钳、持针器、开睑器、眼睑拉钩、眼科有齿和无齿镊。

斜视手术包内应备眼肌锁镊、斜视剪、5-0进口肌肉缝线。

泪器手术要配备咬骨钳、骨凿、骨钻、泪囊牵拉器、泪道持针器等。

二、眼科治二室要配备的器械和药品

（1）设备及用物紫外线消毒灯、手术反光灯、裂隙灯、10×角膜放大镜、眼科镊、眼科剪、一次性手套、一次性换药包、一次性注射器、输液器、棉签、纱布、绷带、眼罩、弯盘、眼科电离子导入治疗仪、雾化治疗仪、洗眼杯、洗眼壶、输液架、安尔碘、酒精、泪道冲洗注射器、冲洗针头、泪点扩张器、泪道探针、针灸针（0.5~1.2寸）等。

（2）药品：生理盐水、利多卡因、倍诺喜、毛果芸香碱、急救药品专用袋（肾上腺素、阿托品、西地兰、可拉明、洛贝林）等。

（张 燕）

第四章　眼科急症急救

第一节　眼科急诊的特点

一些眼部急诊病变在急症阶段若未及时的诊断与紧急治疗，会使其中一些本能够较快治愈的症状失去良好时机而贻误病情，甚至引发严重后果。

一、眼科急诊不分时间和地点

眼部急诊是在正常工作 8 小时之外或正常班均有发生。眼科急诊发生后应不分时间、地点，立即开通绿色救治通道。眼科急诊具有发病急、有视力障碍、疼痛明显及夜间多发的特点。

如有其他合并伤则需要 120 急救，且应优先治疗有生命危险的其他外伤后再治疗眼外伤。眼科专业人员在配备眼科急救箱的情况下到现场急救。从小的角膜异物、电光性眼炎到大的眼球破裂伤、泪小管断裂、急性青光眼、视网膜中央动脉栓塞等，不同的人具有不同的体征和症状，对疼痛的敏感性不同，临床症状也有所不同。对眼球破裂伤者，为了争取紧急手术的时间，应同时通知手术室做好急诊手术的准备，通知病区安排好急诊患者的住院。对伤情严重、条件有限者要应进行简单的包扎处理后及时转院治疗，以免耽误救治时机（表4-1）。

表 4-1　眼科常见急症（急诊）

	常见病
眼科急性炎性疾病	急性化脓性睑腺炎、眼睑丹毒、眼眶蜂窝织炎、急性化脓性泪囊炎、急性角膜溃疡、急性结膜炎、急性虹膜炎、急性球后视神经炎及海绵窦血栓性静脉炎
眼外伤	角膜异物、眼球穿孔伤、眼破裂伤、电光性眼炎、严重的眼球眼眶损伤、眼部酸碱化学伤、外伤性前房出血并发青光眼
其他眼科急症	急性青光眼、眼科手术后急性并发症、视网膜中央动脉栓塞眼梗、癔症性黑蒙、玻璃体出血

应建立眼科绿色通道，减少院内延误，与暴盲抢夺最佳治疗时机。尤其是在视网膜中央动脉栓塞的诊治过程中更应争分夺秒，尽量安排急诊专业护士、医生陪同交费办手续，做到检查和治疗同步进行，尽量减少院内延误时间。

二、眼科急诊接诊、转诊要求

（1）医护人员有高度的责任感：对急诊患者要满腔热情接待，对急诊患者的处置不仅要准确及时，以达到逐渐解除痛苦和控制病情的发展。工作要耐心细致，对患者要爱护和体贴。急患者所急，想患者所想，做好患者和家属的思想工作，减轻其思想负担。要坚持实事求是，对于不懂的问题要及时请上一级眼科医师会诊、转诊。转时应给患者提前电话预约并填写好转诊单。不要推诿急诊患者，以免贻误诊治。要真正发扬救死扶伤的高度人道主义行动。

（2）对严重的眼科疾病、眼外伤，由于基层条件或技术所限，或根据患者自愿，在做简单包扎处理后，及时转诊上级医院，以免耽误治疗时机。与上级医疗机构眼科急诊室电话联系，确保给予优先（绿色通道）诊治。经上级医院治疗后，可根据病情转回到基层医院进行康复护理治疗的全过程。

（3）建立急诊患者的登记制度

1）按卫生行政部门的要求，如急性传染性眼病（红眼病），行政部门要及时了解病情的发生与流行情况。对某些职业病如群发性电光性眼炎，也应详细登记并定期报告有关部门。

2）为便于掌握情况、积累资料，应坚持做好眼科急诊的病例登记，既可积累资料，也可对转诊患者进行随访，对患者负责到底。登记的内容包括患者姓名、性别、年龄、详细地址、联系电话（手机）、就诊时间（年、月、日、时、分）、病情记录、诊治经过等。

根据以上不同的眼科急症给予及时、正确的处理，以减少患者痛苦、促进早日康复、预防盲的发生。

（李俊英）

第二节　眼急症症状与诊断

眼急性病变首先是由不同的主觉症状表现出来，迫使患者及家属不得不急切求医。如何准确而及时地辨别患者的主觉症状及其相应的客观体征，并从中发现与探明病变的性质，从而做出正确的诊断与必要的处置，是临床急诊医师的根本任务。

一、眼部红肿

眼部红肿不是一种独立的疾病，而是某些眼科急症病变中比较常见的征象。

所谓眼部红肿，主要包含着三种病理变化，即眼部充血、眼前部组织内出血、眼前部组织内水肿与肿胀。在多数情况下，这三种变化可以合并存在，也可以单独发生于急性病变中。

（一）眼部充血

充血为人体组织的一种生理性防御性反应，当机体受到致病性微生物的侵袭，外伤或物理、化学因素的刺激时，组织内出现反应性血管扩张，血容量增加，血流加速以对抗不良刺激对组织的损伤，显现出局部组织表面发红的外观。

临床上，按充血的部位可分为眼睑充血与眼球充血两种。

1. 眼睑充血　眼睑组织内血管丰富，皮下组织结构松软，一旦受到不良因素的刺激，容易发生充血，且常与组织肿胀合并存在。

（1）病因：眼睑充血最常见的原因为急性炎症、眼睑挫伤，高热及化学性刺激也是引起眼睑充血的原因。

（2）临床表现：眼睑充血多发生于皮肤面，结膜面也可发生。主要表现为外观潮红，可局限于某一局部，也可弥散于整个眼睑。严重的眼睑充血可影响眼睑的启闭。

1）局限性充血多由眼睑炎症所引起，色鲜红，表面光泽，且伴随明显的眼睑肿胀，压痛明显，常见于眼睑皮肤丹毒及初期眼睑腺炎症。

2）弥漫性充血，可以由炎症，也可以由物理、化学性原因所引起，充血范围广泛且境界不清，有明显的硬结包块，如局部皮肤热性损伤、急性外睑腺炎及各种虫咬伤等。

3）结膜面充血时，表面皮肤充血不甚明显，因皮下组织柔软，结膜面呈肿胀状，压痛明显，多见于内睑腺炎。

4）眶周围充血，眼睑明显肿胀，同时浸润上、下睑，局部压痛明显，严重时可伴随球结膜充血、水肿及眼球运动受限，应警惕眶内急性炎症的可能。

2. 眼球充血　眼球充血通称为红眼（图4－1），临床上最为常见，大多数眼前节急性炎症均可以出现。

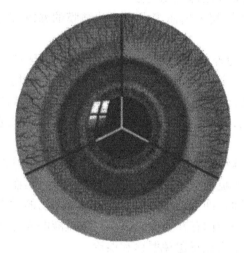

图4－1　眼球充血的鉴别

（1）病因：眼前节急性炎症、外伤、眼内压升高、某些急性发热性病及传染性疾病。

（2）临床表现：眼球充血常表现为以下三种类型

1）结膜充血，唯眼前表面的结膜血管充血，充血部位表浅、色鲜红，充血的血管及其分支清晰可见，且可伴随结膜移位而活动。充血越靠近穹隆部越明显。由急性炎症引起的，常伴有大量的脓性分泌物，一般不影响视功能。

2）睫状充血亦称深层充血，是位于深层或巩膜内的睫状前动脉充血，该动脉在角膜缘部形成吻合支，故充血部位深。临床表现色暗红，多位于角膜缘部，血管分支难以辨别，无活动性，对滴用血管收缩剂及无反应。睫状充血多见于眼前节深层炎症、外伤，如角膜、巩膜及虹膜、睫状体炎症，急性眼压升高也是睫状体充血的原因。

3）混合性充血为结膜充血与睫状充血并存，往往是浅层炎症与深层炎症合并存在的指征，或者是浅层炎症向深层炎症发展的结果。

（二）眼前部组织出血

出血是指血液溢出血管壁外，病理上分为破裂性出血与漏出性出血两种。在眼前部组织急性出血中，绝大部分为破裂性出血。

按出血发生的部位可分为眼睑出血、眶内出血与结膜下出血三种。

1. 眼睑出血　眼睑皮肤细嫩、皮下组织疏松，在外力作用下，容易导致组织损伤，且因血管多、组织疏松，更容易引起血管破裂而致皮下出血。若血液淤积于皮下，便形成了皮下血肿。

最常见的原因为外伤，如眼睑挫伤，眼眶、鼻窦及颅底创伤等，还有全身性疾病，如败血症。

2. 眶内出血　眶内少量出血，一般不会导致眼部红肿，只有大量出血才会渗透过眶隔而形成眼睑皮下瘀血或球结膜下出血。

（1）病因：严重的头部外伤、某些医源性创伤，球后注射、球后针刺也为其常见的原因。

（2）临床表现：有眼球及眼球运动受限。

3. 球结膜下出血　球结膜下出血多发生于球结膜的暴露部分，绝大部分为静脉出血，动脉出血非常少见。

（1）病因：病因主要为外伤所引起，如结膜擦伤、眼球挫伤、手术及医源性损伤等。严重的结膜炎症、高血压、高热、动脉硬化及小儿剧烈的咳嗽均是结膜下出血的原因。

（2）临床表现：早期出血可以突然发生，色鲜红，出血常淤积于巩膜和球结膜之间，由于有白色的巩膜为衬托，显得非常醒目。大多数球结膜下出血比较局限，也可弥漫于四周。

球结膜下出血常显示球结膜本身的病变，亦可为全身性血管性病变的指征。此外，空气乍冷、气温突变，球结膜的疏松功能失衡，也较多发生结膜出血；也有不注意揉眼而导致球结膜下出血溢出于眼球表面，即为结膜外出血；若存在外伤的病史，应仔细检查有否球结膜或巩膜破裂伤的可能。结膜囊内存在血液时，应追踪血液的来源。球结膜有弹性，有时球结膜完整而巩膜有裂伤时临床应注意避免漏诊和误诊。

这些患者大多没有及时发现自己结膜出血，因为没有明显的自觉症状，而被别人发现自己眼球发红，反复的结膜出血应做血糖、血脂、血凝固测定和化验，以推测全身疾病。

（三）眼前部肿胀

眼前部肿胀主要表现为外眼水肿、血肿与皮下水肿。按其发生部位可分为眼睑肿胀与眼球表面肿胀。

1. 眼睑肿胀　眼睑肿胀相当多见，多数眼外科急性病均发生眼睑肿胀。

（1）病因：局部急性炎症刺激、外伤、过敏为最常见的原因，某些全身性病变，如心肾功能不全、中毒、代谢性营养不良、剧烈的咳嗽、睡眠不足等均可引起眼睑肿胀。

（2）临床表现

1）眼睑水肿主要表现为眼睑皮肤增厚，表面有光泽。由炎症引起者，常并发局部充血、压痛。全身性病变引起的眼睑水肿，其严重程度与体位及时间有关，如一般以晨间明显、低头时明显，稍微活动后逐渐减轻；营养不良性水肿多表现为弥漫性，呈持续进行性发展；血管神经性水肿常突然发病，消失迅速，内分泌异常导致的眼睑水肿表现为上下眼睑肿胀，双眼对称，压迫无凹陷，亦称黏液性水肿。

2）眼睑血肿多发生于皮下，为少量积血引起的局限性肿胀；大量出血则导致眼睑高度肿胀，张力明显增高，睑裂封闭而不能睁眼。

3）皮下气肿：眼眶损伤，尤其是筛骨挫伤后，鼻腔的空气进入眼眶与眼睑皮下，如用力擤鼻子或打喷嚏时。气流进入皮下越多，皮下气肿越明显。肿胀的眼睑不充血，表面光滑，触及肿胀部位可闻及细微的捻发音。如伴随眶内气肿，眼球可轻度突出。

2. 眼球肿胀　眼球肿胀也较为多见，主要表现为急性球结膜水肿、出血与角膜水肿。

（1）病因：球结膜水肿的主要原因为局部组织受压，阻碍了正常的血液、淋巴的循环，物理、化学性刺激导致结膜血管的渗透性改变。某些全身性血液性疾病也是结膜水肿的原因。

角膜水肿则归因于角膜炎症、眼内压上升及角膜内皮功能的失调。

（2）临床表现：球结膜水肿可分为单纯性与充血性两种。

1）单纯性水肿：结膜呈透明或半透明肿胀，色变淡。局限性者为水泡状，严重的弥漫性水肿常突出于睑裂之外。

这类水肿多出现过敏性改变，某些内眼手术之后，尤其是手术范围较广泛的巩膜缩短、扣带及加压术后更常见到。

2）充血性水肿：常在炎症基础上发生，表现为球结膜浑浊肿胀，表面发红，分泌物增多。在各类急性眼前节的炎症中，化学性及热性灼伤中均可以见到。

3）角膜水肿：表现为角膜光泽消失、透明度下降，表面呈毛玻璃样浑浊。在裂隙灯显微镜下，角膜厚度增加，严重者可为正常厚度的 3～4 倍，常伴有明显的视力下降或仅留光感。

二、眼部疼痛

眼部疼痛为一种主观症状，往往要结合其他眼部症状进行综合分析，才能明确其诊断。临床上，眼部疼痛常与头痛合并存在，眼痛也是头痛的一部分。因此，在眼科急症中，识别眼部疼痛的性质、部位及其与头痛的关系具有十分重要的意义。

按眼痛发生部位，可分为眼眶疼痛、眼睑疼痛、眼球疼痛及球后部疼痛。

（一）眼眶疼痛

急性眼眶部疼痛主要表现为眶缘部疼痛与眶内疼痛。

1. 眶缘疼痛　眶缘疼痛位于眼眶四周，以上下缘部为好发部位，其临床特点是疼痛点清楚，压之更甚。

（1）病因：病因主要为炎症、外伤及邻近组织的刺激性神经疼痛。

（2）临床表现

1）炎症性疼痛：疼痛多出现于炎症部位，疼痛的性质为可以忍受的锐痛，压痛点明显。常伴有头部沉重感觉或明显的头痛，疼痛的时间以夜间为尤。此类疼痛常出现于眶缘炎症。

邻近组织的炎症刺激性疼痛的好发部位和伴随症状有下述特点：

A. 上颌窦炎，疼痛点位于眶下缘，常伴有头昏及视力疲劳。

B. 额窦炎，疼痛点位于眶上缘，多伴有明显的酸胀感及前额部闷痛，当低头作业时尤剧。

C. 筛窦炎，疼痛点位于眶内侧缘，严重时可导致轻度眼球运动障碍。

D. 急性泪腺炎，眶外侧上缘疼痛，并伴随局部红肿、压痛，一旦炎症化脓，外眦部皮肤明显隆起及睑结膜面可见化脓性病灶蔓延。

2）神经性疼痛：一般每天上午加重，可伴有恶心等症状，自觉眶上缘压疼。痛点定位明显，疼痛性质为可以忍受的钝痛。眶上、下神经痛位于眶上缘或眶下缘同名神经的出口处，局部压痛明显，常发生于感冒致急慢性鼻窦炎的基础上。

2. 眶内疼痛　自觉眶深部疼痛，难以忍受，但具体部位又诉说不清楚，即为一种定点不清楚的钝痛，多见于各种急性眼眶内病变。

（1）病因

1）眼眶内急性炎症刺激，多见于急性眼眶骨膜炎等。

2）眼眶部创伤。

（2）临床表现

1）眼眶内急性炎症：疼痛较为剧烈，且难忍受，疼痛性质大多为牵拉行刺痛，也可以为胀闷性钝痛。眶蜂窝组织炎、眶内软组织急性化脓性炎症，疼痛剧烈，呈弥散性胀痛，指压眼球疼痛加剧。常伴有眼球突出、球结膜水肿及眼球运动障碍。

2）眼眶部损伤：多见于眼眶部挫伤及颅脑损伤、眶内软组织撕裂及眶内血肿等。疼痛的性质为显著的刺痛，常伴有眼睑肿胀、眼睑皮下出血及眼球运动障碍，严重者尚有恶心、呕吐及脑膜刺激症状。

3. 全身性病变　急性血液性病变，如急性白血病、败血症引起的眼眶内疼痛表现为酸闷胀痛，弥散于整个眼眶部，且伴有相应的全身性征象，如高热、寒战、抽搐及全身衰竭等。

（二）眼睑疼痛

眼睑疼痛比较表浅，常有明确的疼痛部位，患者诉说较具体，也易于确认其性质。

1. 病因　眼睑局部急性炎症，各种外伤（包括物理、化学性损伤）等。

2. 临床表现　如下所述。

（1）炎症性疼痛：多发生于急性化脓性炎症，疼痛部位较局限，且较为剧烈，压痛点明显，眼睑红肿，随着炎症的进展，疼痛加剧，一般3~4天局部化脓。脓肿溃破或局限化，疼痛渐见缓解。

（2）外伤性疼痛：见于眼睑皮肤创伤（包括闭合性损伤），局部疼痛剧烈，尤其是酸、碱及热性灼伤，疼痛更为剧烈。

（3）过敏性疼痛：疼痛较轻，以局部和充血水肿为主，伴痒感，如虫咬伤，蜂螫伤，除眼睑剧烈疼痛外，还有高度红肿。

（三）眼球疼痛

眼球疼痛表现形式多种多样，常与头痛并存。在多数情况下是先有眼痛，随后放射至头部，由头痛引起眼痛者比较少见。

1. 病因　引起眼痛的原因很多，最常见的因素有：

（1）眼球的急性炎症。

（2）急性眼压升高。

（3）眼球外伤，包括眼前房积血。

2. 临床表现 如下所述。

（1）炎症性疼痛：起病较急，主要表现为刺痛或磨痛，多伴有眼部刺激症状，如畏光、流泪及眼睑痉挛等。

1）浅层炎症疼痛多局限于眼球表面某一部分，病变区明显压痛。眼球筋膜炎初期表现为磨痛，可以忍受，局限于眼球的一侧，随着眼球的转动而疼痛加剧。病变后期疼痛加剧，压痛明显，患者常因此而拒绝触摸眼球。

角膜炎症：由于角膜上皮内及上皮下有丰富的感觉神经，一旦发生炎症，疼痛为其主要症状之一，主要表现为刺痛，疼痛的程度常因感染的性质疼痛十分剧烈。病毒感染后期，由于角膜感觉神经出现不同程度的麻痹，则疼痛相应较轻。

2）深层炎症疼痛部位较深，主要表现为闷痛或胀痛，弥散于眼球前节，多放射至同侧头部。

急性虹膜睫状体炎：由于炎症性毒素的刺激与眼前节的瘀血而产生明显的疼痛，眼球表面弥散性压痛，不能按摩，同时伴有急剧的视力下降、睫状充血、角膜后沉着物、房水浑浊及瞳孔缩小。

急性眼内炎疼痛的性质与急性虹膜睫状体炎相似，但更为剧烈，难以忍受等，视力丧失，部分病例还可出现恶心、呕吐等症状。

（2）急性眼压升高：急性闭角型青光眼，眼球疼痛为其主要症状之一。疼痛性质为剧烈的胀痛和闷痛，且常与同侧偏头痛合并存在。若此时测量眼压，常在40mmHg以上。患者多伴有恶心、呕吐，视力急剧下降。眼部体征有睫状充血、角膜水肿、前房变浅，瞳孔散大等，可以此与炎症性眼痛相鉴别。

（3）外伤性眼球疼痛：急性眼球外伤包括物理性、化学性损伤，而这些外伤大多发生于眼球暴露区及其相邻的组织。

1）角膜上皮损伤：角膜异物、擦伤，各种有害气体的刺激，紫外线及各种化学性物质均可损伤角膜上皮，疼痛的性质为刺痛或磨痛，随眼球转动而加剧，若发生大面积角膜上皮损伤或剥脱，疼痛更为剧烈，且伴有明显的畏光、流泪及眼睑痉挛。

2）眼球穿通伤：伤口位于角膜及睫状体部以外的巩膜穿通伤，疼痛比较明显，多为刺痛，常伴有眼内容物脱出及出血，视力可受明显影响。眼球穿通伤的早期疼痛主要由伤口本身所引起，而晚期疼痛则多由继发炎性反应而产生。

（4）屈光性疼痛：屈光不正疼痛是由眼调节异常所引起。表现为视觉疲劳性疼痛，其性质为胀痛及灼热感，疼痛可放射至眉弓部及前额部。在阅读时，光线过强或过弱的条件下或工作时尤为明显，只要注意休息或合理地矫正屈光，此种疼痛可以减轻或消失。

（四）球后疼痛

眼球后部除有视神经及眶内脂肪外，眼的感神经（睫状神经节）亦位于此处。在急性炎症、出血及外伤等情况为牵拉痛及刺痛。由于部位较深，患者常难以明确疼痛部位。

1. 病因 急性眼球后疼痛的原因相当复杂，常见的原因为急性球后炎症、外伤与出血及某些全身性病变。

2. 临床表现 如下所述。

（1）急性炎症性疼痛：包括急性球后视神经炎、邻近进组织的炎症。由于部位较深，疼痛较为隐蔽，说不出具体部位。

1）急性球后视神经炎：由于视神经（尤其眶内段）的急性水肿而出现一阵阵牵拉痛或隐痛，眼球运动时疼痛加剧。压迫眼球，球后疼痛亦见明显。部分病例可以出现头痛，并伴有急剧视力下降。

2）蝶窦炎：由于蝶窦位于眶尖部，在急性炎症时可波及球后组织出现疼痛。此种疼痛大多与眼球运动无关，压迫眼球，疼痛可以加剧，偶尔出现眼球运动障碍。

（2）外伤性球后疼痛：眶尖部外伤、出血可以导致较明显的球后疼痛，一是外伤本身，二是出血或水肿的压迫作用，均是致痛的原因。此外，眼内肿物的压迫眼球后部神经，亦可引起类似的疼痛。严重的外伤或出血可伴随眼球前突及运动障碍。

（3）全身性病变：包括急性热性传染病、中毒及血液疾病。疼痛特征是轻重不一，时轻时重，伴有明显的头痛，全身症状往往较重。另外，血管神经反射异常，交感神经过度兴奋，也可出现不同程度的眼球后疼痛。

三、急性视力损伤

急性视力损伤包括中心视力下降，视物变形、变色及视野缺损的变化。

（一）急性中心视力下降

中心视力亦通称为视力，为视觉敏度的重要标志。急性视力下降为眼科急诊患者的重要主诉。

1. 病因　造成急性视力下降的原因很多，主要有下述几种。

（1）眼内供血障碍：由于供血不足，导致光感受器的急性缺血性损伤。

（2）视神经损伤：炎症、外伤、中毒等因素引起视觉传导性障碍。

（3）屈光间质病变：由于透明度下降，造成光传入通路受阻。

（4）视中枢病变：导致视觉分析器的失灵，亦称中枢性视力下降。

2. 临床表现　急性视力下降通常表现为3种形式。

（1）一过性视力下降，也称为一过性黑蒙，常呈发作性。每次发作的持续时间由数秒至数十分钟，然后自行缓解，可以反复发作。这是视网膜局部缺血性视力障碍的典型表现。

（2）大多在急性期为部分或大部分视力丧失，患者尚存在定向能力及生活上的自理能力缺失。

（3）黑蒙持续性视力完全损失，甚至连光感也消失。可以单眼发生，也可以双眼同时受累。颅脑外伤后的视神经撕裂伤可以见到这种情况。

1）供血不全性视力下降：主要发生于视网膜中央动脉阻塞及缺血性视盘病变。发生前，多数病例有过阵发性黑蒙及全身性血管病变史。

A. 视网膜中央动脉阻塞：此种病变常发生在视网膜血管痉挛及视网膜动脉硬化的基础上，血液成分的改变及血液黏稠度过高是形成梗阻的直接原因。主要表现为中心视力急剧下降，单眼发病者多见，严重的梗阻或病眼无睫状血管供应黄斑区者，视力可完全丧失。同时伴有病侧眼瞳孔散大、对光反应迟钝，眼底表现为视盘变白，动脉极度变细。视网膜由于缺氧而呈现乳白色水肿，可以看到特征性的樱红点位于黄斑区。

B. 视盘缺血性病变：此乃由供应视盘的睫状血管梗阻所引起，表现为明显的视力下降。眼底表现为苍白性视盘水肿，偶尔可以看到视盘周围出血。视野检查可呈现相应的缺损，典型改变为偏盲性视野缺损或与生理盲点相连的暗点。

2）急性视神经损伤

A. 视神经盘炎：急性期多数病例难以明确病因，主要表现为单眼或双眼急性视力下降，严重者可很快丧失视力。眼底表现为充血性视盘水肿，视盘周围及视网膜病变区有大片的渗出斑及出血，动脉变细，静脉迂曲并存在部分血管闭塞现象。

B. 急性球后视神经炎：发病急，视力下降快，大多数病例在急性期可保留部分视力。可伴随眼球后疼痛，转动眼球时疼痛尤甚。眼底可以正常，视野检查可出现中心或旁中心暗点。

C. 急性视神经外伤：当眼球、眼眶及头颅外伤后，不仅可以伤及视网膜，也可导致视神经损伤，尤其是严重的挫伤或眶尖部骨折，可以导致视神经断裂或撕脱，视力可完全丧失。表现瞳孔散大、对光反应消失，并呈现视盘内陷或苍白、萎缩。急性视网膜震荡多出现于眼球挫伤之后，后极部呈现视网膜水肿、棉絮状渗出及不同程度的视力下降。

3）急性视网膜炎症：常与相应的脉络膜炎症同时并存，视力下降的程度各不一致，均为部分性视力减退，病变有否侵犯黄斑区对视力有极重要的意义。

4）急性屈光间质病变

A. 急性前房积血：眼前部挫伤损伤虹膜血管可引起前房出血，少量出血可产生视力减退，大量出血封盖瞳孔可导致严重视力丧失。同时伴有眼前部充血及眼球刺痛。

B. 晶体脱位：伤后晶体周围悬韧带断裂，可发生晶体半脱位或全脱位。表现为视力急剧下降，但一般不会完全失明。

C. 玻璃体出血：多继发于眼内血管性病变，如视网膜静脉周围炎、糖尿病性视网膜病变、视网膜中央静脉阻塞等。

眼外伤也可以引起急性玻璃体出血。视力下降突然发生，部分患者在发病时可以感觉出眼前发红或黑影，并逐渐扩大，直至眼前一片黑影而视力严重丧失。

（二）中枢性视力下降

中枢性视力下降亦称皮质盲，比较多见于颅内血管性病变，某些中毒性损伤也可以引起。表现为视力突然丧失而瞳孔对光反应正常，眼底也无明显阳性体征。部分患者还有失语、偏瘫等神经症状。

癔症性视力下降，这种情况虽不多见，亦属于眼科急症的范围。其视力下降的特点是与精神因素有关，多见于成年妇女。临床上表现为双眼对称性发病，突然失明或近失明。而定向力及步态多无明显影响。瞳孔反应正常，眼底及屈光间无异常发现。经用暗示治疗，视力可以恢复正常或明显升高。

（三）视物变形

视物变形为视功能损伤的一种表现形式，在某些急性视网膜病变中常可见到。

1. 病因　视物变形的根本原因是由于视网膜的锥细胞的排列紊乱，导致视网膜成像扭曲至变形。视网膜黄斑区的急性炎症、外伤等引起的局部水肿、出血及视网膜脱离为最常见的原因。另外，在上述病变后形成的视网膜的萎缩与变性也是视物变形的原因。

2. 临床表现　视物变形的主要表现形式有3种，即视物变小、视物变大及视觉浮动感或视物扭曲。可使用阿姆斯勒方格检查图（图4-2）检查出是否存在异常。即使没有检查图，也可以利用自己家中的格窗格或瓷砖墙、市场上销售的方格纸等格子状物体进行检查。

依次闭上一只眼睛，用另一只眼睛看这些格子的线条是否发生扭曲变形，中心位置看起来是否模糊不清。

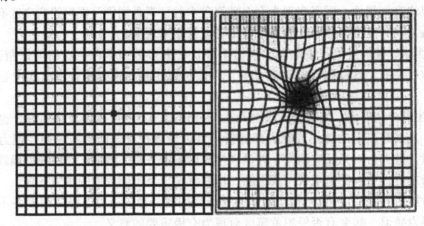

图 4 - 2　阿姆斯勒方格对比

（1）视物变小：常出现于黄斑水肿的病例，由视网膜神经上皮层的脱离所致。视网膜的视杆细胞排列疏松，视角变小。表现为视觉物象变小，眼前常伴随出现圆形或椭圆形黑影。在急性中心性浆液性视网膜脉络膜炎中，这种视物变小的现象较为常见，同时伴有不同程度的中心视力下降。

（2）视物变大：多发生于黄斑区视网膜瘢痕性萎缩的病例。由于视网膜瘢痕的收缩，视杆细胞排列致密，等距离的同物像在视网膜上的视角变大，影像亦变大。这种现象多见于黄斑区损伤出血的后期，中心视力也有不同程度的丧失。

（3）视物飘浮：这是一种主观视觉异常，主要发生于视网膜的视杆细胞受到牵引后而发生的移位与浮动，物像在视网膜成像时，视角忽大忽小，造成影像的飘浮或扭曲。临床上主要表现为视物呈波浪状或视物变形，常见于视网膜脱离的早期。

（四）视物变色

视物变色比较少见，多发生在某些眼科急性病变中，主要为中毒性疾病。

1. 病因　由于某中毒性疾病而导致视觉异常，是发生视物变色的主要原因，也可以见于急性眼外伤及眼内出血的病例中。

2. 临床表现　如下所述。

（1）视物变红：也称红视症，见于碘氰化物中毒、眼内出血初期、雪盲及无晶体眼中。

（2）视物发黄：亦称黄视症，某些药物如磺胺类、巴比妥、洋地黄、山道年中毒。

（3）视物发蓝：亦称蓝视症，见于一氧化碳中毒、洋地黄中毒等。某些无晶体眼也可以发生。

（4）视物发绿：亦称绿视症，除洋地黄、巴比妥中毒之外，亦可见于视网膜动脉炎的病例。

（5）视物发紫：亦称紫视症，视网膜中央动脉阻塞的病例中偶可见到。

四、眼刺激症状

眼刺激症状包括畏光、流泪与眼睑痉挛，为眼前部急性病变的重要症状。

（一）畏光

畏光是指眼睛对光线照射的耐受性下降，也称为一种自身保护性的"逃避性反应"，既有生理意义，也是一种病理反应。

1. 病因　畏光的发生取决于两种因素，一是光照度太强，超过眼对光的耐受性；二是病理情况下眼对光的耐受性下降。造成眼部的病理状态有下述几种因素：

（1）眼前部的急性炎症。

（2）眼外伤：包括物理、化学性损伤。

（3）瞳孔散大：包括虹膜缺损和无晶状体眼。

（4）某些急性全身性疾病。

2. 临床表现　如下所述。

（1）炎症性畏光：眼前部各种炎症均可产生不同程度的畏光，当炎症累及角膜、虹膜及睫状体时，畏光症状更为明显。

角膜炎症，尤其角膜上皮受损时，失去表面的保护层，大量的感觉神经外露，光线的刺激会明显加剧疼痛而出现反应性畏光，并增加泪液的分泌而减轻症状。

虹膜、睫状体的炎症，光线的刺激能促进其内部的肌肉收缩，从而加剧炎症反应，也必会出现畏光反应。

（2）眼部外伤：尤其是角膜、虹膜、睫状体的外伤，亦有明显的畏光。

（3）瞳孔散大：各种原因引起的瞳孔散大，均会引起明显畏光，其畏光程度取决于光刺激的程度与瞳孔散大的程度。

（4）全身性病变：某些药物如碘制剂、砒霜、奎宁中毒，早期可出现不同程度的畏光。白化患者由于眼内缺乏必要的色素，对光刺激的耐受性明显下降，畏光是主要的眼部症状。

（二）流泪

眼泪在眼球表面形成一层泪膜，不仅能滋润眼球，有营养及抗菌作用，更主要的功能是维护角膜的透明性。在生理状态下，泪液的分泌与排泄保持动态平衡，而泪液分泌过多或排出受阻均可导致流泪。

1. 病因　引起流泪原因较多，在眼部急性病变中，导致流泪的因素主要有：

（1）泪腺、角膜、结膜急性炎症。

（2）物理、化学性刺激。

（3）泪液排出通路受阻。

（4）某些全身性疾病。

2. 临床表现　如下所述。

（1）炎症性流泪：主要表现为泪腺分泌功能亢进。急性泪腺炎时，炎症的直接刺激作用引起泪腺分泌功能的增加形成明显的流泪。急性角膜、结膜炎症，通过刺激三叉神经，反射性地刺激泪腺神经，间接地引起泪液分泌增加。

（2）物理、化学性刺激：包括较强的光线、催泪性气体及某些副交感神经兴奋剂，如甲醛、氰甲苯、新斯的明等均可引起发作性流泪，主要表现为发病迅速、流泪量大，接触后5～15分钟内即发生大量流泪，并伴有较剧烈的眼部刺痛。脱离接触后2～6小时，流泪可以缓解或完全消失。

（3）外伤性刺激：包括角膜上皮擦伤、角膜异物、睑内翻倒睫，主要表现为持续性流泪，只有去除病因才能缓解。

（4）泪道阻塞性流泪：由于泪道排泪功能障碍，以致泪液不能排出而引起泪液外流，也称为"泪溢"。

泪小管外伤性断裂主要发生于睑缘皮肤撕裂伤后。在急性阶段，由于睑部组织损伤而形成肿胀，常常掩盖流泪症状，一旦急性反应过后，流泪更为明显。

另外，泪小点位置异常、睑外翻、泪小管失去正常的虹吸作用。

（5）全身性因素：包括剧烈的疼痛，突然的精神创伤、某些全身性病变如 Bogorad 综合征，多表现以流泪为主要症状。

（三）眼睑痉挛

眼睑痉挛为眼睑或眼球感觉神经分布区域及面部神经受刺激时所产生的一种防御性反应，且不受意志支配。当眼睑痉挛与畏光、流泪同时存在时，则表明眼局部的急性病理性刺激反应。

1. 病因　大部分引起畏光、流泪的因素也可同时引起眼睑痉挛，主要有下述几种因素：

（1）炎症性眼睑痉挛。

（2）外伤性眼睑痉挛。

（3）面神经性眼睑痉挛。

（4）习惯性眼睑痉挛。

2. 临床表现　如下所述。

（1）炎症性眼睑痉挛：眼睑本身的炎症反应直接刺激眼轮匝肌，导致肌纤维的痉挛而使眼睑痉挛。角膜、结膜及前部色素膜炎症，由于角膜表面感觉神经受刺激而引起持续性的眼睑痉挛。经滴用表面麻醉剂后，这种眼睑痉挛可以减轻。

（2）外伤性眼睑痉挛：眼部的机械性损伤，如角膜上皮擦伤、紫外线灼伤，尤其是大面积的角膜上皮损伤，常引起强直性眼睑痉挛。同时伴有剧烈的眼部疼痛、畏光及流泪。

（3）面神经性眼睑痉挛：面神经性痉挛为面神经支配肌肉——面肌抽搐性痉挛、反应性上睑痉挛，大多为阵发性，眼局部无其他症状及体征。作局部封闭，可使眼睑痉挛减轻或停止发作。

（4）习惯性眼睑痉挛：眼检查无眼部器质病变，多见于儿童。由于神经、精神因素，也可以是学习其他小孩的坏习惯。

（四）分泌物增多

眼结膜囊分泌物突然增多是眼科急性病的常见症状。多种因素而导致眼部出现不同的分泌物（眼屎），可根据不同的分泌物的量、黏稠度、颜色等不同，来辨别眼病，利于防治。

1. 病因　各种刺激作用于结膜组织造成局部充血，结膜的杯状细胞的分泌功能亦明显增强。分泌的黏液、纤维素性物质与泪液、脱落的上皮细胞及泪囊排出物相混合，形成各种不同性状的分泌物。分泌物的产生主要取决于结膜的分泌功能，而分泌功能的增加又与下列因素有关：

（1）急性炎症性刺激，这是最主要的原因。

（2）化学性刺激，尤其是酸、碱烧伤。

（3）外伤及过敏性刺激。

2. 临床表现　急性眼部病变，尤其是急性结膜炎症，不仅分泌物量多，也可以表现为不同的形状与颜色，如脓性、黏液性、黏液脓性、水样、泡状及血性分泌物等多种，分别具有不同的临床诊断意义。

（1）分泌物的性质

1）脓性分泌物：多见于链球菌或金黄色葡萄球菌感染。主要表现为黄色黏液样，分泌物中含有大量的纤维素、上皮细胞及炎性细胞。分泌物量多呈炼乳状黏稠，排出后很少在结膜囊内存留，大多黏附于睑缘部，粘住睫毛致不能睁眼。急性卡他性结膜炎、游泳池性结膜炎及新生儿脓漏眼多出现这种分泌物。

2）黏液性分泌物：可以由球菌、杆菌及衣原体感染引起。分泌物的成分主要为黏液。临床上常分为两个阶段，早期较稀为黏液水性，类似较稀的糨糊状；晚期浓稠为黏液脓性，呈条状或块状出现，黏附力强，但易于冲洗。此类分泌物多见于细菌性结膜炎。

3）浆液性分泌物：由葡萄球菌与链球菌感染所产生，也可出现于过敏性结膜炎症中。分泌物以黏液与泪液为主，早期呈米汤状，色略白，晚期稍黏稠，常自行溢出于睑裂之外。大多数儿童性结膜炎存在这种分泌物。

4）水样分泌物：主要发生于病毒性感染之后，尤其是腺病毒的感染。外观呈肉汤样，量多而稀薄，有流动性。流行性急性结膜炎（亦称红眼）常出现这种分泌物。

（2）分泌物的颜色

1）绿色分泌物常提示绿脓杆菌的感染，应予充分注意。

2）黄色分泌物为淋球菌或葡萄球菌感染的指征。

3）白色分泌物提示为真菌感染或结膜线虫病。

4）红色分泌物亦称血性分泌物，常为病毒性感染所致。

5）灰白色泡沫状分泌物为角膜、结膜干燥症时泪液缺乏的结果。

结膜囊寄生的菌落多种多样，一旦急性感染之后，往往为混合性感染，而表现出非典型的分泌物性状。因此，在临床辨别时不能绝对化，还需做分泌物的细菌学检查以资鉴别。

五、眼睑下垂

眼睑下垂主要发生于上眼睑，故也称为上睑下垂。上睑下垂以先天性者多见，后天性者大多继发于其他眼部病变或全身性疾病。在眼部急症中，常可见到继发性上睑下垂。

（一）病因

（1）先天性上睑下垂（先天上睑肌肉发育不良）。

（2）神经性因素：比较多见，主要为动眼神经与交感神经麻痹的结果。

（3）外伤性因素：提上睑肌纤维因外伤性损伤而失去正常的收缩功能。

（4）机械性因素：由于眼睑的重度肿胀、出血或受压，导致眼睑不能抬起。

临床上，上睑下垂可以由单一的因素所引起，也可以是几种因素联合作用的结果。

（二）临床表现

上睑下垂的主征为上睑抬起受限、眼裂变小；平视时，上睑缘覆盖角膜面积大于角膜直径的1/3，且超越瞳孔上缘。

临床上，根据其病变或损伤的性质将上睑下垂分为两大类。

（三）分类

1. 真性上睑下垂　主要是提上睑肌或米勒肌的不同程度的损伤，包括如下几种：

（1）神经损伤性上睑下垂：由动眼神经与交感神经的急性损伤所致。

1）动眼神经麻痹：由于提上睑肌受该神经支配，动眼神经麻痹可出现明显的上睑下垂，眼裂明显变小，单眼受累时，双眼裂明显不等大。还可伴随其他眼肌运动异常，如急性眶尖综合征、眶上裂综合征等。

2）交感神经麻痹：交感神经支配眼睑肌中的米勒肌，该神经麻痹后，表现为中度上睑下垂，同时还可伴随出现眼球内陷、瞳孔缩小、同侧面部或颈部无汗、皮肤温度升高等症状，临床上表现为霍纳（Horner）综合征。

（2）肌肉损伤性上睑下垂：常由司眼睑启闭功能的肌肉本身病变所引起。

1）重症肌无力：重症肌无力虽为一种慢性病变，但可以急性发作的形式表现出来。眼部特征是上睑下垂的程度与肌肉的疲劳程度有明显关系，即晨间较轻，午后加重，且多为双眼同时发生。另一个显著特征是皮下注射新斯的明 0.5～1.5mg 后，上睑下垂明显好转。

2）急性眼肌炎症：为眼部肌肉（运动肌）急性感染性病灶而引起肌性运动障碍，如一旦累及眼睑部肌肉如提上睑肌与米勒肌，则产生不同程度的上睑下垂。临床表现为起病急，上睑下垂明显。眼睑局部多伴有红、肿、痛等炎性症状，局部可触及肿块，有压痛。一旦炎症消退，上睑下垂即可明显好转或消失。

（3）外伤性上睑下垂：眼睑部位的外伤或手术创伤损伤提上睑肌纤维、眼眶部血肿的压迫，也可以导致上睑下垂。病变程度常因损伤的严重性而异。大多数病例随外伤的好转或血肿的吸收而逐渐恢复，也有部分严重的病例可留下永久性的上睑下垂。

2. 假性上睑下垂　所谓假性上睑下垂主要是指上眼睑在外界因素或精神因素的作用下所产生的一种一过性功能障碍，并无提上睑肌与米勒肌的器质性损伤。

（1）机械性上睑下垂：主要是由于眼睑肥厚而导致上睑抬起困难，如眼肌部位肿物压迫、组织过度水肿等。表现为上睑轻、中度下垂，眼睑肿胀，一旦原发病灶或病因去除之后，上睑下垂即可消退。

（2）痉挛性上睑下垂：眼睑在其他病因的刺激下而出现痉挛，导致眼睑不能抬起、眼裂变小，并出现跳动性或强直性闭眼。

（3）癔症性上睑下垂：为一种非器质性病变，亦找不到局部刺激因素。多表现为突然发病，双眼同时发生，外观呈双上睑下垂，上睑不能抬起，同时伴有视力减退、视野缩小。一旦发作过去，上睑下垂很快消失。

各种上睑下垂的鉴别要点见表 4-2。

表 4-2　上睑下垂的鉴别

	真性上睑下垂				假性上睑下垂		
	动眼神经麻痹	交感神经麻痹	眼肌炎症	外伤性	重症肌无力	机械性	痉挛性	癔症性
病因	动眼神经受损	交感神经节受损	眼睑炎症	外伤或手术创伤	神经肌肉接头间传递功能阻碍，与单眼疲劳有关	眼睑肥厚重量增加	轮匝肌痉挛	不定

眼别	真性上睑下垂					假性上睑下垂		
	多单侧	多单侧	单侧	单侧	单侧或双侧	多为单侧	单侧	多双侧
伴随症状	眼部其他肌肉麻痹，眼球运动受限，瞳孔散大	瞳孔缩小，眼球内陷	眼睑红肿、压痛			常有眼睑病灶或包块	眼部炎症	视力下降，视野缩小
压眉试验	(-)	(+)	(-)	(-)		(-)	(+)	(+)
新斯的明试验	(-)	(-)	(-)	(-)	明显改善	(-)	(-)	(-)

六、眼球震颤

眼球震颤为一种不自主性的异常眼球运动，导致眼球不能固定性注视。绝大多数的眼球震颤为先天发育因素所致，而某些急性病变也可导致眼球震颤的出现。

（一）病因

急性眼球震颤的发生常由眼球先天异常、耳迷路及中枢神经性病变所引起。发病因素有如下几种。

1. 眼局部因素　多见于眼外肌不全麻痹、眼外伤及急性炎症之后。

2. 耳源性因素　主要为急性迷路性损伤，如内耳（包括耳蜗、前庭与半规管）及相应的骨迷路之间的急性炎症、外伤。

3. 神经性因素　包括小脑、前庭核、内侧纵束的急性损伤、炎症。外伤常常是发病的真正诱因。

4. 中毒性因素　多种药物或化学制剂的中毒均可产生中毒性眼球震颤，较常见者如乙醚、氯仿、酒精、巴比妥及一氧化碳中毒等。

5. 其他因素　癔症。

（二）临床表现

眼球震颤多为双眼同时发病，亦有单眼发生。临床上表现形式及强度各不相同。

1. 表现形式　如下所述。

（1）水平眼震：眼球呈水平方向摆动，多见。

（2）垂直眼震：眼球呈垂直方向摆动，少见。

（3）旋转性眼震：眼球呈扭转性转动，此型最为少见。

另外，还可分为扭动型与跳动型。前者为眼球转动的速度、振幅均等。后者有快、慢相之分。眼球向一方向极慢转动，忽然快速转回原位，前者为慢相，后者为快相。

2. 眼球震颤的程度　如下所述。

（1）频率：每分钟眼球震颤的次数。

（2）振幅：眼球摆动的弧度，又分3种。

1）粗振幅：摆动范为（弧度）大于16。

2）中振幅：摆动范围为 15~5。

3）细振幅：摆动范围少于 5。

（3）强度：分为 3 级。

1）Ⅰ级：仅在眼球向快相方向注视时出现眼球震颤。

2）Ⅱ级：眼球在中央注视位时，也出现眼球震颤。

3）Ⅲ级：眼球向快、慢相方位注视均出现眼球震颤。

3．临床分类　按眼球震颤发生的原因进行分类。

（1）幻视源性眼球震颤

1）视力性眼球震颤。

2）视动性眼球震颤：为生理性的双眼跟随运动。

3）职业性眼球震颤。

（2）眼肌性眼球震颤。

（3）耳源性眼球震颤：也称迷路性眼球震颤。

（4）中枢性眼球震颤。

（5）其他因素的眼球震颤。

七、眼球突出

眼球突出既可以是眼局部急、慢性病变的征象，也可以为一种全身性病变的眼部体征；可以单眼发生、也可以双眼同时出现。在眼部急症中，单侧眼球突出更为多见。

眼球突出的原因相当复杂，主要有下述诸种因素。

（一）眼局部因素

眼局部因素包括眼球内病变及眶内病变，如球内迅速增长的新生物、眶内急性炎症、球后组织水肿及出血、眶内肿瘤或假瘤及血管性病变等。

（二）全身性病变

包括某些内分泌性疾病、颅内病变向眶内蔓延等。

眼球突出主要是指眼球向眼眶前方移位，即眼眶外缘至角膜顶点水平切线距离发生变异。多数病例伴有眼裂增宽及眼睑启闭困难等症状。

（1）在短时期内迅速发生

1）眼球内肿物：儿童期常见为视网膜母细胞瘤，病程短，发展快，家长一旦发现，部分病例已进入青光眼期。表现为瞳孔发蓝眼球明显突出，由于眼压增高，病儿疼痛异常。

2）先天性青光眼：属于先天发育异常，往往由家长发现病儿眼球明显增大或向前突出而就医。其特点是角膜明显扩大、眼球突出，并存在不同程度的眼球本身病变性眼球突出，这类病变主要表现为眼球体积的增大或眼球前后直径增长。一般发展较慢，大多在儿童期发生角膜水肿、发雾而呈现水泡状外观。眼压明显升高。

（2）医源性眼球突出：多见于眼部手术后，如视网膜脱离患者的环扎术后所形成的巩膜扣带综合征。由于术后眼球的血液循环障碍，导致眼前节血液回流受阻、组织水肿、体积增大，眼球向前突出，同时伴有球结膜及眼睑明显水肿等征。一旦松解巩膜外环扎带，数日后，眼球突出症状可自行消退或明显减轻。

（3）眶内病变性眼球突出：这类眼球突出主要由眼眶内炎症、外伤、血管性病变及肿物所引起。主要表现为眶内容积增加，眶壁变形而推移眼球向前突出。突出的方向常不一致，既可向正前方突出，也可以偏向一侧。

炎症性眼球突出：眶内及眶周围炎症导致眼球突出的程度与严重性与炎症的范围与性质有关。

1）眶蜂窝织炎：眶内蜂窝织炎的炎性渗出、充血及水肿，一方面使眶内容积增加，也可形成急性眶内压升高，进而导致眼球急性向前突出。临床特征是眼球呈固定性前突，眼球运动受限；眼眶周围明显肿胀、压痛，球结膜水肿；严重者还可能出现视神经盘水肿。一旦球后段视神经受损，则视力明显减退。

2）眶骨骨膜炎：眼眶四周骨膜的急性炎症，其炎性渗出物蔓延或累及眶内容组织，可以形成眶内某一区域的急性炎症而产生不同程度的眼球突出，但均为非固定性眼球突出。

眶尖部急性骨膜炎致眼球向正前方突出；眶上壁骨膜炎致眼球向前下方突出；眶下壁骨膜炎致眼球向前上方突出；眶外壁与眶内壁骨膜炎则分别致眼球向内侧与外侧突出。

3）炎症性肉芽肿：也称为眶内假瘤，多由急性眶内炎症迁延而成，多发生于青壮年。眼球突出的特点是进行性前突，发展很快。同时可伴随眼外肌功能受损而出现部分性眼球运动受限。多数病例可存在眶内疼痛及压痛。

（4）外伤性眼球突出：眼眶部或头面部急性外伤致眼球突出也较常见，而最常见的原因为外伤性眶内水肿、血肿及眶骨壁骨折。

1）外伤性水肿：单纯性眶内水肿比较少见，临床表现与急性炎症性眼球突出相类似，病变程度较轻，一般不影响视力及眼球运动。

2）眶内血肿：急性眼外伤中，尤其是眼眶挫伤，眶内出血较为常见。临床表现为眼球突出发生较急，其突出的程度与球后血肿的大小有关，常影响眼外肌而出现眼球运动障碍。出血还可渗透至眼睑皮下及球结膜周围而呈现鲜红色或青紫色。

3）眶骨壁骨折：引起眼球突出的眶骨骨折多发生于挤压性骨折，导致眶内容积缩小或眼底向前移位，引起眶内压急剧上升，推挤眼球向前移位。同时，也可并发眶内组织水肿、出血，而产生更明显的眼球突出。大部分病例伴随眼外肌及视神经受损，出现相应的眼球运动障碍及视力下降，严重的眶底部骨折可挫伤视神经，而导致视力丧失。

（5）眶内血管性病变：由于眼眶部血液循环异常而造成眶内容积增加，是眼球突出较常见的原因。例如，眶内海绵窦动－静脉瘘、眶内静脉曲张是急性眼球突出的重要原因。

1）海绵窦动－静脉瘘：大多由外伤引起颈内动脉破裂而与海绵窦相通，产生异常的海绵窦动－静脉通路。起病急、发展快，患侧眼球明显突出。触摸眼球可感到与颈动脉搏动同步的搏动感，压迫眼球可以减轻眼球突出度，压迫同侧颈总动脉，眼球突出可以完全复位。眼睑或眶部听诊可闻及血管性杂音，眼睑、结膜高度水肿。眼底检查可见到视神经盘水肿、视网膜中央动脉压减低。若做颈动脉血管造影，可显示颈动脉－海绵窦的异常血流通路。

2）眶内静脉曲张：由于颜面部或眼眶内静脉回流受阻而形成眶内静脉曲张，最终导致眶内容增加而促使眼球向前突出。其临床特征为间歇性眼球突出，眼球突出的程度常与体位有关，如低头、弯腰、用力过大时眼球突出加剧；而当仰头或平卧位时，眼球可回复原位或突出明显减轻。压迫同侧颈静脉，眼球突出加剧。此类眼球突出的早期大多对视力无明显影响，眶静脉造影或 CT 扫描可以显示眶内静脉呈网状曲张与团块状阴影。

（6）眶内占位性病变：眶内占位性病变为眼球突出的重要原因。这类眼球突出虽不如眶内急性炎症、外伤及血管性病变那样进展迅速，但某些占位性病变也可能在短期内发生，如眶内肉瘤、黏液瘤、视神经母细胞瘤等，临床表现为起病迅速，进展很快，当肿物的体积超过1cm直径时，则开始出现眼球突出。

临床上，眶内占位性病变导致的眼球突出的程度与方向常与肿物的位置有关。

1）肌圆锥内肿物：致眼球向正前方突出，且大多在早期影响视力，常发生视神经盘水肿。

2）骨膜直肌间隙内肿物：不同的肿物位置，可引起不同的眼球突出位置变化。

（7）全身性病变：全身性病变引起的眼球突出多发生于内分泌性疾病、颅内病变及某些急性血液性病变。

1）内分泌性眼球突出：主要是由于甲状腺或垂体功能异常而引起交感神经过度兴奋，球后组织高度水肿，推移眼球向前突出。大多为双眼同时发病，也可以单眼发生。

A. 甲状腺性眼球突出：多发生于中年女性，其临床表现为双眼对称性向前突出，有明显的交感神经兴奋表现，如眼裂增宽呈惊恐状，瞬目减少、辐辏减弱，眼球下转时，上睑不能相应下降。全身体征为多汗、心率加速、基础代谢率增高、T_3抑制试验阳性（即甲状腺吸碘抑制率少于试验前基数的50%）。

B. 垂体性眼球突出：也称恶性突眼，为垂体前叶功能亢进所引起。临床表现为单眼前突，程度剧烈，眼睑闭合困难，同时伴有球结膜水肿、角膜外露、上眼睑后退，严重者可出现眼球运动障碍、T_3抑制试验阳性等。

2）血液病眼球突出：这类眼球突出多见于白血病及严重的败血症。

由白血病引起的眼球突出有两种情况。其一，为儿童的绿色瘤，其临床特征为眼球向前突出，血管极度扩张，眼眶周围呈青绿色。血常规检查显示白细胞明显增高；尤其是幼稚白细胞增多。病程危急，发展快，多数儿童在短期内全身情况恶化。其二，为急性白血病导致眼眶内大出血，形成眼球向前突出。大多伴有全身性出血，尤其是视网膜出血与颅内出血。这类眼球突出为病程恶化的征象。

3）颅内病变性眼球突出：表现为海绵窦血栓、颅内压升高，其眼球突出的性质与眶内急性炎症相类似。

4）某些综合征性眼球突出

A. 挤压性眶尖综合征：由颅底、眶尖部的急性炎症或外伤所引起，临床表现为眼球向前突出、复视、上睑下垂、眼球运动受限、瞳孔半开大，严重时有视神经盘水肿，视力下降。部分病例尚存在三叉神经Ⅰ、Ⅱ支支配的区域皮肤感觉障碍。

B. 青光眼-颜面血管瘤综合征：也称Sturge-Weber综合征，多见于儿童，表现为一侧性颜面血管瘤、青光眼、眼球突出，伴有肢体运动障碍。

C. 眼球突出-尿崩症综合征：也称韩-薛-柯病，主要是由于骨中类脂质沉积，血中胆固醇增多而形成泡沫状细胞。主要表现为单眼或双眼眼球突出、尿崩症及颅骨骨质缺损等。

八、瞳孔异常

观察瞳孔变化对眼科急症及全身性急性病变的定位、发展及病情预后均具有相当重要的价值，临床各科，尤其是神经内、外科及内科对此十分关注。

（一）病因

引起瞳孔异常的原因十分复杂，有些因素至今仍不清楚。从总体上分析，主要有两方面的原因。

1. 局部因素　多见于眼局部的急性刺激，如炎症、外伤及药物作用，严重的视力下降也是导致瞳孔异常的重要因素。

2. 全身性因素　也称中枢性原因，多见于某些急重症，如急性传染病、头颅外伤、中枢神经系统病变及中毒等。

（二）临床表现

1. 瞳孔大小异常　如下所述。

（1）瞳孔不等大：正常双眼瞳孔应是等大等圆，但也有 1～2mm 的个体差异。若双眼瞳孔直径相差超过 2mm 者，即为病理性瞳孔不等大。临床上主要表现为下述几种情况。

1）单眼瞳孔散大：此种情况比较常见，如单眼青光眼急性发作、眼外伤、单眼黑蒙等。神经系统的病变则多见于中脑部位受压（包括出血及占位病变），故称为病灶性单侧瞳孔散大。

2）单眼瞳孔缩小：眼局部病变见于急性虹膜睫状体炎及眼前部急性炎症；全身性病变主要发生于颈－胸交感神经受累，表现为霍纳综合征。另外，眼局部滴用副交感神经兴奋剂（毛果芸香碱），也可导致单眼瞳孔缩小。

（2）双眼瞳孔散大：双眼瞳孔同时散大多见于全身性的原因，如急性药物中毒、癫痫大发作、缺氧、颅压高、昏迷及临终危象等。按其发生机制又可分为两种：①麻痹性散大；②痉挛性散大。

（3）双眼瞳孔缩小：双眼瞳孔同时缩小多提示为药物中毒或桥脑部出血。

1）麻痹性缩小：为副交感神经麻痹，表现为瞳孔明显缩小，瞳孔对光反射可以存在。

2）痉挛性缩小：为副交感神经兴奋，表现为瞳孔极度缩小，对光反射消失，有机磷中毒、桥脑出血所致者亦属此类，在化脓性脑膜炎也可以发生。

（4）双眼瞳孔忽大忽小：此种情况乃为脑干部损伤时的特征性表现。多为动眼神经受刺激或早期受压所致，也可提示颅内病变趋向于恶化的征象。

（5）瞳孔不圆：单眼或双眼瞳孔不圆，表现为椭圆形、柳叶形或梨形。

1）椭圆形：病变多位于中脑，常在昏迷状况下更易出现。

2）梨形：多见于眼局部病变，如外伤后虹膜根部离断、瞳孔缘撕裂、炎症后粘连等。

2. 瞳孔反射异常　如下所述。

（1）单眼瞳孔对光反射消失，包括直接对光反射与间接对光反射消失。

1）直接、间接对光反射均消失，一眼直接、间接对光反射均消失，而另一眼完全正常，可能是单眼动眼神经麻痹的结果，也可能为瞳孔括约肌撕裂伤、完全性后粘连及药物作用等。

2）一眼直接对光反射与另一眼间接对光反射消失：大多由单眼视力完全丧失所引起，若存在瞳孔散大、间接对光反射尚存，则称为黑蒙性瞳孔强直，由眼局部病变如视神经外伤、炎症而导致视觉传导通路障碍等。

（2）反射性瞳孔强直：也称为阿－罗（Argyll－Robertson）瞳孔。大多认为这种现象是由全身性因素所引起，如脑外伤、脑炎、多发性硬化、酒精中毒等。典型表现为瞳孔直接、间接对光反射消失，瞳孔缩小，失去正圆形态，以及近距离反射大致正常等。

（3）偏盲性瞳孔强直：临床上可以见到，但一般不易检查出来，表现为瞳孔一侧无直接对光反射，瞳孔不圆，常伴有相应的偏盲性视野缺损等。此种改变多见于视束性病变，且同时累及双眼视网膜的相应区域。

九、视神经盘水肿

视神经盘是唯一通过检眼镜能直接观察到的脑神经，而视神经盘水肿又是眼内、眶内与颅内某些急、慢性病变的重要体征。

（一）病因

引起视神经盘水肿的根本原因是视神经盘筛板前后压力的动态平衡失调，而产生这种压力动态平衡失调的因素又有如下诸种。

1. 颅内压增高　大多数的颅内压升高是由于颅内的占位性病变，包括急性炎症、出血、水肿，而主要的为肿瘤（占70%～80%）。

2. 眶内挤压　由于视神经的解剖关系，视网膜中央静脉在球后12mm处呈直角弯曲进入视神经，眶内组织外伤性损伤、出血、急性炎症引起的组织水肿，均可直接或间接地压迫视神经及视网膜中央静脉与视神经的交接处，导致血液回流障碍而造成视神经盘水肿。

3. 眼球内病变　包括视网膜血管性病变及炎症性病变，如视神经盘脉管炎、视网膜中央静脉阻塞、急性视神经盘炎、眼内压突然下降等均是视神经盘水肿的原因。

4. 某些全身性病变　常见于严重的高血压、贫血、糖尿病性与肾性视网膜病变。

5. 中毒　很多化学性制剂、重金属中毒（如铅中毒）也可以产生急性视神经盘水肿。

（二）临床表现

1. 视神经纤维水肿条纹　出现于视神经盘水肿的最早期，表现为视神经盘边缘出现白色放射状条纹，呈新月形分布，凹面朝向黄斑，游离缘呈羽毛状。

2. 视神经盘边缘模糊　常出现于视神经纤维水肿条纹之后。

3. 视神经盘隆起　早期难于识别，随后用直接检眼镜即能观察，外观呈蘑菇状，生理凹陷消失，其隆起度常用光学屈光度（D）表示，突起3个屈光度相当于1mm。

4. 视神经盘充血　表现为视盘颜色的改变，通常由橘红色而变为暗红色。在炎症性视神经盘水肿时尤为明显，而在其他类型的视神经盘水肿时，这种充血性变化并不明显。

5. 视网膜血管征象　急性视神经盘水肿时，乳头附近的血管常显现动脉变细，静脉迂曲、怒张，如用手指触按眼球，静脉搏动消失。部分病例还伴随出现棉絮状渗出斑及火焰样出血块。

6. 视神经盘苍白萎缩　这是视神经盘水肿的晚期征象，多出现于视神经盘水肿急性期之后。

（三）病理意义

1. 生理性视神经盘水肿　生理性视神经盘水肿亦称假性视神经盘水肿，主要为先天性视神经盘解剖异常所致，如视盘周围色素上皮缺少而致玻璃膜暴露。视神经纤维通过狭窄的脉络膜、巩膜管时，视神经纤维拥挤、视神经胶质过度增生等。

临床上，生理性视神经盘水肿表现为直径较小，色略红，边界稍模糊，隆起度并不高，一般在2~3D以内。多数生理性视神经盘水肿出现在屈光不正（尤其是远视）眼上，经过合理的矫正，可得到良好的矫正视力。

2. 病理性视神经盘水肿　炎症性视神经盘水肿，急性炎症时，由于视神经、视网膜充血，导致视神经纤维肿胀、脱髓鞘变化及视神经纤维的轴突破坏而形成视神经盘水肿。

临床上主要表现为单眼发病，中心视力急剧下降，并出现中心暗点或旁中心暗点，周边视野可出现向心性缩小，部分病例有色觉减退，尤以红色最为敏感。水肿一般不超过3D，眼底血管荧光造影呈扇形视神经盘荧光渗漏。

（1）急性缺血性视神经盘病变：亦称前部缺血性视盘病变，多起因于动脉阻塞而致的视神经盘供血不全。临床表现为双眼先后发病，视力中度或严重减退。视神经盘颜色变浅，呈现灰白色的外观，故称"苍白性视神经盘水肿"。除视神经盘稍有隆起、边境模糊外，常合并存在小出血点，视网膜动脉明显变细，静脉稍迂曲，亦可同时变细。视野检查出现与生理盲点相连的暗点，多侵犯一个象限，但缺损区不以水平或垂直中线为界。

（2）视神经盘脉管炎：是以视网膜静脉阻滞为特征的视神经盘水肿，见于有早期视网膜动脉硬化的中青年人，临床上分为两型：

1）1型：眼底征象与颅压增高的视神经盘水肿相类似，多发生于单眼，一般对视力无明显影响。

2）2型：眼底征象与视网膜中央静脉阻塞相同，视神经盘水肿明显，散在性视网膜出血及棉絮状渗出斑，对视力有不同程度的影响，应用皮质激素治疗有显著效果。

（3）高颅压性视神经盘水肿：此类病变多双眼同时发生，临床表现为早期视力不受影响，视神经盘水肿显著，隆起度常超过3D，同时伴有不同程度的脑神经症状，如头痛、恶心、呕吐，脑神经检查和CT扫描可以显示颅内占位或病灶的位置及大小。

高血压、肾性病变、糖尿病性视网膜病变、贫血均可产生视神经盘水肿，而这些全身性病变的典型的内科症状足以做出相应的鉴别诊断。

不同病因引起的视盘水肿的鉴别要点见表4-3。

表4-3　视神经盘水肿的病因鉴别

	颅内压升高	眶内挤压	眼内病变
病因	颅内急性炎症、占位病变	外伤出血、急性炎症	视神经炎、缺血性病变、视网膜中央静脉阻塞
发病	快	较快	较快或快
视力	早期不受影响	早期不受影响	明显影响
眼底	视盘充血水肿、隆起超过3D，静脉怒张，有出血及渗出	视盘水肿，静脉怒张，大多无明显出血及渗出	视盘水肿，隆起度不超过3D，静脉怒张，有时有出血及渗出
视野	生理盲点扩大	无变化	有相应的缺损或暗点
颅压	明显升高	不高	不高
眼别	双眼	单眼/双眼	多为单眼

十、急性眼压升高

眼压升高为眼科疾病较常见的症状之一，急性眼压升高将会对视功能及眼部生理功能带来一系列的创伤。

在眼科急诊中，急性眼压升高的概念是指眼压骤然上升至30mmHg以上，并伴随其他眼部症状，也称为青光眼急性发作。

（一）病因

引起眼压急剧上升的因素相当复杂，有些至今尚不清楚。眼内房水循环是维持正常眼压的主要因素，这种循环途径是由睫状体突上皮细胞分泌房水进入后房，由于后房内压力略高于前房，房水自然克服瞳孔的阻滞作用而进入前房。前房中的房水大部分（约90%）经房角处小梁网进入Schlemm管，再经外集合管及房水静脉而流入巩膜静脉丛；少部分（约10%）由脉络膜上腔排出。急性眼压升高主要取决于上述房水循环途径的受阻或房水生成量的突然增多。

1. 房水排出通路受阻　如下所述。

（1）瞳孔阻滞增大：最常见的原因为瞳孔后粘连、晶体老化变厚及弹性下降，其发生机制是瞳孔缘与晶体表面的接触面增大，导致房水由后房向前房流出的阻力增大，形成后房压力突然上升、虹膜膨隆、前房变浅，眼压急剧上升。

（2）房角变窄。

（3）Schlemm管内阻力增大。

2. 房水生成增加　在睫状体受到炎症或外伤的刺激时，睫状突上皮的分泌功能将明显增加而导致房水量增加，促使眼压升高。

3. 眼内容物突然增加　突发性玻璃体积血、眼内肿物的增大，医源性眼内体积增加，如球后注射时误将药液注入玻璃体内，均可导致眼压急剧上升。

（二）临床表现

急性眼压升高的临床症状取决于眼压升高的程度及机体对眼压的耐受性。临床上多见于急性闭角型青光眼、虹膜睫状体炎青光眼综合征、外伤性眼内积血等。

1. 主觉症状　虹视、雾视、眼球胀痛、鼻根发酸，同侧偏头痛，严重时可出现恶心、呕吐等肠胃道症状。

2. 视力急剧下降　多数眼可以保留部分视力，严重者仅见眼前指数或光感。如持续性高眼压，尤其是当眼压超过或接近视网膜中央动脉压时，可导致视网膜的血流中断而引起永久性的视功能损伤，甚至失明。

3. 眼球充血　主要表现为混合性充血，常与眼球疼痛合并存在，充血越明显，疼痛越严重。

4. 角膜水肿　表现为角膜透明性下降、色灰暗、厚度增加。由于角膜纤维板层间积液、中断其光学连续性而呈现毛玻璃样外观。角膜水肿的产生主要是在高眼压作用下，角膜内皮的屏障作用失调而致渗透性增加。

5. 前房变浅　后房内压力升高，推移虹膜及晶体向前隆起，形成前房变浅。

6. 瞳孔散大　为急性眼压升高的征象之一，主要的原因是眼压急剧上升，引起瞳孔括约肌麻痹，导致瞳孔中等度散大，对光反射及集合反射均明显减弱或消失。

7. 其他体征　急性眼压升高时，常发生房水中蛋白渗出增加、虹膜水肿、虹膜表面色素脱落；反复发作性眼压升高，可形成虹膜扇形萎缩，以及晶体前囊色素沉着及乳白色斑点沉着，这些通称为青光眼急性发作三联症。若在眼压升高时能看到眼底，亦可出现视网膜动脉搏动。部分病例还可看到视网膜血管出血及动脉梗阻征象。

十一、眼内出血

急性眼内出血是较严重的眼部症状，轻者引起视力下降，严重时可导致失明。

（一）病因

眼内出血的原因相当复杂，既可以是眼局部的损伤，也可以是全身性病变在眼部的表现。

1. 眼局部原因　最常见的原因为急性眼外伤，包括眼球挫伤与眼球穿透伤。外伤可致眼内血管破裂而形成破裂性眼内出血、视网膜静脉周围炎（老年自发玻璃体出血、视网膜静脉阻塞等）。

2. 全身性原因　包括血管性病变、血液性疾病与新生血管形成。

（1）血管性病变：主要由动脉硬化、高血压病、糖尿病性与肾性视网膜病变所致，这些病变对视网膜血管形成病理性损伤与通透性增加，促使血液从血管内渗透至血管外，亦称渗出性眼内出血。

（2）血液性疾病：主要表现为血液成分的改变，如贫血、血小板异常、凝血机制障碍等，导致血液从血管内漏出至血管外，也称为漏出性眼内出血。

（3）新生血管形成：多为长期缺氧的结果导致出现新生血管，如视网膜新生血管、虹膜新生血管等，由于此类血管的脆性增加，往往形成较大量的眼内出血。

（二）临床表现

眼内出血主要表现为屈光间质内出血与眼底出血两大类。

1. 屈光间质出血　如下所述。

（1）前房积血：前房为充满房水的间隙，其后壁为虹膜、睫状体及房角所构成，血管丰富。当外伤尤其是挫伤时，血管容易破裂而发生出血。临床上将出血量分为3级。

1）1级：出血量较少，约占前房下方1/3容积，出血液平面未占盖瞳孔。

2）2级：出血量较多，占前房下方1/3～1/2容积。血液平面占盖瞳孔下缘。

3）3级：出血量更多，常超过前房1/2容积，乃至全部前房均被血液充盈。

急性前房出血可导致急剧的视力下降、眼部刺痛。少量出血，大多于12～24小时内吸收，大量的出血可以引起急性眼压升高。若持续性眼压升高，常可并发更为严重的角膜血染的后果。

（2）玻璃体积血：玻璃体出血可以由眼球挫伤及穿通伤所引起，而更多见的原因是来源于视网膜及睫状体内的血管性病变。

临床表现的严重性常取决于出血的多少及出血的性质。少量出血，玻璃体呈云雾状浑浊、色红，患者主觉眼前发红或黑影飘动，视力部分受损。大量出血多呈块状或团块状，在很短时间内大部分视力丧失，严重者导致黑蒙，眼底检查仅留红光反射或看不到红光反射。

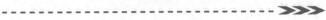

严重的玻璃体出血可暂时性引起眼压升高，这是由眼内容物突然增多所引起。

2. 眼底出血　包括视网膜出血与脉络膜出血，临床上相当多见，是急性视力减退的重要原因。多发生于血压过高、血液的黏稠度增加及血管内阻塞性病变。

（1）视网膜出血主要为视网膜的小静脉出血，按其出血部位可分为视网膜前出血及视网膜内出血。

1）视网膜前出血：是指出血位于视神经纤维层与内界膜之间，也可发生于内界膜与玻璃体后界膜之间，或两者合并存在。此种出血常位于视网膜后极部。

临床表现为中等量出血，形态多呈地图状或半月形，色深红，视力常受影响，大量的出血时更可突破玻璃体后膜进入玻璃体形成玻璃体内出血。

2）视网膜内出血：此种出血多发生于毛细血管，出血位于视神经纤维层，血液沿神经纤维蔓延，故呈火焰状或毛刷状，较大量的出血也可以呈不规则形或斑块状，色鲜红。

（2）脉络膜出血：亦称深层出血，出血位于视网膜色素层，主要由脉络膜血管病引起，大多见于眼底后极部。

临床表现为圆形的出血块，略有隆起，色暗红且边界不清。仔细观察可见视网膜血管行经出血块的上方。出血部位视网膜由于局部供血不足而呈现灰白色的水肿。一般不引起明显的视力减退。

十二、眼科手术后的急诊

1. 术后伤口裂开　术后伤口裂开大多由于眼部碰到墙角、床头、床头柜的棱角处所致，表现为前房消失、出血、瞳孔变形、角膜水肿、眼压降低严重者眼球内容脱出、视力下降或丧失，应根据伤情不同进行不同处理。

（1）急诊处理

1）对较小的伤口裂开，无眼内容脱出者，可予以加压包扎，并使用降眼压药物，局部和全身使用抗生素预防感染。患者绝对卧床休息可促进前房恢复和伤口关闭愈合。

2）对较大的眼部裂伤，应予急诊手术。在局部麻醉下恢复眼内容物，缝合伤口，前房注射平衡盐溶液，重建前房。

（2）预防措施：包扎后不要用手揉眼，预防眼外伤，术后同时戴铝合金或塑料眼罩包扎，以保护术眼。手术后患者因眼部包扎活动不便，应向患者及其陪护家属交代注意事项，并做好术后护理工作。

2. 白内障术后前房形成迟缓　如下所述。

（1）切口渗漏、眼压低：可嘱患者静卧并予散瞳、高渗剂，使用（可减少房水生成，减少伤口渗漏，促进伤口愈合）棉球加压包扎伤口，宜双眼包扎。

如脉络膜脱离导致浅前房低眼压，且经以上治疗无效者，可通过再次手术切开巩膜放出脉络膜腔积液，行脉络膜复位缝合手术。

目前白内障手术大多使用小切口，隧道切口所以术后前房形成延缓少见。前房形成迟缓多见于青光眼滤过术后，前房在 1~2 天恢复正常状态或拆线的 3~5 天可恢复正常的状态。如术后前房变浅或消失，应该查找原因，并予及时处理，否则会发生房角粘连、眼压升高、晶状体浑浊及角膜内皮水肿等多种并发症。

（2）对于青光眼术后高眼压、浅前房者，应考虑恶性青光眼的可能。除予用高渗液降眼压措施外，苦无效则应考虑行晶状体摘除及前段玻切治疗。术前疑似恶性青光眼患者行抗青光眼手术时抽放玻璃体水囊，以预防术后恶性青光眼的发生。

3. 眼内手术后急性眼内炎 是一种少见的较为严重的术后并发症。急性眼内炎一般在术后3~5天内发生，发病迅速，可在很短时间内严重损害视功能及眼内结构，处理不当常导致失明甚至丧失眼球。据统计，我国白内障术后急性眼内炎发病率在0.05%~0.5%。

（1）临床表现：患者感术眼疼痛，视力迅速下降至光感，并有畏光、流泪等刺激性症状，睫状充血常伴随眼睑球结膜水肿，结膜囊的黄色分泌物增多。角膜有不同程度的水肿，房水闪辉阳性，前房积脓，瞳孔缩小，光反应迟钝。虹膜粘连。眼底无红光反射，后段玻璃体混浊，严重者可形成玻璃体脓肿、视网膜水肿，继而发生视网膜脱离。

（2）急诊处理：立即上报主治医师予以紧急处理，将患者移至隔离病房。

结膜下注射抗生素每日2~3次，全身使用头孢类抗生素，或半球后结膜注射丁胺卡那、阿托品等，典必殊眼药水每2小时一次，治疗后若无改善，应及时进行球内注射万古霉素或行玻璃体切割手术。

（3）预防：眼部手术前应准备充分，手术前3天给患眼滴抗菌药。手术室和手术器械应严格消毒，术中严格无菌操作。术前用安尔碘冲洗结膜囊。

术前应全面检查患者全身或眼部有无感染因素，如有则应排除后再手术。

4. 上睑下垂过矫导致急性暴露性角膜炎 上睑下垂矫正后发生暴露性角膜炎是术后危害较大的并发症，其发生在术后2~4天。主要原因是提上睑肌缩短后，眼裂闭合不全，致角膜外露，泪液不能湿润角膜，使角膜长时间暴露而发生角膜的损害。

（1）临床表现：患眼有异物感，疼痛、畏光、流泪，角膜表面粗糙，眼球充血、视力下降，眼部知觉减弱。如无感染，角膜呈灰白色浑浊。感染后发生角膜浸润和溃疡。

（2）急诊处理：轻者可用滴抗生素眼药水、小牛血清凝胶、人工泪液及佩戴防护眼镜等方式即可。夜间涂抗生素眼膏，做眼部湿房保护角膜。设法解决睑内翻或拆除提上睑缝线，当发生角膜感染后应尽快治疗。

（3）预防：对上睑下垂矫正的患者，不能矫正过度，以防上睑不能闭合而导致角膜暴露。术后应缝合睑裂或从下睑缘牵拉缝线以预防角膜外露。术后做眼部湿房，力争早预防、早发现、早处理。术后应让患者做睁闭眼训练，以期早日恢复上睑运动功能；术后佩戴防护镜，并定期检查。

5. 术后眶内血肿、眶高压病 眶内血肿多见于眼眶手术或创伤致眶内组织水肿，眶内出血、血肿使眶内压升高，眼球突出，如眼睑肿胀严重，出现疼痛、恶心、呕吐等，需要急诊处理，否则有导致视功能完全丧失的危险。

（1）急救处理：应尽快查明原因，对症处理。应用大量激素类药物，同时静点甘露醇，降低眼压，以减轻水肿，缓解眶内压力；必要时穿刺吸出眶内积血，剪除眶内或外睑缘线，抢救视力。

（2）预防措施：术中应做好止血，术后应加压包扎。冷敷可预防眶内血肿，还应保持大便通畅，防治咳嗽和呕吐，以减少术后加重眼眶压力的因素，利于眶压下降。

（李俊英）

第三节 眼急症处置

眼部急性病变的处置是否及时与恰当，不仅直接影响病程的发展与归转，也明显地关系到病变的预后。急症处置的基本原则是既要重视对症治疗，以尽快地解除患者的痛苦，更应注意抢救视力及组织的生理功能，而这两者往往是相辅相成的。从时间上讲，既要快，又要准，这就要求参与急诊工作的医护人员对眼科常用的应急措施及治疗方法有较系统的了解，并能较熟练地应用。

一、眼科常用应急措施

对于眼部的急症病例，原则上应在简要询问病史及进行必要的检查之后明确诊断（或初步诊断），即行急症处置。而对于某些危急的病例，如化学性烧伤、严重的眼球破裂伤，则应先行必要的处理或处置，再检查与询问病史同时进行，以便争取时间，最大限度地阻止病情继续恶化。

常用的应急处置方法有下述诸种。

（一）眼部冲洗

眼部冲洗应用范围较广，而急救性冲洗与一般洗眼有所不同。如冲洗液的量要大，冲洗时应有一定的水流速度，以便能将眼内（结膜囊）有害物质及存留的异物冲刷干净；如条件许可，还应根据不同致伤物的化学性质选择不同的冲洗液。

1. 适应证 如下所述。

（1）眼部化学物烧伤：包括结膜、角膜的酸、碱及其类似物的烧伤。

（2）眼部热性烧伤：包括熔化的金属、燃烧的煤渣、鞭炮、火花致伤后遗留的尘渣溅入眼内。

（3）眼睑皮肤裂伤：伤口中留有大量尘土、泥沙，清创缝合前必须冲洗。

2. 方法 冲洗前应简要询问进入眼内物质的性质，是固体还是液体及进入的方式。行角、结膜表面麻醉。选用吊瓶或冲洗器直接冲洗。酸性烧伤用弱碱性溶液（如1%碳酸氢钠溶液）；碱性烧伤者则选用弱酸溶液（如3%硼酸溶液）进行冲洗。若达不到这一要求，则用生理盐水进行冲洗。无论哪种冲洗液，均不能少于1 000mL，最多时可达5 000mL。冲洗液的温度一般以30℃左右为宜，不宜过高或过低。如果是现场急救，用自来水、井水或河水均可。

冲洗时，患者取坐位，头略偏向一侧。医护人员立于伤眼旁边，右手持冲洗器，左手中指与无名指夹持1~2个消毒棉球，并让患者手持受水器，使受水器的凹面对准伤眼侧颞突下方准备接水。先冲洗眼睑及其周围皮肤，然后医护人员用左手轻轻翻转上下眼睑，暴露结膜囊。喷水口距离眼部3~4cm，从旁侧（45°~60°）进行冲洗，让患者上下左右转动眼球，使结膜囊各部位均能被冲洗干净。最后再均匀地冲洗角膜表面，因冲洗角膜常会引起闭眼而使患者难以合作。

冲洗完后，先用棉球揩拭伤眼，再进行下一步的检查与处置。

3. 注意事项 眼球破裂伤、眼球穿通伤应列为冲洗的禁忌证。冲洗用具及冲洗液应尽量达到无菌。对于存在急性炎症的眼进行冲洗，其冲洗用具必须严格消毒后才能再用。

（二）眼部止血

眼部急性出血，虽然量不一定很多，但对眼功能的影响尤其是对视力的损伤极大。伤病者对此非常恐惧，应当及时给予处置。

1. 适应证　凡眼部急性出血性病变都应予止血。出血部位不同，止血方法亦有所不同，应根据具体情况进行选择。

2. 方法　如下所述。

（1）加压包扎：常用棉垫或绷带包扎出血部位，以达到机械压迫止血的目的。此法主要应用于眼前部及外眼部出血。如眼眶内出血、眼睑皮下出血、严重的结膜下出血与前房内出血。

凡眶内、眼睑出血者，即在出血部位敷以较厚的棉垫或纱布，再用绷带加压包扎。结膜下与前房内出血时，则用棉垫四头带包扎，主要限制眼球的活动。

（2）收缩血管：应用收缩血管的药物或冷敷的方法促使组织内细小血管收缩，减少局部的血流量而达到止血的目的。主要应用于结膜下出血、眼睑皮下出血。

常用1%肾上腺素滴眼，对结膜表浅的血管有明显收缩作用，对急性前房内出血亦有一定的止血作用。冷敷法止血时，常用4~8℃的水浸润毛巾或冰袋敷贴于出血部位皮肤表面，每隔5分钟更换一次毛巾，每次冷敷时间15~20分钟，可达到使局部表浅血管收缩的作用。

（3）药物止血：常用的药物为止血敏、维生素K等，对于前房出血，眼底出血均有止血作用。止血敏常用剂量为500mg，维生素K为8mg，及时肌内注射。

对于较严重的急性出血，上述方法可以联合应用，在短时间内，可以有明显的止血效果。若为外伤性开放性出血，应即刻行伤口修复缝合再行加压包扎，出血亦自然止住。

3. 注意事项　应用肾上腺素止血时应注意全身情况，血压高的老年人应慎重使用，眼部有化脓性炎症者不宜用冷敷。

（三）眼部止痛

眼部急症的处置中，止痛治疗相当重要。止住较剧烈的疼痛不仅及时解除了患者的痛苦，也便于取得患者的配合而便于检查。但是在止痛以前，必须了解疼痛的原因、性质及疼痛的部位。

1. 适应证　如下所述。

（1）角膜上皮性损伤：包括角膜上皮剥脱、电光性眼炎及化学性角膜上皮损伤。

（2）眼部炎症性疼痛：包括眼睑腺炎、角膜炎及虹膜睫状体炎。

（3）急性眼压升高：包括急性充血性青光眼、恶性青光眼及各种继发性青光眼。

2. 方法　眼部止痛方法有多种，应根据不同的疼痛性质、部位及病因加以选择。

（1）黏膜止痛法：应用表面麻醉剂如丁卡因、可卡因及达克罗宁等药物止痛。适用于角膜上皮性损伤、电光性眼炎。应用方法为局部滴眼，常用药物浓度：丁卡因为0.25%~5%，可卡因为2%~4%，利多卡因为2%。但是该类药物只能暂时止痛，对角膜上皮的生长与修复有害而无益，故应尽量少用，更不能以此种方法作持续性止痛。

（2）局部封闭法：应用神经阻滞剂（如普鲁卡因、利多卡因）以阻断痛觉神经冲动的传导而达到止痛目的。此法适用于急性眼压升高引起的剧烈的眼球胀痛与头痛，也适用于严重的眼眶上神经痛。

1）球后封闭：以 2% 普鲁卡因 2 毫升作球后注射，以麻醉眶内的睫状神经，不仅能阻止痛觉神经冲动的传导，也有降低眼压的作用。

操作时嘱患者向鼻上方看，把球后注射针头（长 4cm）由眶下缘外 1/3 处的皮肤面进针，针尖朝向眶尖方向，直达球后。刺入深度 3~3.5cm（不能超过 3.5cm）。再回抽针筒活塞，无回血则证实针尖未在血管内，徐徐推入药水 2mL。注射完毕后，用消毒纱布轻压针眼部皮肤。注射时一定要做好皮肤消毒。

2）眶上神经封闭：应用于较严重的眶上神经痛。操作方法是经皮肤消毒后，在眶上缘内 1/3 处，即眶上神经孔处注射 1%~2% 普鲁卡因 1~2mL，以麻醉眶上神经。进针时应与皮肤面垂直，将药液注于皮下。出针后，应轻轻用消毒棉球按压局部皮肤。

（3）冷敷与热敷：冷敷使局部血管收缩，热敷则可减轻局部的瘀血，改善血液循环，均可达到缓解病变局部的疼痛。

（4）散大瞳孔：通过解除睫状肌痉挛，以减轻睫状神经末梢的刺激而达到缓解局部疼痛的目的。此法主要用于眼前节的急性炎症，尤其是急性虹膜睫状体炎，若用 1% 阿托品滴眼将瞳孔散大，或用结膜下注射混合散瞳剂将瞳孔拉开，将会收到明显的止痛效果。但此法对于急性充血性青光眼引起的眼球胀痛是绝对禁忌。

（5）镇痛剂：对某些严重的眼部炎症或外伤引起的疼痛，除用上述方法止痛之外，还应适当使用镇痛剂，也可起到良好的止痛效果。

3. 注意事项　对上述各项止痛方法必须要严格地掌握适应证，不能随便应用，否则将会引起严重的不良后果。另外，这些止痛方法（除散瞳之外）只具有暂时的止痛效果，还应积极地配合病因治疗。

（四）眼部包扎

眼球或外眼遭受创伤之后，尤其是开放性损伤，应立即采用适当的方法使眼球免受外界有害因素的进一步损伤，防止病情恶化及眼内容的大量流失。必须给予保护性包扎，以便进行更完善的处置或转离现场。

1. 适应证　如下所述。

（1）眼部开放性伤口：包括眼睑皮肤裂伤、眼球穿通伤或破裂伤。

（2）严重的眼睑闭合不全：包括眶内血肿、眼球突出或脱出、角膜暴露。

（3）外伤性前房出血。

（4）急性眼外肌损伤：出现明显的复视。

2. 方法　如下所述。

（1）四头带眼垫包扎：用消毒纱布或棉垫覆盖伤眼，用四头带轻压固定，以保护眼部伤口。适用于一般开放性伤口及眼外肌损伤者。

在包扎伤眼之前，应尽可能清除结膜囊内异物，使睫毛置于眼裂之外。若是儿童，为了防止眼垫脱失，应先用胶布固定眼垫后，再用四头带加压固定。

（2）绷带包扎：绷带包扎不仅要保护受伤眼球，同时还需要加一定的压力。适用于急性眼睑及眶内出血、外伤性前房积血及儿童眼外伤。

先用棉垫或纱布覆盖伤眼，其上再加一棉垫，为防止棉垫移位可用一胶布固定。再用绷带由患侧耳上开始，经过前额，向后绕至枕骨粗隆下绕 1~2 周后，再由患侧耳下向前上方经伤眼至对侧耳上，绕过枕骨下方绕行数圈，最后用胶布固定绷带结尾处。若要双眼包扎则用"8"字形绕圈，其松紧度应从任何一处均可挤入一铅笔杆为宜。

加压绷带包扎比一般绷带包扎应更紧些，目的是起压迫作用，并防止眼球运动，主要用于眼球穿通伤或破裂伤及大量的出血性伤口。包扎方法同绷带包扎法，但眼垫应更宽厚一些，其加压程度应以患者能够忍受为限。

3. 注意事项　眼部包扎一定要注意松紧度，一般包扎不宜过紧，以免造成局部血液循环障碍。加压包扎时间不宜过长，应注意观察患者有否头痛及头晕，若出现不适症状应打开包扎检查眼部情况，再行包扎时要适当放松。

（五）前房穿刺

通过切开前房，促使部分房水外流，以达到排出前房内积血，改变房水成分或更换房水的目的。同时也具有降低眼压及改善眼部血液循环的效果。

1. 适应证　如下所述。

（1）严重的化学性烧伤：包括酸、碱及其类似物的烧伤，应在受伤后 3 小时内进行，以减少化学物质对角膜内皮的损伤及对眼内的腐蚀。

（2）大量前房积血：包括前房积血并发眼压升高者及反复性前房出血。

（3）急性视网膜缺血：包括视网膜中央动脉阻塞时引起急性视力下降。

2. 方法　行前房穿刺前，应向患者解释该治疗方法的必要性，以求得患者或家属的同意并给予配合。

先行表面麻醉及结膜下注射 2% 利多卡因，分开上下眼睑（用开睑器），左手持有齿镊子夹住角膜缘的球结膜或上直肌止端处以固定眼球。右手持尖刀或线状刀由下方角膜缘内 0.5～1mm 处斜行刺入角膜并伸入前房。抽刀时压住切口下唇，房水与出血即自行流出，然后以无菌生理盐水冲洗。若有血凝块积于前房，可以向一侧扩大切口，亦可用纤维蛋白溶酶（1 250U/mL）或尿激酶（2 500U/mL）冲洗，以便使血凝块迅速溶解后流出。

穿刺完毕，应滴入抗生素，以阿托品散瞳，单眼包扎，随诊观察 3～7 天。

3. 注意事项　前房穿刺时不要对眼球加压，以免损伤角膜内皮、虹膜及晶体。在眼前节存在炎症时，尽量不行前房穿刺。另外，在排出房水时，速度不宜太快，以免前房骤然消失而损伤眼内结构及组织。

二、眼部创伤缝合

眼睑皮肤、皮下组织、结膜、角膜及巩膜裂伤在眼科急诊中较为常见，伤口处置与缝合的合理性与及时性对创口的愈合，保护视功能及其预后至关重要。

（一）适应证

1. 眼睑裂伤　包括眼睑皮肤裂伤、眼睑断裂伤与泪小管损伤。

2. 结膜裂伤　裂伤长度超过 4mm 或对合不齐者。

3. 角膜裂伤　裂伤长度超过 3mm，或前房形成不好、伤口对合不齐及眼内容脱出者。

4. 眼球破裂伤　即结膜、角膜、巩膜的联合性损伤，无论有否眼内容脱出，一经发现应及时给予修复缝合。

（二）方法

无论哪种伤口，缝合前均应先行清理。在消毒及局部浸润麻醉后，仔细探查伤情，明确伤口的性质、部位、大小及深浅，排除伤口中的异物，对眼睑部位的伤口可以用生理盐水冲洗。角膜裂伤与眼球破裂伤应边清创边缝合，切忌过早清创而导致大量的眼内容物脱出。

眼睑皮肤及皮下组织裂伤，清创之后还应用3%的过氧化氢（双氧水）冲洗伤口，以消除厌氧菌（如破伤风、气性坏疽）感染的可能。

1. 眼睑裂伤 如下所述。

（1）眼睑皮肤裂伤：常规用对口结节缝合，选用眼用三角针及1－0～2－0的黑丝线。先将全部伤口用镊子对合整齐，估算需用几针。若伤口为直线形，即从中央部先缝合一针，使整个创面对合整齐，再分别向两侧加针。针间距离约5mm，咬合宽度约5mm（两边各2.5mm），较深的伤口两边各咬合3mm。若伤口不直，对合伤口后，应从形成角度处开始缝合，以便于两侧伤口均能对位。若存在皮肤撕脱或呈游离皮时，应尽量给予对位，从各游离缘缝合，决不能轻易剪除，以免影响眼睑功能或形成瘢痕性外翻。

缝合完毕后，对好皮位，使创缘两边充分对合，防止创缘卷曲。再次消毒后，用四头带包扎。

（2）眼睑断裂：这是一种较严重的眼睑创伤。缝合时，应分解剖层次进行，其步骤是先缝结膜面、睑板组织、肌肉组织，最后缝合眼睑皮肤。

缝合睑板断端时，应先从睑缘部开始，两侧睑缘断端一定要对合整齐，方可保持睑部的正常形态。由于该处组织致密，张力较大，可选用较粗的三角针及0号缝线进行。针间距离小一些（2～3mm），咬合宽度亦保持4～6mm以防缝线撕脱。应仔细查找肌肉组织断端，亦可与皮下组织一起缝合，应更换细针细线（与皮肤面相同）。缝合皮肤与皮肤裂伤缝合法相一致，但最好将缝合口与皮下组织缝合口错开一些，以便于更好地愈合。

（3）内眦部裂伤：内眦部裂伤比较复杂，主要是涉及上下泪小管的损伤，在清理伤口时应仔细查找。常用的方法是用探针从泪小点伸入检查，以发现泪小管的断端。一旦发现一侧断端，则需进一步寻找另一侧的断端，再用探针伸入看可否进入泪囊，或从泪囊部挤压了解是否有分泌物或血性液体外溢，一旦证实则用探针置于两侧断端处泪小管内，用小圆针及9－0尼龙缝线吻合。为防止错位及阻塞，可于泪小管内置一小钢丝或细尼龙丝，上端从泪小点露出，下端从鼻腔穿出。其余组织按睑板断裂进行缝合。5天后，将细钢丝抽出。每天冲洗一次泪道，持续1周。按此法处置者，只有一部分的泪小管断裂得以通畅。

2. 角膜裂伤 角膜裂伤的缝合最好在放大镜下及手术显微镜下进行，常用更细的5号反三角针及5－0细丝线，也可用8－0～9－0的尼龙缝线。伤口中有虹膜，原则上应切除之，也有人认为，外伤后1～2小时之虹膜嵌顿，可以将其复位入前房，再行缝合。无论是切除或是复位均应用无菌生理盐水进行冲洗。前房有积血者，在缝合时，轻压一侧伤口，可自行流出，在缝合过程中又会产生新的出血。

缝合角膜伤口时，也应在伤口对位后，先从中央部开始行结节缝合（若用尼龙缝线则从一侧开始行连续缝合，再返回一圈在开始缝合处打结），缝合深度1/2～2/3角膜厚度，针间距离约3mm，缝线咬合宽度约3mm（两边各1.5mm）。若疑球内存留金属异物（磁性），在缝合前可用消毒的永磁棒伸入伤口内吸取，若无反应不宜强取。

缝合完毕，于结膜下注射抗生素加皮质激素，并用阿托品充分散瞳，以防虹膜与伤口粘连。行单眼或双眼四头带包扎。

3. 眼球破裂伤 多同时存在角膜、巩膜的裂伤，亦有球结膜的裂伤，临床上还可分为前部与后部裂伤，在伤口缝合时亦有所不同。

（1）前部角膜裂伤：处置原则及缝合方法基本上与角膜缝合相同，只能用3 - 0 ~ 5 - 0丝线缝合与结节缝合，不宜用连续缝合。

（2）后部巩膜裂伤：是指距角膜缘8mm以后部位的裂伤。一缝合前应仔细探察伤口的大小及止端的部位，清除或恢复伤口中的眼内容物，但不能盲目地切除。将伤口对合后再行缝合，越向后缝合越困难，尤其是鼻侧的伤口。缝合时应分清层次，不能伤及色素膜，也不能把眼内容物嵌于伤口中，必要时行球结膜切开及直肌固定。

缝合完毕，还需在创口周围巩膜外行冷凝或电凝，必要时可行巩膜外硅胶加压，以尽可能防止继发视网膜脱离的发生。最后用阿托品散瞳、结膜下注射抗生素。

（3）结膜伤口的缝合：单纯的球结膜裂伤，若对合整齐、伤口不大则无须缝合，包扎2~3天后可自行愈合。若伤口大于4mm，且对合不齐者，则必须缝合。常用小圆针，5 - 0丝线行连续缝合或结节缝合均可；若为复合性伤口，则在缝合巩膜之后，最后缝合球结膜。

（三）注意事项

处理眼部外伤性裂伤之后，一定要询问患者伤后是否注射过破伤风抗毒素（TAT），否则必须立即进行TAT注射。

儿童眼外伤，若伤及角、巩膜，缝合时必须用全身麻醉，缝合前应按全身麻醉处置。

严重的角膜、巩膜裂伤，必须要轻巧操作，切忌按压眼球及做过多的检查，以避免眼内容物的大量脱出与流失。

三、药物治疗

急性病变的用药原则不仅要求要及时，更要求用药得当，即具有明确的针对性，以便既能尽快地消除或改善症状，又能有效地保护组织器官的功能。本节将重点介绍几种常用药物在眼科急症中的应用。

抗生素的应用：眼部急性炎症或外伤后，抗炎症治疗必不可少，必须要有针对性地选择抗生素。

（一）适应证

1. 预防性应用　如下所述。

（1）眼睑皮肤开放性损伤。

（2）角膜、眼球破裂伤。

（3）眼球内异物及眼内容脱出。

2. 治疗性应用　如下所述。

（1）急性眼睑、眼眶部炎症。

（2）结膜、角膜炎症。

（3）急性眼内炎、葡萄膜炎、全眼球炎等。

（二）用药方法

1. 预防性应用　如下所述。

（1）眼睑开放性损伤：主要预防革兰阳性球菌的感染，故首选抗生素为青霉素，其次为广谱抗生素，以全身应用为主。

（2）角膜损伤

1）一般性角膜损伤：包括工业性外伤、日常生活中的角膜外伤，由于受污染的致病菌复杂，故一般选广谱抗生素。为预防致病力很强的绿脓杆菌的感染，可选用卡那霉素、磺胺类制剂，或两者联合应用，以局部用药为主。

2）农田性角膜外伤：除常规用广谱抗生素外，还应注意真菌的感染，也有必要准备适量的抗真菌药，给药途径以局部为主。

（3）眼球破裂伤、眼内异物：主要预防眼化脓性感染，首选药物为青霉素、妥布霉素的联合应用，也可用广谱抗生素，以全身给药为主，或全身与局部联合给药。

2. 治疗性应用　眼睑、眼眶炎症常用青霉素、庆大霉素控制炎症，用药剂量应较大，以全身应用为主，绝大多数病例可以控制。

（祝东升）

第四节　眼病误诊误治（眼病误诊之鉴）

一、眼科医生在诊断时较易发生的误诊误治

（1）眼部疾病或外伤被误诊误治、急慢拖延，患者及家属投诉。

建议：建立 24 小时眼科急诊通道，在最短时间内以最快的速度对患者进行及时的救治。医护人员要主动热情地为患者服务，弘扬救死扶伤的精神，急患者所急想患者所想，要有高度的责任感。

（2）发病早期较易混淆的眼病：虹膜炎早期易误诊为急性结膜炎，复合性外伤也较易漏诊，如有些眼睑穿通伤并发巩膜破裂伤结膜没有裂口，误诊为结膜下出血等。

建议：不断总结经验和教训，提高诊治水平，工作积极认真，切忌马虎大意，从最简单的事情做起，避免误诊、漏诊、误治。

二、眼病患者自诊自治中的误诊误治

因患者没有眼科知识，不重视病情或不及时诊治，导致病情延误。有不少在田间劳动或骑摩托车、自行车时飞行的小昆虫或加工小米时的谷壳进入眼内，吸附在角膜上，致怕光流泪，但数周不进行治疗，只是自己买瓶眼药水滴眼，延误了诊治，造成角膜炎症浸润局部出现新生血管、角膜溃疡等严重后果。应教育大众有眼病应及时诊治，及时取出异物，以降低危害。

三、常见眼病误诊误治举例

（1）眼部裂伤漏诊：特别是结膜、巩膜裂伤的患者。

（2）球内异物漏诊。

（3）角膜深层异物，异物误入前房。

（4）冲洗泪道误将 75% 乙醇溶液注入泪道假道内导致眼睑颜面肿胀。

（5）脑部肿瘤误认为视神经萎缩。

（6）胸腺瘤漏诊误诊：表现为上睑下垂。

（7）眼部误用药：激素类眼药水治疗角膜溃疡导致角膜穿孔；老年人误用散瞳药诱发青光眼；不识字的老年人误将脚气水、癣药水、牙痛水等当眼药水滴入眼内，灼伤角膜、结膜。

（8）角膜裂伤、虹膜脱出被村医误认为异物将其拉出。

（9）角膜异物取出后致感染性眼内炎。

（10）急性虹膜炎被误诊为急性结膜炎。

四、个案报道，经验分享

个案报道1　一例眼球穿孔裂伤漏诊

关键词：陈旧性眼球穿孔裂伤，眼睑肿胀。

一5岁女孩，因左眼眼睑肿胀、发热、疼痛4天到我院就诊，首诊，眼睑肿胀，因患儿眼睑肿胀不能睁开又哭闹不止，不配合检查。查白细胞 15 000/mm^3，诊断眼睑脓肿，门诊给予外睑切开排脓引流，次日炎症消退发现角膜有裂口，虹膜脱出。用棉签分开眼睑发现角膜有陈旧性裂伤，又用眼睑拉钩拉开发现角膜有裂口，虹膜脱出且嵌顿，并发感染。监护人否认患儿外伤史。

经验教训：本例患者系小儿，因眼睑肿胀、疼痛、不能睁开又不配合检查，否认外伤史。首诊医生没有强行拉开眼睑检查，同时为避免对眼睑加压、开睑检查导致炎症扩散和加重，有引起海绵窦静脉炎的危险，没有发现角膜有裂口虹膜脱出而漏诊。

个案报道2　一例麦芒进入眼内结膜穹隆深处漏诊

在小麦的收割季节，一位农民在割小麦时一眼被小麦扎伤，继而红肿、流泪3天，来眼科医院就诊。我第一次在裂隙灯下检查，发现角膜上皮轻度剥脱，结膜水肿，患者自述眼睛内有异物，我用眼睑拉钩拉开眼睑未发现异物，按角膜上皮损伤给予托百士、角膜宁眼药水。1小时后，患者疼痛不减，我再次检查没有异物，我确认说没有发现异物。让患者点药观察几天。2小时后患者第三次来诊说上眼睑有异物、疼痛感。我立即滴2%利多卡因翻开上睑，又用眼科镊子将上睑翻转，再用眼科镊子翻转穹隆结膜。发现内藏有2mm长麦芒两根，当即取出，患者疼痛消失，刺激症状解除。

经验教训：因为简单的结膜囊内异物未引起重视，患者连续3次来就诊，主要是因为检查者粗心，麦芒有倒刺，进入上睑钻入结膜穹隆深处，不易被发现。患者疼痛加剧，首先考虑眼结膜深处隐藏有异物，若不及时取出异物可并发感染，疼痛加剧，结膜水肿、充血、脓性分泌物增多，局部用药治疗无效。应根据患者的主述给予认真检查，再用眼科镊子翻转上结膜穹隆及时发现并将异物取出。

五、眼科较易误诊的眼病

有些病患体征相同，在临床诊断上较易混淆，所以会出现误治或延误治疗的可能。

常见误诊的眼病有早期虹膜炎（误诊为红眼病）、睑板腺癌（误诊为睑板腺囊肿）、脑内肿瘤（表现为上睑下垂、视神经水肿）。眼科易误诊的疾病还有慢性青光眼、隐匿性眼球裂伤等。

预防措施：误诊和漏诊耽误患者治疗易导致医疗纠纷，所以应予高度重视。在临床中要不断吸取经验教训，对每位患者应当仔细观察病情，做细致全面的检查；并不断提高专业技能，才能避免误诊误治。

六、误诊之鉴

对病情的正确诊断，要靠对发病过程中所有信息的收集、分析和推理判断，还需要患者提供真实可靠的病史，才能减少误诊。在眼科工作实践中要不断总结，才能避免误诊。一般误诊的造成有以下因素：

1. 隐瞒真实病史误导医生　临床上大约50%的疾病通过病史可得到初步诊断，这需要患者如实提供病史。隐瞒患者病史还会干扰医生的治疗决策和对病情的判断，导致严重的后果。

2. 症状始终局限在眼科　眼科疾病能表现出全身病症的体征，如眼与全身疾病，而全身某些疾病又可以仅表现出眼科症状，因此眼科医生需要培养整体思维。

3. 凭经验会导致误诊误治　诊断疾病不能只凭经验，经验有用也有害，经验主义是在不知不觉中形成的。这是一种肤浅的认识事物的方法，这种认识方法一旦形成惯性，是临床误诊的一个主要原因。

七、眼科急诊常备物品及眼科急救箱的配备

1. 常备物品　有消毒用品，为冲洗所用。2%碳酸氢钠液、洗眼吊桶、受水器、弯盘及消毒浸泡液等。

2. 注射用品　一次性注射器、缝合器械、消毒孔巾、手套、眼科剪、血管钳、显微器械、持针器、开睑器、眼睑拉钩以及各种规格的缝合针等。

3. 药品配备　有1%荧光素钠、0.5%丁卡因、2%利多卡因、散瞳剂、缩瞳剂、抗生素眼药水和眼膏、血管扩张剂、50%的葡萄糖溶液、止血剂、强心剂、抗休克药等急救药品，氧气罐呼吸面罩等。

4. 眼科急救包　用于外出就在或现场急救，要求轻便、实用，医护人员可随身携带，可选用质量较好的旅行包、出诊箱。急救包内应配有直接眼底镜、手电筒，眼用药品盒，眼科缝合包，洗眼用生理盐水冲洗管道、冲洗头、胶布，绷带及消毒剂、一次性输液器、5mL、20mL注射器等。

八、开展现场自救和互救的训练和教育，普及全民急救意识和技能

（1）现场急救和自救：眼科工作者深入厂矿企业，开展眼部急救自救知识的培训，推进员工对眼部保护的意识，学习眼科急救知识，遇到眼科急症的发生能够开展自救抢救。

（2）对危害性大的易爆物品：如化学容器、地雷，有严重塌方可能的场所，以及盛大庆祝活动燃放的烟火时，都要做好现场急救的准备，做好应急预案。对急性眼科疾病不仅要诊断准确，还要果断迅速处理，使伤者尽快远离伤害，并及时解除疼痛，控制伤情的发展。

（3）急诊、门诊要坚持首诊责任制：不可推诿患者，以免延误诊断和治疗。要真正做到发扬救死扶伤的革命人道主义精神。

（祝东升）

第五章 眼科常见症状

第一节 视力障碍

一、急性视力下降

1. 一过性视力丧失（指视力24h内恢复正常，通常在1h内） 如下所述。

（1）黑蒙：①直立性低血压，双侧。②一过性脑缺血发作，通常单侧。椎-基底动脉供血不足，通常双侧。③视盘水肿，通常双侧。④视网膜中央或分支动脉痉挛。⑤偏头痛（伴有或无随后的头痛）。

（2）不常见的情况：缺血性视神经病变、眼缺血综合征、青光眼、中枢神经系统病变。

（3）其他原因：过度疲劳、饥饿、精神刺激等。

2. 视力丧失达24h以上 如下所述。

（1）常见：视网膜中央动脉阻塞、视网膜中央静脉阻塞、玻璃体积血及视网膜出血、视网膜脱离、视神经炎。

（2）不常见：①伴有疼痛：急性闭角型青光眼发作期、急性视神经炎（眼球运动痛）、各种眼外伤，葡萄膜炎。②非真实性：偶然发现的单眼视力低下、癔症、伪盲。

二、慢性视力下降

1. 逐渐的、无痛性的视力下降（可历时数周、数月或数年） 如下所述。

（1）眼部疾病：角膜变性、白内障、屈光不正、原发性开角型青光眼、慢性闭角型青光眼、玻璃体混浊、脉络膜视网膜炎、年龄相关性黄斑变性、糖尿病视网膜病变、视神经炎、视神经网膜炎、视网膜色素变性。

（2）全身疾病：脑肿瘤、脑炎、脑膜炎，其他中枢神经系统病变，颅脑外伤、高血压、糖尿病、白血病等。

2. 伴有眼充血、疼痛的视力下降 角膜炎、巩膜炎与浅层巩膜炎、虹膜睫状体炎、全葡萄膜炎、化脓性眼内炎、全眼球炎、眶蜂窝织炎。

三、视物变形

主要发生于视网膜疾病。视物变大、变小或弯曲。

（1）黄斑疾病：中心性浆液性脉络膜视网膜病变、年龄相关性黄斑病变、高度近视黄斑病变、黄斑前膜。

（2）视网膜脱离。

（3）角膜不规则散光。

四、闪光感

1. 伴有眼部器质性病变　视网膜脱离、玻璃体后脱离、脉络膜视网膜炎、玻璃体机化牵拉。
2. 不伴眼部器质性病变　偏头痛、晕厥前（由低血压、低血糖、过度疲劳及精神刺激引起）。

五、眼前黑影

表现为眼前有大或小的黑影遮挡。
1. 活动的（又称飞蚊症）　玻璃体液化、后脱离，玻璃体出血，中间型葡萄膜炎，后葡萄膜炎。
2. 不活动的　角膜斑翳、白内障、视网膜瘢痕、黄斑病变。有些患者视野出现由视网膜、视神经或中枢神经系统疾病导致的盲点。

六、视物模糊

表现为视物不清、重影或模糊一片：屈光不正和老视、角膜斑翳、白内障。

七、视野缺损

1. 主觉的视野缺损　如下所述。
（1）中心性的：黄斑病变，如黄斑部裂孔、黄斑部视网膜脱离、年龄相关性黄斑变性。
（2）向心性的：视网膜色素变性、视神经萎缩、青光眼。
（3）某一方向的：视网膜脱离，与脱离方向相对的方向视野缺损。
2. 不能自觉的视野缺损　通过视功能检查可确诊。

八、夜盲

1. 眼部病变　视网膜色素变性、视杆细胞功能不良、静止型白点状眼底（又称小口病）、进行性视网膜萎缩、脉络膜视网膜炎、视神经萎缩、严重的青光眼、高度近视。
2. 全身病变　维生素 A 缺乏症。
昼盲（白日视力不良，傍晚时视力反而较佳）。
先天性视锥细胞功能不良（全色盲）。

（武海军）

第二节　眼痛

一、眼眶痛

眶上神经痛、鼻窦炎、眶骨膜炎、眶蜂窝织炎。

二、眼睑痛

麦粒肿（睑腺炎）、眼睑脓肿、眼睑疱疹。

三、眼球痛

结膜、巩膜和浅层巩膜、眼球筋膜炎症，虹膜睫状体炎，角膜炎，电光性眼炎，眼内炎，全眼球炎，青光眼，眼球萎缩，视疲劳。可伴有眼刺激症状。

四、眼球后痛

球后视神经炎、眶内肿瘤、蝶窦炎。

五、伴有头痛的眼痛

1. 严重的眼病　急性闭角型青光眼、急性虹膜睫状体炎、葡萄膜大脑炎、交感性眼炎。
2. 其他原因　血管神经性头痛、偏头痛、发热、中毒等。

（武海军）

第三节　眼红

一、眼睑发红

眼睑皮肤炎症，如睑缘炎、麦粒肿、霰粒肿（睑板腺囊肿）或外伤。

二、结膜发红

可为结膜充血或睫状充血，见于结膜炎症，或角膜、虹膜睫状体、巩膜病变引起。
青光眼急性发作期，眼内炎，严重眼外伤。
也可为新生血管或结膜下出血。

（武海军）

第四节　眼不适

一、眼痒

（1）结膜炎：病毒性结膜炎、春季结膜炎、过敏性结膜炎。
（2）巨乳头性结膜炎或其他接触镜相关眼病。
（3）干眼症。
（4）睑缘炎。
（5）过敏或接触性皮炎：药物、化妆品、化学气体，昆虫飞入眼中。

二、畏光

1. 眼部病变引起　如下所述。
（1）炎症性：结膜炎、角膜炎、虹膜睫状体炎、电光性眼炎、眼内炎和全眼球炎。
（2）非炎症性：视疲劳、瞳孔散大、无虹膜（先天性或后天性）、全色盲。

2. 全身病变引起　白化病、神经衰弱、热病、职业性。

三、异物感

1. 角膜病变　角膜炎、角膜异物、角膜上皮擦伤、浅层点状角膜炎、角膜上皮炎、电光性眼炎。

2. 结膜病变　结膜炎、结膜异物（在睑板上沟的异物易于忽略）、干眼症。

3. 眼睑病变　睑缘炎、睑内翻、倒睫。

4. 其他　配戴角膜接触镜。

四、眼干涩

干眼症、沙眼、米库利兹（Mikulicz）综合征、视疲劳。

五、眼烧灼感

慢性结膜炎、角膜上皮炎、睑缘炎、电光性眼炎、干眼症。

（武海军）

第五节　流泪与溢泪

泪液分泌过多，不能正常排出而自睑裂部流出为流泪。泪液排出受阻为溢泪。

一、流泪

1. 炎症刺激　如结膜炎、角膜炎、虹膜睫状体炎、巩膜炎、睑缘炎、电光性眼炎。

2. 外因刺激　如风沙，烟尘，光线，毒气，角、结膜异物和擦伤、裂伤，角膜上皮炎和上皮脱落，倒睫，睑内翻，睑闭合不全结膜暴露。

3. 全身因素　疼痛刺激和精神因素。

二、溢泪

泪道阻塞（先天性、后天性或外伤引起）。

1. 眼睑位置异常　下睑外翻，泪点外翻，泪液不能进入泪道。

2. 泪点病变　眼睑烧伤和化学伤使泪点位置异常，泪点先天性或后天性闭塞，泪点有新生物，不能导入泪液。

3. 泪管病变　炎症引起泪小管狭窄、阻塞或闭锁。外伤性泪管断裂。

4. 泪囊病变　泪囊炎症、囊肿或肿瘤。

5. 鼻泪管病变　先天性鼻泪管下端瓣膜阻塞。鼻炎或上颌窦炎引起鼻泪管狭窄或阻塞致慢性泪囊炎。

（武海军）

第六节　分泌物

1. 大量脓性分泌物　急性细菌性感染。

2. 少量脓性分泌物　病毒、科－韦（Koch－Weeks）杆菌、葡萄球菌、链球菌及包涵体感染。

3. 浆液性或黏液－纤维蛋白性分泌物　病毒性感染和过敏性病变。

4. 分泌物细胞学检查（结膜分泌物涂片或结膜刮片）　如下所述。

（1）多形核白细胞：见于细菌感染。

（2）单核细胞：见于病毒感染。

（3）嗜酸粒细胞：见于过敏性反应。

（4）角化上皮：见于眼干燥症。

（5）包涵体：见于沙眼、包涵体性结膜炎。

（武海军）

第七节　复视

1. 单眼复视　用一眼注视时出现两个影像，遮盖一眼后复视仍存在。

（1）屈光不正：近视、散光。

（2）虹膜根部离断，多瞳，晶状体半脱位。

（3）斜视矫正术后（原有异常视网膜对应）。

（4）生理性（由于晶状体的三棱镜效应导致）。

2. 双眼复视　用双眼注视一物体时为两个影像。遮盖一眼后复视消失。见于斜视，异常视网膜对应，眼球运动障碍，融合障碍，眼镜的三棱镜效应及生理性复视。

（1）水平复视：水平肌麻痹，分开麻痹，集合麻痹，集合痉挛，急性共同性内斜视，核间麻痹。

（2）垂直复视：垂直肌、斜肌麻痹，眶壁骨折，Graves 眼病。

（武海军）

第八节　视疲劳

视疲劳又称眼疲劳。患者有用眼后（尤以视近物后）眼部不适，视物模糊，眼发干，烧灼感，眼痛，眼眶痛，可伴有全身症状如头痛、头晕、恶心等。

1. 眼部原因　屈光不正（远视、散光、假性近视），屈光参差，未配戴合适的眼镜。

（1）调节功能障碍：老视眼，调节衰弱，调节痉挛。

（2）眼肌功能障碍：外隐斜，内隐斜，集合无力，融合无力。

（3）眼病所致视力不良。

2. 全身原因　身体衰弱，病后恢复期，内分泌紊乱，哺乳期，更年期，神经官能症，过度疲劳。

3. 环境原因　光线过强（眩光）或过暗，阅读物过于细小，字体与背景对比度低，视标不稳定，以及显示器终端综合征。

（武海军）

第九节　眼压异常

一、高眼压

1. 伴有眼红痛，视力下降　急性闭角型青光眼，青光眼睫状体炎综合征，恶性青光眼，继发性闭角型青光眼（葡萄膜炎，晶状体膨胀期，晶状体脱位，眼内肿瘤），炎性继发性开角型青光眼，术后继发性青光眼，脉络膜上腔出血，球后压力升高（炎症、肿瘤或出血）。

2. 不伴眼红痛，视力逐渐下降　慢性闭角型青光眼，原发性开角型青光眼，继发性青光眼，使用糖皮质激素（局部或全身），高眼压症。

二、低眼压

伤口漏，睫状体脉络膜脱离，视网膜脱离，睫状体休克，眼内炎，应用降眼压药物，眼球萎缩，眼前段坏死。眼球破裂伤，眼球钝挫伤。

（武海军）

第二篇　眼科检查技术

第六章　眼科一般检查技术

第一节　眼外部一般检查

对所有眼病患者，都应先做眼外部一般检查。眼外部检查，也就是眼前部检查，包括用肉眼可以观察到的眼前方各部分，如眼睑、泪器、结膜、角膜、巩膜、前房、虹膜、瞳孔、晶状体、眼球、眼眶、眼肌、眼压等检查法。

进行眼部检查时，要养成先右后左、从外到内的习惯，以免在记录左右眼时混淆或遗漏。再有，即检查时，应两侧对照，如两眼不同，应先查健眼，再查患眼，尤其在患传染性眼病时，更应如此，以免两眼间交叉感染。

一、眼睑检查法

一般在患者面向自然光线下用望诊即可，必要时则需要用触诊以协助检查。检查眼睑时应同时检查眉毛、睫毛、睑缘和睑板是否正常。

首先应注意有无先天异常，如眼睑缺损、睑裂缩小、内眦赘皮、下睑赘皮、上睑下垂等。有下睑赘皮时，应想到可以因下睑皮肤皱褶压迫睫毛使其倒向后方而摩擦角膜。有上睑下垂时，应鉴别其是真性或假性、部分性或完全性；真性完全性者，应当用两手的拇指分别用力横压在患者两眉弓上方之处，并嘱患者用力睁眼，此时可以发现患侧因不能利用额肌协助提起上睑而完全不能睁开该眼；部分性者，则此时仍可稍微睁开；在有眼睑痉挛或患严重外眼病以后，特别在患有重沙眼的患者，并非由于上睑提肌的损害而发生的暂时性上睑下垂，则为假性上睑下垂，在患有面神经麻痹的患者，为检查患者眼轮匝肌的肌力时，检查者可将双侧上睑各放一只手指，嘱患者用劲闭眼，由于各手指的感觉不同即可比较出两眼睑肌力的不同；再嘱患者似睡眠状轻闭两眼时测量其闭合不全的睑裂大小。如要测量其确切肌力，则须用眼睑肌力测量计检查。额肌或上睑提肌活动幅度检查，可用尺测出 mm 数。

继之再观察眼睑皮肤有无异常，如皮下出血、水肿或气肿（炎性或非炎性）、皮疹、瘢痕、肿瘤等。怀疑有气肿时，用一手之示指和中指轮替轻轻压迫眼睑，可以发出捻发音。如上睑有初起之肿物时，可令患者向下看，在将上睑铺平在眼球上以后，则易于触出；检查下睑时，则令其向上看以后触之。同时应注意肿物之硬度及有无压痛，并检查有无耳前或颌下淋巴结的继发炎症或转移。

检查眼睑有无位置异常，应比较双侧睑裂的宽窄以确定有无上睑下垂或睑裂开大，单纯测量睑裂宽度并不可靠，应在嘱患者向前方直视时检查上睑缘遮盖角膜的宽度（正常情况下，上睑约遮盖角膜上缘 1 ~ 2mm，睑裂宽约 10mm 左右），观察上、下睑有无内翻倒睫，倒睫是否触及角膜，观察眼睑有无外转或外翻，并应同时发现各种眼睑位置异常的原因。

令患者向下看，同时检查者可用拇指轻轻向上牵引上睑，就可以显示出上睑缘，在向上看时而以拇指轻轻向下牵引下睑，就可以显示出下睑缘；检查睑缘有无红肿、肥厚、钝圆等现象，观察有无分泌物、痂皮或新生物；注意睑缘间部睑板腺开口处有无阻塞或睫毛生长；检查睫毛的数量、粗细、行数和生长位置，有无过多、过少和过粗、过长现象，或受睑缘疾病影响而脱掉成睫毛秃。注意睫毛颜色，在交感性眼炎、原田病和 Vogt – Koyanagi 病时，睫毛可全部变成白色；更应注意检查睫毛生长的方向和倾斜度的大小，有无倒睫和睑内翻，平视时我国人上睑睫毛倾斜度多为 110° ~ 130°，下睑多为 100° ~ 120°。并应检查睫毛根部有无湿疹、鳞屑、痂皮或脓肿。用拇指和示指可以触知上睑板的宽度（正常约为 3 ~ 4mm）和厚度，以确定有无炎症等现象。

二、泪器检查法

1. 泪腺检查法　正常情况下，泪腺是不能被触知的。令患者向鼻下方看，以相对侧手的拇指尽量将上睑外眦部向外上方牵引，就可以将因炎症或肿瘤引起肿胀的睑部泪腺暴露在外眦部上穹隆部结膜下，以便于检查。在检查泪腺的泪液分泌量是否正常时，可用 Schirmer 试验。其方法是在正常无刺激情况下，用一个宽 5mm、长 35mm 的条状滤纸，一端 5mm 处折叠放在下睑外或内 1/3 处的结膜囊内，其余部分就自睑裂悬挂在眼睑之外，眼可睁开，在不要使滤纸条掉出眼外的条件下患者也可以随意瞬目。泪液分泌正常时，5 分钟后，滤纸条可被浸湿 10 ~ 15mm。

如反复试验少于此数，甚至仅边缘部湿润，则为分泌减少。如 5 分钟湿及全长，则可为分泌过多。

在疑为眼干燥症患者时，还应进行泪膜破裂时间（BUT）试验，这是测定泪膜稳定性，最可靠的方法。检查前患者先在裂隙灯前坐好，1% 荧光素滴眼，预嘱患者适当延长睁眼时间。用较窄的钴蓝光往返观察角膜前泪膜，当被荧光素染色的泪膜出现黑洞（常为斑状、线状或不规则干斑）时，即表示泪膜已经破裂，在瞬目后至出现泪膜破裂，用秒表记录下来，这时间即为泪膜破裂时间。

正常人泪膜破裂时间为 15 ~ 45 秒，小于 10 秒为泪膜不稳定。因检查结果，常是变异很大，宜测 3 次，取其均值。

当瞬目后泪膜不能完整地遮蔽角膜表面，而出现圆点形缺失（干斑），此种情况表示破裂时间为零。

2. 泪道检查法　先用示指轻轻向下牵引下睑内眦部，同时令患者向上看，即可查见下泪点的位置和大小是否正常，有无泪点内转、外转、外翻、狭小或闭塞；在泪囊部无红肿及压痛时，令患者向上看，可在用示指轻轻牵引下睑内眦部的同时，转向内眦与鼻梁间的泪囊所在部位加以挤压，如果泪囊内有黏液或脓性分泌物，就可以看见由上或下泪点流出。如果泪点正常，泪囊部也未挤压出分泌物，但患者主诉为泪溢，则可在结膜囊内滴一滴有色液体，如荧光素溶液或蛋白银溶液等，然后再滴数滴硼酸溶液或生理盐水，使之稀薄变淡，令患者瞬目数次，头部稍低，并于被检眼同侧的鼻孔中放一棉球或棉棍；1～2分钟后，令患者擤鼻，如泪道通畅，则鼻孔中的棉球或棉棍必能被染出颜色。用荧光素等有色溶液试验阴性时，则可用泪道冲洗试验（syringe test）以检查泪道有无狭窄或阻塞。方法是用浸以1%丁卡因或其他表面麻醉剂和1/1 000 肾上腺素液的棉棍，放在欲检查眼的内眦部，即上、下泪点处，令患者闭眼，挟住该棉棍5～10分钟，然后以左手示指往外下方牵引下睑内眦部，令患者向外上方看；以右手用圆锥探子或Bowman探子将泪点扩大；再将盛以生理盐水的泪道冲洗器的钝针头插进泪点及泪小管，慢慢注入生理盐水，在泪道通畅时，患者可感觉有盐水流入鼻腔或咽喉；如由下泪点注水而由上泪点溢出，则证明为鼻泪管阻塞，或为泪囊完全闭塞而仅有上、下泪小管互相沟通，如水由原注入的泪点溢出，则证明阻塞部位在泪小管，在注入盐水以前，应嘱患者头稍向后仰，且稍向检查侧倾斜，并自己拿好受水器，以免外溢的液体沾湿衣服。如果想确知泪囊的大小和泪道的通畅情况，可将泪囊照上法冲洗以后，注入碘油，然后作X线摄片检查。

注意操作要轻巧，遇有阻力切勿强行推进，以免造成假道。所用Bowman探针，应先从"0～00"号开始，逐渐增加探针号数，直到4号为止。

如果泪囊部有急性炎症，应检查红肿及明显压痛区域，并检查有无波动或瘘管。

三、结膜检查法

结膜的检查最好在明亮自然光线下进行，但必要时仍需要用焦点光线和放大镜的检查。应按次序先检查下睑结膜、下穹隆部、上睑结膜、上穹隆部，然后检查球结膜和半月襞。

检查睑部和穹隆部结膜时，必须将眼睑翻转；下睑翻转容易，只以左或右手拇指或示指在下睑中央部睑缘稍下方轻轻往下牵引下睑，同时令患者向上看，下睑结膜就可以完全暴露。暴露下穹隆部结膜则须令患者尽量向上看，检查者尽量将下睑往下牵引。

翻转上睑方法有二：一为双手法，先以左手拇指和示指固定上睑中央部之睫毛，向前和向下方牵引，同时令患者向下看；以右手示指放在相当睑板上缘之眉下凹处，当牵引睫毛和睑缘向前向上并翻转时，右手指向下压迫睑板上缘，上睑就能被翻转。如果用右手指不能翻转上睑，可以用玻璃棍或探针代替右手示指，则易于翻转。二为单手法，先嘱患者向下看，用一手的示指放在上睑中央眉下凹处，拇指放在睑缘中央稍上方的睑板前面，用这两个手指挟住此处的眼睑皮肤，将眼睑向前向下方牵引。当示指轻轻下压，同时拇指将眼睑皮肤往上捻卷时，上睑就可被翻转。

检查上穹隆部结膜时，在将上睑翻转后，更向上方牵引眼睑。用左或右手之拇指将翻转的上睑缘固定在眶上缘处，其他各指都固定在患者的头顶，同时令患者强度向下方注视，并以另一手之示指和中指或单用拇指，由下睑外面近中央部的睑缘下面轻轻向上向后压迫眼球，做欲将下睑缘推于上穹隆之后面的姿势，上穹隆部结膜就可以完全暴露。也可以用Desmarres牵睑钩自眼睑皮肤面翻转出穹隆部。

小儿的眼睑常因紧闭不合作而不容易用以上方法翻转，可用双手压迫法。即当由协助检查者将小儿头部固定之后，用双手的拇指分别压迫上下眼睑近眶缘处，就可将眼睑翻转，睑和穹隆部结膜即能全部暴露。但此法在怀疑患有角膜溃疡或角膜软化症的小儿禁用，以免引起严重的角膜穿孔。

球结膜的检查很容易，可用一拇指和示指在上下睑缘稍上及下方分开睑裂，然后令患者尽量向各方向转动眼球，各部分球结膜即可以露出。

分开睑裂后在令患者眼球尽量转向颞侧时，半月襞和泪阜即可以全部被看到。

按次序暴露各部分结膜以后，检查结膜时应注意其组织是否清楚，有无出血、充血、贫血或局限性的颜色改变；有无结石、梗死、乳头增生、滤泡、瘢痕、溃疡或增生的肉芽组织，特别注意易于停留异物的上睑板下沟处有无异物存在。检查穹隆部结膜时，应注意结膜囊的深浅，有无睑球粘连现象和上述的结膜一般改变。检查球结膜时应注意其颜色及其表面情况。

1. 颜色　有无出血、贫血或充血、色素增生或银沉着。球结膜充血有两种，深层者名睫状充血，又称角膜周围充血；浅层者名结膜充血，又称球结膜周边充血；应注意两者的不同点。

2. 表面情况　有无异物、水肿、干燥、滤泡、结节、溃疡、睑裂斑、翼状胬肉、淋巴管扩张或肿瘤。

检查半月襞的时候，应注意有无炎症或肿瘤。

四、角膜检查法

1. 一般的检查　应先在光线好的室内作一般肉眼观察。首先注意角膜的大小，可用普通尺或 Wessely 角膜测量器测量角膜的横径和垂直径。正常角膜稍呈横椭圆形。应先测量角膜的透明部分。我国男女角膜平均的大小，横径约为 11mm，垂直径约为 10mm。一般应同时测量上角膜缘的宽度，我国人上角膜缘约宽 1mm，因为我国人的上角膜缘较宽，所以一般多只以其横径决定角膜的大小。如果横径大于 12mm 时，则为大角膜，小于 10mm 时，则为小角膜。在弥散的自然光线下尚可观察角膜弯曲度之情况，如果怀疑呈圆锥形，则可令患者向下看，此时角膜的顶点就可将下睑中央部稍微顶起（图 6-1），由此更可以证明是圆锥角膜。同时也应注意是否为球形角膜、扁平角膜、角膜膨隆或角膜葡萄肿。

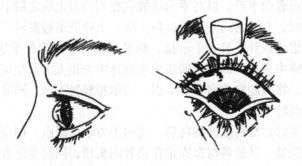

图 6-1　圆锥角膜顶起下睑中央部

2. 照影法和利用 Placido 圆盘的检查法　用照影法检查时，令患者对窗而坐，并且固定其头，检查者与患者对坐，用一只手的拇指和示指分开被检眼的睑裂，使该眼随着检查者另一只手的示指向各方向转动。注意观察照在该眼角膜表面上的窗影像是否规则。

Placido 圆盘（placido disc）是一个有 20cm 直径的圆板，在其表面上有数个同心性黑白色的粗环（图 6-2），中央孔的地方放一个 6 屈光度的凸镜片；检查时令患者背光而坐，检查者一只手拿住圆盘柄放在自己的一只眼前并坐在患者对面，相距约 0.5m 左右，用另一只手的拇指和示指分开被检眼的睑裂，由中央圆孔观察反射在患者角膜上的同心环，并令患者向各方向注视，以便能够检查全部角膜（图 6 - 3）。

如果角膜表面正常，应用以上两种检查方法都可以看出清晰而有规则的窗棂和环形的影像。如果看到各种不同光泽和形状不规则的影像，就可判断角膜表面是否有水肿、粗糙、不平等现象；此外，还可以检查出有无散光，并且可知散光为规则性抑或为不规则性；也可查出角膜有否混浊和异物。这种检查虽然操作简单，但非常实用。

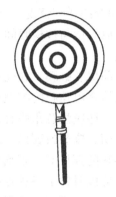

图 6 - 2　Placido 圆盘

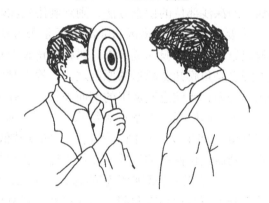

图 6 - 3　Placido 圆盘检查法

3. 角膜染色法　由于结膜囊内不能容纳 10μl 以上的液体，也就是不能容纳一正常滴的1/5，所以如果在结膜囊内滴入一滴染色液时，染色液即会溢出结膜囊而流到下睑和颊部皮肤上，只用玻璃棍的一端蘸少许 2% 荧光素溶液放于结膜囊内，然后再滴 1～2 滴 3% 硼酸水或生理盐水轻轻冲洗结膜囊，一般正常角膜不能被染色，但有时在 60 岁以上的人的正常眼的角膜鼻下方可见有不超过 9 个很小的染色点，有时在年龄更大的人也可以见到更多的分布在整个角膜的染色点，这可能与角膜上皮的不断新生有关系，如果角膜表面有上皮剥脱、浸润或溃疡等损害时，即可明显地被染成绿色，应该记录着色处的部位、大小、深浅度、边缘情况和染色的深浅。这种染色法也可以用虎红溶液代替荧光素溶液。另有双重染色法，就是用 2% 荧光素溶液和 0.5%～1% 亚甲蓝水溶液先后各滴少许于结膜囊内，然后用生理盐水冲洗，在有角膜溃疡时，真正的溃疡部位被染成蓝色，其周围之上皮溶解区域则被荧光素染成绿色，在疱疹性树枝状角膜炎时，表现得最为典型。

如果怀疑有角膜瘘存在时，也可用荧光素溶液染色法以确定之；即用拇指和示指分开上下眼睑，同时令患者向下看，将荧光素溶液滴在角膜上缘处，当溶液慢慢流在角膜表面时，注意观察在可疑部位有无房水将荧光素冲出一条绿色小河现象；如果同时轻轻压迫眼球，则房水由瘘孔流出更为明显。

4. 集光检查法　又叫斜照法或焦点映光检查法。现在最常用的是将光源和高度凸镜片放在一起的锤形灯，或为聚光灯泡的手电灯，在明室中就可以得到焦点光线，用时非常方便。这种检查法设备虽然简单，但效果很大，再加用一个 10 倍放大镜做仔细检查，当将被检组织像扩大 10 倍时，更可以看出病变的详细情况。方法是用另一只手的拇指和示指持放大镜，放在被检眼之前，可随意调节放大镜与被检眼间的距离，用中指分开上睑，四指分开下睑而将睑裂开大，以便于检查角膜。

这种集光检查法也适用于结膜、前房、虹膜、瞳孔和晶状体等组织的检查。

用集合光线和放大镜的检查可以检查出角膜的细微改变，如角膜有无混浊，混浊为陈旧之瘢痕抑为新鲜之水肿，浸润或溃疡。还应注意角膜有无异物或外伤，有无新生血管，为深层者抑或为浅层者，有无后弹力膜皱褶、撕裂或膨出，或角膜后壁沉着物。记录以上各种改变都应注明它的形状、深浅度和所存在的部位等，普通角膜病变的部位可按以下的记录法，例如位于周边部或中央部；周边部者应以时钟上各钟点的位置为标准；中央和周边部之间的角膜部位，又可分为鼻上、鼻下、颞上、颞下四个象限的位置来表示。

关于精确决定角膜病变的深浅部位的检查方法，则须利用裂隙灯和角膜显微镜。

5. 角膜知觉检查法　为要证明角膜溃疡区与非溃疡区是否有知觉的不同，或证明三叉神经功能有无减低或麻痹现象，应作角膜知觉检查。树枝状角膜炎是角膜知觉减退最为常见的局部原因之一，带状疱疹也是角膜知觉减退的原因之一。检查时可将一小块消毒棉花搓成一尖形，用其尖端轻触角膜表面；要注意应从眼的侧面去触，最好不要使患者从正前面看到检查者的动作，以免发生防御性的眨眼而混乱正确结果。如果知觉正常时，当触到角膜后，必然立刻出现反射性眨眼运动。如果反射迟钝，就表示有知觉减低现象，如果知觉完全消失，则触后全无任何表现。两眼应作同样的试验，以便于比较和判断。

6. 小儿角膜检查法　在有严重畏光和眼睑痉挛的患者或小儿，可先滴一次 1% 丁卡因表面麻醉剂，然后用开睑器分开上下睑而检查角膜，但应绝对注意避免使用任何暴力，以免可能使有深溃疡的角膜发生人工穿孔。

小儿的眼睛常不容易检查，因其不会合作且不能令小儿安静不动。最好检查者和助手对坐，令小儿仰卧在助手的膝上，助手用肘挟住小儿的两腿，用手紧握住小儿的两手，检查者用两膝固定住小儿之头，用手或开睑器分开眼睑后进行检查。在角膜病状的许可下，如果用手分开眼睑时，最好用两手的拇指将其上下睑缘紧贴角膜表面轻轻分开，这样可以避免结膜将角膜遮盖而不能对角膜作仔细检查。如果用开睑器时，小儿的眼球常往上转，这时可将下睑的开睑器尽量拉向下穹隆，因可以使眼球稍微向下牵引，而便于作角膜的检查。

在检查或治疗 1~2 岁小儿眼时，可用毛毯或床单将小儿紧紧包裹，使其颈部与毯或床单的上方边缘相平，另由一位助手固定小儿的头，再依照上法作检查。

五、巩膜检查法

先用肉眼在自然光线下观察睑裂部巩膜，然后用左或右手拇指和示指分开被检查眼的睑裂，令眼球向上、下、左、右各方向转动而检查眼前部的各部分巩膜。也可用集合光线加放大镜以检查更细微的改变。首先应注意巩膜是否有变色改变，正常为白色，可发生黑色素斑、银染症、贫血或黄疸；老年人的巩膜稍发黄，小儿者稍发蓝，蓝色巩膜乃表示巩膜菲薄，透见深部色素所致。此外，尚应注意有无结节样隆起，在巩膜炎时，结节一般发生在角膜周围，并呈紫蓝色充血。由于巩膜组织变薄，可以出现巩膜葡萄肿。在有高眼压的患者，应特别注意有无前部或赤道部隆起的葡萄肿。前部者尚应鉴别是睫状部的葡萄肿或是间插葡萄肿。不论眼部受过穿孔性或钝挫性外伤后，都应仔细检查有无巩膜破裂；挫伤后引起破裂的部位常是发生在对着眼眶滑车所在部位的巩膜鼻上侧部分。

检查睫状血管时，在正常眼球前部只能看到很细的睫状前血管，它构成角膜周围毛细血管网的上巩膜分支的扩张所致的充血，叫作角膜周围充血或睫状充血。在有眼内压长期增高的患者和有动脉硬化的患者，常可以看见睫状前血管高度扩张和过度弯曲。检查睫状前血管时，可以用明亮的自然光线，用一手之拇指和示指分开睑裂，令患者的眼球随着另一只手的示指向上、下、左、右四个方向转动即可。

六、前房检查法

检查前房应注意其深浅和内容，更应注意前房角的情况。初学者对前房深度的准确认识需要有一定时间的学习。一般是须用集合光线由正前方观察，估计角膜中心的后面与瞳孔缘部虹膜表面间的距离，但是如果部分角膜有混浊时，就需要避开混浊部由侧面查看，正常前房深度（指中央部）约为3mm应注意年龄不同（过幼或过老的人前房较浅）和有屈光不正（远视者前房较浅，近视者较深）时前房深浅会各有不同；前房变浅可以是由于角膜变扁平、急性闭角型青光眼、虹膜前粘连或因患肿胀期老年性白内障使虹膜变隆起所致；前房变深可以是由于角膜弯曲度增大（如在圆锥角膜、球形角膜、水眼或牛眼时）或晶状体后脱位及无晶状体时虹膜过于向后所致。前房各部分深浅不同时，应仔细检查有无虹膜前后粘连，或晶状体半脱位。

为观察前房深浅，常可用手电侧照法来决定。即以聚光手电筒，自颞侧角膜缘外平行于虹膜照射。如虹膜平坦，则全部虹膜被照亮；如有生理性虹膜膨隆则颞侧虹膜被照亮，根据虹膜膨隆程度不同，而鼻侧虹膜照亮范围不等。如整个虹膜均被照亮则为深前房；亮光达虹膜鼻侧小环与角膜缘之间为中前房；如亮光仅达虹膜小环颞侧或更小范围，则为浅前房。

正常的前房内应充满完全透明的房水，但在眼内发生炎症或外伤以后，房水可能变混，或有积血、积脓或异物。轻度的混浊不能用肉眼看出，如果有相当程度的混浊则可致角膜发暗，甚至可用集合光线和放大镜看到前房内混浊物质的浮游而出现 Tyndall 征，或可直接见到条状或团絮状的纤维性渗出，积血和积脓可因重力关系沉积在前房的下方，且形成一个水平面，可随患者头部的转动方向而变换液面位置；检查时应注明水平液面的起止钟点。

七、虹膜检查法

检查虹膜要利用集光检查法，另加放大镜。要注意虹膜的颜色，有无色素增多（色素痣）或色素脱失（虹膜萎缩）区。在虹膜有炎症时，常可因虹膜充血而色变暗，但在虹膜异色性睫状体炎时，患侧虹膜则色变浅，这时一定要作双侧颜色的对比。正常时虹膜组织纹理应极清晰，但在发炎时，因有肿胀充血而可以呈污泥状；在正常情况下，一般是不能见到虹膜血管的，但当虹膜发生萎缩时，除组织疏松，纹理不清外，虹膜上原有的血管可以露出；在长期糖尿病患者及患有视网膜中央静脉阻塞后数月的患眼上，常可见到清晰的新生血管，外观虹膜呈红色，称虹膜红变或红宝石虹膜（rubeosis iridis），血管粗大弯曲扩张，呈树枝状分支。在虹膜上也常易发现炎性结节或非炎性的囊肿或肿瘤，位置和数量不定。也应注意有无先天性异常，如无虹膜、虹膜缺损、永存瞳孔膜等。还应检查虹膜的瞳孔缘是否整齐，如果稍有不齐或有虹膜色素外翻时，应返回再检查对照该处之虹膜有无瞳孔缘撕裂瘢痕或萎缩等改变。瞳孔缘撕裂和虹膜根部解离多是由外伤引起；在不能很好检查出有无虹膜后粘连的时候，必要时可以滴2%后马托品一次，或结膜下注射1/1 000肾上腺素溶液0.1mL以散大瞳孔，此法需要在测验瞳孔反应之后应用，以作最后证明。如在虹膜瞳孔缘全部与晶状体一面发生环形后粘连时，房水循环发生障碍，并聚集在虹膜后方，致使后房压力增高，即可引起虹膜膨隆现象，又称虹膜驼背，此时前房即呈一尖端向瞳孔方向的漏斗形。检查虹膜有无震颤，须令患者固定其头，用一只手的拇指和示指分开睑裂，再令患者眼球向上、下、左、右迅速转动，然后向直前方向看，此时则注意观察虹膜有无颤动现象；轻度震颤须在放大镜或裂隙灯下始能看出。

八、瞳孔检查法

检查瞳孔首先可用弥散性或集合光线观察，应注意它的大小（两侧对比）、位置、形状、数目、边缘是否整齐和瞳孔的各种反应如何。瞳孔的大小与照明光线的强弱、年龄、调节、集合等情况有关，所以检查出的结果也各有不同。在检查一位患者的瞳孔大小时，应在弥散光线下令患者注视5m以上远距离的某一目标，可用Haab瞳孔计（Haab pupillometer，图6-4）放在内外眦部，与被检眼的瞳孔大小相比较，测出被检瞳孔的横径大小；或用Bourbon设计的一种瞳孔计（为直径5cm的黑色金属盘，其上有一圈不同大小直径的圆孔，由各孔旁画出有平行的白线，直达盘的边缘）。放于紧挨近眼球的部位，以测量瞳孔的大小（图6-5）。

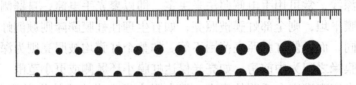

图6-4　Haab瞳孔计

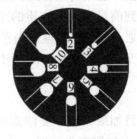

图6-5　Bourbon瞳孔计

正常情况下，瞳孔是一个位置于虹膜中央稍偏下鼻下方、直径为2～4mm，且双侧等大、边缘整齐的圆形孔，对于光线及调节集合等作用都有灵敏的缩小反应。在检查比较细致的改变，如有无瞳孔缘虹膜后粘连、瞳孔缘虹膜撕裂、瞳孔区是否为机化膜所遮盖（瞳孔膜闭）、迟钝不明显的瞳孔反应等时，都可利用集光灯加放大镜作检查。

检查瞳孔的反应，无论对于发现眼局部情况，或了解中枢神经系统各部光反射径路的损害，都具有很大的临床意义。

临床上常用的检查方法有三种：①直接对光反应：患者面向检查者而坐，双眼注视 5m 以外远处目标。检查者以锤状灯或聚光手电灯，从侧方照射一眼，瞳孔正常时当光线刺激时应立即缩小，停止照射后随即散大。正常人双眼瞳孔的收缩与扩大反应，应是相等的，若一眼反应迟钝或不能持久，则该侧瞳孔属于病态。②间接对光反应或称同感反应：患者面向检查者而坐，在眼注视 5m 以外远处目标。检查者用聚光手电灯从侧方照射一眼，而观察另一眼瞳孔是否缩小。正常情况下，当光线投射于一侧瞳孔时，对侧瞳孔也同时缩小。③调节反应或称集合反应：先令患者注视远方目标（越远越好），然后再令其立刻注视距离患者眼前 15cm 左右处竖起的检查者或患者手指，观察瞳孔情况。正常人由远看近时，双侧瞳孔应随之同时缩小。如发现异常情况，应再做进一步检查。

九、晶状体检查法

检查晶状体时应注意晶状体是否透明，也就是观察其有无混浊存在。混浊是晶状体本身的改变抑为晶状体前或后面附着的其他混浊物，或为晶状体内之异物。例如，虹膜后粘连所遗留的色素、不规则形的机化物或炎症后渗出物的机化薄膜，或为晶状体后面的睫状膜。也应注意晶状体的位置是否正常，有无脱位或半脱位；此外尚应注意检查晶状体是否存在。

检查以上各种情况，可以利用集光检查法、透照法（检眼镜检查法）、Purkinje - Sanson 检查法和裂隙灯检查等方法。

实行集光检查法检查晶状体是否有混浊时，应注意与老年性核硬化时瞳孔区所显示的灰白色反射相鉴别，此时必须用透照法作进一步的证明，透照时如瞳孔区呈现出弥漫性红色反射，则并非是晶状体混浊，而为老年性晶状体核硬化。

为了详细检查晶状体的全面情况，于检查前应散瞳，目前常用的散瞳剂为 2.5% 新福林液、复方托品酰胺等快速散瞳剂，也可用 2% 后马托品溶液。对晶状体鼻下方周边部进行细致的检查，可避免遗漏初发期老年性白内障。为观察晶状体是否已完全混浊。可做虹膜投影检查，即用集光光线，以 45°倾斜度自瞳孔缘投向晶状体，晶状体上即可看出虹膜所造成的阴影。如混浊已位于前囊下，则不能看到虹膜影，表示晶状体已全部变混；如果出现一窄虹膜影；表示晶状体前皮质尚有少量未变混浊；在晶状体混浊位于深层而前皮质尚透明时，则出现较宽之虹膜阴影，以上两种情况都说明白内障尚未达到成熟期。

在检查晶状体有无向一侧倾斜的半脱位时，应用焦点光线注意观察瞳孔缘内能否看到灰白色圆形但边缘稍呈锯齿状的晶状体赤道部，并且应注意前房各部位的深浅改变及有无虹膜震颤，如果怀疑有全脱位，可进一步用 Purkinje - Sanson 法证明晶状体是否仍存在于瞳孔区。可在暗室内，将一个烛光放于被检眼的侧前方 30°处，检查者在对侧 30°处观察被检眼瞳孔区的角膜表面。在正常眼，此时可以出现三个烛光像，其中较明亮的中等大直立虚像是角膜表面所形成的，可随烛光作相同方向移动；中央直立最大而较模糊的虚像是晶状体前面所形成，最小而倒立的清晰实像是晶状体后面所形成，与烛光移动方向相反移动，如果看不到这最小的倒像，就可以确定晶状体不存在于原来的位置。

在眼球受外伤后，晶状体可全脱位至前房或玻璃体内，一般都同时伴有严重的继发性青光眼，如发生巩膜破裂时，晶状体也可能全部脱位至结膜下。

透照法检查晶状体有无混浊及位置异常，很有作用。

通过裂隙灯检查，可更精确细致地观察到晶状体的病变。

十、眼球及眼眶检查法

一般是在自然光线下用望诊方法检查。检查眼球时，应注意其大小、形状、有无突出或后陷，并应注意眼球的位置，有无不随意的眼球震颤。在检查大小和形状时，用两手的拇指和示指分别将两眼的上、下眼睑分开，比较两眼球的大小，并同时观察眼前部角膜有无相应的大小改变，以为先天性小眼球或牛眼、水眼的诊断辅助。令眼球尽量向各方向转动，以观察眼球是否呈球形，各方向的弧度是否大致相等。在眼球萎缩时，常见眼球变小，由于受四条直肌的压迫而变成四方形。

眼球在眼眶内可向前或向后移位，可沿眼球的矢状轴用眼球突出计测量眼球的位置；眼球向前移位可能由于眼球后方的肿物或其他占位性病变所引起，或是与内分泌有关。眼球后陷可能由于眶骨骨折或交感神经的损伤所引起。

眼球突出度可以分为绝对性、相对性和比较性三种。绝对性眼球突出度是指仅一次的单侧眼的测量值，这对临床观察无何重要性；相对性的是指对比双侧眼的测量结果，如右眼为12mm，左眼为14mm，则可能患者为左眼球的突出或右眼球的后陷；比较性的是指在一定时间的间隔后，比较同一只眼所测量出的结果，例如第一次测量结果为12mm，相隔一段时间以后，结果为14mm，则可怀疑该眼可能有进行性眼球突出。相对性和比较性眼球突出度的测量，在临床工作中很重要。

检查眼球突出度的方法，可用一两面有刻度的透明尺，尺的一端水平并准确的向直前方向放在颞侧眶缘最低处，检查者由侧面观察。当尺两侧的刻度和角膜顶点完全重合时，记录眶缘至角膜顶点之间的距离，注意点为检查时透明尺必须保持准确的向直前方向，否则容易发生误差。

另一种常用的测量法为使用 Hertel 眼球突出计（exophthalmometer）测量，检查时将突出计平放在两眼前，并将两侧的小凹固定在两颞侧眶缘最低处，令患者两眼向直前方看，观察突出计上反射镜里角膜顶点影像的位置。相当于第二反射镜中尺度上的 mm 数，即为眼球突出的度数。同时应当记录两颞侧眶缘间的距离，以作为下次再检查时的依据。我国人眼球的突出度一般平均为 13.6mm，如果高于或低于此数时，可考虑为突出或后陷，但必须同时测量，且需要在相当时间间隔内测量数次作为比较。突出计的测量对单侧的突出或后陷意义较大。突出计上两个固定的小凹施加压力的大小，突出计上的两侧装置是否平行且放于同一水平都可以影响测量突出的结果，如两侧装置放得过近或过远，同样可使所测出的结果不够准确。所以应注意每次测量时所用的手劲都应当相同，并应注意突出计放置的部位力求准确。

眼球位置的异常对了解眶内肿瘤发生的部位很有意义。有斜视的患者应注明斜视的方向。如果发现有眼球震颤，应注明是引出的还是自发的，并注意震颤的方向，是垂直性、水平性、旋转性、振幅和频率等。

十一、眼肌及眼压检查法

眼球的运动是由六条不同的眼外肌相互配合而成。正常眼球运动范围，向颞侧时，角膜外缘可达外眦处；向鼻侧时，瞳孔内缘可与上下泪点连接成一直线；向上时瞳孔上缘可被上睑遮盖；向下时瞳孔一半被下睑遮盖。在门诊进行一般外眼检查法时，为检查六条肌肉的功能是否同时、等力、平行和协调。检查者与被检查者相对而坐，嘱被检查双眼跟随检查者手指向六个基本方位转动，即内转、外转、鼻上、颞上、颞下及鼻下，如有异常就可发现。注意在检查颞下及鼻下方位时，检查者的另一手须同时把双眼上睑抬起，方能观察得清楚。

如发现异常，疑为眼外肌麻痹时，则应在暗室内行复视试验；有隐斜或共同性斜视时，则应进一步做其他必要检查。

眼压的检查方法，常用的是指测法和眼压计测量法。指测法虽不能十分准确，但在取得经验后，是非常有意义的。临床眼科医师决定是否对患者要进行眼压计测量，常取决于指测法的结果。

指测法是让患者双眼尽量向下看，检查者把双手的中指和无名指放在患者额部作支持，再把两手的示指尖放在患者一侧眼的上睑板上缘，以两手的示指交替轻压眼球，藉传达到指尖的波动感，估量眼球的硬度。眼压正常者以 Tn 为代表，眼压稍高为 T + 1，中度增高 T + 2，高度增高 T + 3；眼压稍低 T − 1，中度减低 T − 2，极软为 T − 3。

（李俊英）

第二节　眼功能检查法

眼功能检查主要是检查患者对事物的认识和分辨能力。眼功能检查包括形觉、色觉和光觉检查。形觉检查就是视力检查，视力可分为中心视力和周边视力。中心视力指视网膜黄斑部的视力。周边视力指黄斑以外的视网膜功能（即视野）。色觉检查是检测眼的辨色能力。光学检查是检测眼辨别明暗的能力。

一、视力检查法

测量视力是用视力表上的字形或图形。每一字形或图形的构成都是根据视角来计算。由一个物体两端发出的光进入眼内，在眼的结点形成的角度称为视角。视角越大在视网膜上成像越大。物体距眼越近，所成视角与视网膜像越大，距眼越远，所成视角与视网膜像越小，也就是视角大小与物体大小成正比，与距离远近成反比（图 6 − 6）。要分辨两点是分开的，则由此两点发出的光投射在视网膜上的视锥细胞必须是两个不相邻的。两个视锥细胞间要夹有一个不受刺激的视锥细胞，否则两点会融合为一个正视眼能辨识两点间在眼结点最小夹角称为一分（1′）视角。视力表是以 1′视角的标准而设计的，E 字形或缺口环形视标都是5′视角，每一笔画是 1′视角（图 6 − 7）视力是视角的倒数，视力 =1/视角。

1. 远视力检查法　目前国内常用的有国际标准视力表和缪天荣教授采用数学原理设计的 5 分制对数视力表（1990 年国家颁布为我国第一个视力表的国家标准），用 E 字形，和航空驾驶员用的 Landolt 缺口环形视力表，都是以小数记录。还有适用于小儿用的图形视力表。国际上使用的 Snellen 视力表以 E 字形在 6m 远看，以分数记录（如 6/60 = 0.1，6/6 = 1.0）。

近年来国内多有用投影仪视力表，日本 Nidek 投影器按国际标准视力表的小数记录法，可调出单个视标的视力表，没有一般视力表的字与字间的拥挤现象。

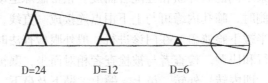

D=24   D=12   D=6

图 6 - 6　视标大小与距离的关系

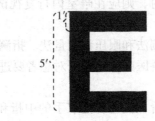

图 6 - 7　视力表字母各边按 5′视角构成

国际标准视力表和对数视力表距离为 5m，在房间不足要求标准时，可将视力表置于被检者坐位的后上方，于视力表的对面 2.5m 处放一平面镜，注视镜内所反映的视力表。视力表应有均匀一致，亮度恒定的人工照明（300～500Lux）。必须单眼检查，检查时用挡眼板凹面遮盖一眼，常规先查右眼，后查左眼。如戴镜应先查裸眼视力，后查戴镜视力。

国际标准视力表分 12 行，看清第一行为 0.1，第 10 行为 1.0，第 11 行为 1.2，第 12 行为 1.5。如被检者不能认出表上最大视标时，可令其走近视力表，直至能看清最大视标时，记录下其距离。

如在 3m 处方能读出 0.1，则该眼视力为 0.1×3/5 = 0.06，余类推。即每减少 1m，则减少 0.02。

如在 1m 处仍不能辨认出最大的视标时，则令患者背光而坐，检查者伸手指在患者眼前，使光线照在手指上，让患者辨认手指数目，记录其能辨认指数的最远距离，如一尺半指数。如果在最近距离仍不能辨认手指数，则可将手在患者眼前摆动，记录能辨认手动的最远距离。如两尺手动。

对只能辨认指数或手动的患者，为更进一步了解眼内部功能，应再检查光感及光定位。检查光感需在 5m 长的暗室内进行。检查时，将患者一眼用手帕完全遮盖，检查者一手持点燃的蜡烛放在患者被检眼前，另一手做时盖时撤的动作，由近及远，记录下患者辨认光感的最远距离（正常者应在 5m 远看到烛光）。然后再置蜡烛光在患者面前 1m 远查光定位。令患者向正前方注视，眼球不动，查左上，左中，左下，正上，正下，右上，右中，右下，记录患者能否正确指出光源的方向。可在光定位好的方向记录"＋"，定位不好的方向记录"－"。如全无光感，即以"无光感"或"黑蒙"记录。

对数视力表远视力安放在 5m 距离。1′视角记 5.0，为正常视力 1.0。10′视角记 4.0，4.0 视为 0.1。4.0 与 5.0 之间，增加一行视力记录相差 0.1，3.0 为 0.01，2.0 为手动，1.0 为光感，0 为无光感。最好的视力可测至 5.3，（同国际视力表的 2.0）目前已在体检、征兵、招工、学校、青少年视力检查及门诊广泛使用。

2. 近视力检查法 国际标准近视力表分12行，在每行侧有小数记法和正常眼检查时所用的标准距离。检查时光源照在表上，应避免反光，通常检查近视力表的距离可以不严格限制，令患者自己持近视力表前后移动，直至能看出最小号字的合适距离。正常者应在30cm看清第10行字（即1.0）。

远近视力配合检查有助于疾病的诊断，尤其是屈光不正，利用近视力表可测知调节近点。方法是检查近视力，如能看清1.0行则令患者将近视力表渐渐移近。直至刚好能看清1.0行（再移近则模糊不清）之处，称为近点。视力表与角膜之距离即近点距离。近视眼的近点距离较正视眼近。而老视眼及高度远视眼近点距离延长。又交感性眼炎早期，交感眼的症状即表现近点距离延长。

John仿Jaeger的近距离视力表制作出的近视力表，表上有大小不同8行字，即从7到1a正常在30cm能读出1，仍沿用Jr记录…Jr 1字的大小相当于标准近视力表的1.0行的字迹。

Landolt环用小数记录，最小一行为2.0。儿童视力表以各种图像代替字母，用分数及Jr记录，用于2～3岁儿童。投影仪视力表调整出单个视标也适用于幼儿弱视者检查，另外可消除对视力表的背诵，也可用于伪弱视者。因为他不会知道视标的大小，可能看到0.4视标，而看不见0.2视标。

3. 激光干涉条纹测视力（laser interference fringes visual acuity，IVA） 激光干涉条纹所测视力在一定范围内不受屈光间质的影响，故能真正反映出视网膜－大脑的视觉功能。

检查者取坐位，头部固定于颌架和额托上，用单眼向激光干涉测试仪的窥视孔内注视，此时可看到圆形红色图像，检查者旋转旋钮，改变空间频率，受检测者即可看到黑红相间的条纹，最大条纹间隔以1.5周/每度视野＝0.05开始，再继续旋转旋钮，受检者看到条纹由粗逐渐变细，直到刚好能辨认出条纹为止，再旋转旋钮就不能辨认出，记录能辨认条纹这一挡空间频率值（周/每度视野），此时检查者可从荧屏上看出已换算好的视力值。条纹每挡的间隔为0.05。最好视力可达2.0。

4. 目前更新型的视力表是Smart Ⅱ 是以分数计算，以计算机为基础，整合视力评估系统，医生可以任意选用它所产生的不同的视标，包含有E字形、环形、图像、单个字、红、绿色等，在6米处检查，适用于各种年龄者，弱视，伪盲，及体检。也可查对比敏感度，在暗光和明室都可作检查。可得出更准确的视力。

二、视野检查法

眼睛注视某一物体时，不仅能看清该物体，同时也能看清注视点周围一定空间的物体，眼睛固视时所能看到的空间范围称为视野。视野的范围是由眼与注视目标的距离和被注视物体的大小决定的。视网膜的敏感度以黄斑中心凹为最高，距黄斑部越远则敏感度越降低。测量中心视力时采用大小不同的视标，测量周围视力亦一样。视力表的视标是按视角的大小制定的，根据视野检查所用视标的大小和检查距离也可同样计算出视角的大小，并借以测量周围视力的好坏。所用视标的大小不同，测量出的视野范围也有所不同。实验证明视标的视角最大限度为9°，超过9°也不会使视野再度扩大，但小于9°则视野就随视标的减小而缩小。

如果用不同大小的视标测出不同大小的视野，按照大小顺序排列，堆积在一个空间内，就能形成一个"视野山"，Traquair称之为盲海中的视岛。岛上任一点的垂直高度即表示为该点的视敏度，在同一垂直高度各点的连线表示视觉等高度的线圈，称为等视线（isopter）。正常视岛的顶峰相当于最敏感的黄斑中心注视点，由此点作一垂直线可将视岛分为鼻侧和颞侧两部分，鼻侧山坡是陡峭的，颞侧山坡是倾斜的。在顶峰附近有一深洞直达水平面，此洞相当于生理盲点区。海拔较低的视岛周边部对应于视野光敏度较低的周边视网膜。

测量视野不仅要测量岛的海岸线，也要测量岛内部的海拔高度。岛的海岸线是用最大视角的视标测出来的范围。顶峰是用小视角的视标测出来的范围而且只限于中心部。视野的大小是相对的，完全取决于视标的大小、颜色和检查距离，所以在检查时必须注意这几点。

周围视野非常重要，因它不仅能使人辨识周围的环境和物体的方位，并可辨识物体移动的速度。没有周围视野就看不清中心视野以外的人和物，这对生活有很大影响。在临床上有很多疾病其视野显示一定的改变，所以视野检查对于眼底病、视路和视中枢疾病的定位和鉴别诊断极为重要。

（一）正常视野

正常视野的大小可因视标的大小、颜色、检查距离、光线的强弱以及背景的不同而有所不同。此外生理解剖的不同，例如睑裂的大小、鼻梁和眼眶的高低以及瞳孔的大小等都可影响视野的范围。单眼的正常视野和双眼的正常视野不同。

1. 单眼视野（monocular field） 正常的单眼视野略近圆形，颞侧稍大于鼻侧。这种视野是视网膜有光感部分的投影，称为绝对视野。正常视野因受眼附近组织的影响而使其鼻侧视野显著减小，称为相对视野。一般视野系指相对视野而言。正常单眼视野的范围以下方为最大，上方最小。一般正常单眼视野外界上方为60°，下方75°，鼻侧60°，颞侧100°。用白色视标查得的视野最大，蓝色者次之，红色者更次之，绿色者最小。北京医学院（1964年）曾用电投影视野计以5mm视标检查31 026只正常眼的视野，发现我国正常人的上方视野比日本人的稍窄，而鼻下视野则比欧美人的稍宽些。

2. 双眼视野（binocular field） 双眼同时注视一点所能看见的视野范围称为双眼视野。双眼视野较单眼视野为大，除双颞侧新月区外，其他部分均为双眼同时都能看见的区域（图6-8）。利用双眼视野可以识别伪盲。

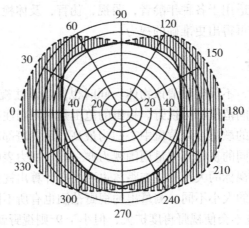

图6-8 双眼视野

3. 生理盲点（blind spot） 在中心注视点外约15°，水平偏下约3°处有一竖椭圆形的视野缺损，称为生理盲点，由于是 Mariotte 1663 年发现的，所以又称为 Mariotte 盲点。生理盲点的横径为 6°~8°，相当于视盘的大小，因为视盘处无视网膜，所以无感光功能，因此视野上呈现为绝对暗点。在生理盲点的上下方仔细检查，可见一弧形弱视区，为视盘附近大血管的投影，名为血管暗点（angioscotoma）。当眼压升高或压迫眼球时，血管暗点扩大而且更为明显。

（二）视野改变的类型

视野的改变主要是周边视野改变和视野中出现暗点：

1. 周边视野的改变　周边视野改变可根据视功能损伤的程度分为视野收缩和视功能低下（depression）。

视野收缩是指视野障碍从周边部开始，真正的收缩是指对所有的视标都是全盲，不管刺激的强弱如何，视野缺损都相同，边缘峻陡（steep），这是比较少见的。

大部分视野缺损是视功能低下，这要靠视野的定量检查才能发现，至少要查 2 个等视线或用定量视野计检查。刺激越大，视野越大则等视线就越大。这种视野收缩的边缘是倾斜状的（sloping）。分析视野的收缩或低下对疾病的早期诊断和估计预后有重要临床意义，尤其是部分低下对分析疾病的性质更为重要。功能普遍低下可见于屈光间质不清的患者。

视野的收缩或低下根据缺损的部位又可分为向心性、不规则性、偏盲性和水平性缺损。

（1）向心性收缩或低下：视野形状不变，仅周围界限均等地收缩，患者常有一般性的视力减退，这是由于视网膜周边部的功能相应地丧失所致。轻度的向心性收缩患者并无感觉，高度的向心性收缩（视野呈管状）使患者感到行动极为不便。

（2）不规则收缩：视野周围的境界呈不规则收缩，形状不一，以尖端向中心扇形或三角形者较多见。不规则收缩性状有以下几种：①扇形尖端位于生理盲点，如中心动脉某一分支栓塞；②扇形尖端位于中心注视点如视路疾患；③象限盲：为 1/4 视野缺损如视放射的前部损伤；④鼻侧视野显著收缩如青光眼；⑤颞侧视野显著收缩如视路疾患或视网膜鼻侧疾患。

（3）偏盲性收缩：偏盲是视野的一半缺损，通常为垂直中线所分。真正的偏盲多系双眼同时发生，为视交叉和视交叉以上视路病变所发生的视野缺损。由于病变的位置和程度不同，因而偏盲的形态也有所不同。所以检查视野对脑部病变的定位诊断极为重要。偏盲性收缩或低下有以下几种

1）同侧性偏盲：为一眼的颞侧偏盲和另一眼的鼻侧偏盲，多为视交叉以后视路的病变所引起，可分为右侧同侧和左侧同侧偏盲；有完全性、部分性和象限性同侧偏盲。部分性同侧偏盲最为多见，缺损边缘呈倾斜性，双眼呈对称性或不对称性。上象限性同侧偏盲见于颞叶或距状裂下唇的病变；下象限性同侧偏盲则为视放射上方纤维束或距状裂上唇病变所引起。

2）异侧偏盲：分为双颞侧偏盲和双鼻侧偏盲。双颞侧偏盲为视交叉病变所引起，程度可以不等，从轻度颞上方视野低下到双颞侧全盲。双鼻侧偏盲不是真正的偏盲，常由一个以上病变所致，为不规则不对称的视野缺损。

偏盲有完全性及不完全性也可以是绝对性或相对性视力低下。双眼视野缺损的形状、大小完全相同者称为一致性缺损，不对称者称为不一致性缺损。前者多见于皮质性疾患。同侧偏盲中心注视点完全二等分者称为黄斑分裂，见于视交叉后视路的前部病变，检查时受检者

必须充分合作，否则不易查出。偏盲时注视点不受影响者称为黄斑回避，见于脑皮质后部疾病也可能是缺损的早期，最后形成黄斑分裂。

（4）水平型缺损：为视野上半部或下半部缺损，有单侧或双侧，前者为视交叉前部病变所致，例如视网膜中央动脉的鼻下和颞下支阻塞或下方的缺血性视盘病变可引起上方水平缺损。双上方或下方水平性偏盲见于距状裂的双侧下唇或上唇病变。

2. 暗点　暗点是视野中的岛状缺损，可发生于任何部位，但多位于视野的中心部。当暗点伸到视野的周边或与周边部缺损相连接时则称为"突破"（brokenthrough），例如青光眼的进展期。

暗点按部位可分为：①中心暗点（central scotoma）：位于中心注视点；②中心周围暗点（pericentral scotoma）：缺损部位几乎均等地在中心注视点的周围；③旁中心暗点（paracentral scotoma），亦位于中心部但大部分偏向中心点的一侧，有的接近中心注视点，也有的一小部分和中心注视点相重合。由于偏向的方向不同，又分为上中心暗点、下中心暗点、鼻侧中心暗点和颞侧中心暗点；④周围暗点（peripheral scotoma）：位于视野的周边部，见于周边部视网膜脉络膜疾患或距状裂的前部病变；⑤盲点性暗点（caecal scotoma）：为包括生理盲点在内的暗点如生理盲点扩大，血管性暗点和中心盲点暗点（centrocaecalscotoma）。中心盲点暗点为中心注视点和生理盲点相连的视野缺损，见于轴性视神经炎和烟草中毒等。神经纤维束性暗点也属于盲点性暗点，从生理盲点开始随神经纤维走行分布。

暗点按形状可分为：①圆形。②椭圆形即中心盲点暗点，常呈哑铃形或不规则椭圆形。③弓形或弧形暗点及神经纤维束型暗点，由生理盲点或其附近伸向鼻侧。Bjerrum 区的上下纤维受影响则形成双弓形暗点，上下终止于鼻侧水平线上，此类型暗点见于青光眼。如果视盘鼻侧纤维发生病变，则视神经纤维型的视野呈楔形缺损。④环带型暗点，有的环形暗点的凹面向着中心注视点，但不符合神经纤维的走行。这种暗点可发生于视野的任何部位，典型者见于视网膜色素变性。⑤偏盲性或象限性中心暗点是中心部偏盲或为一象限尖端受影响的缺损，一般很小。半盲性暗点也与全视野的偏盲相同，分为同侧性偏盲和异侧性偏盲。

（三）视野分析的内容

检查视野除注意缺损和暗点的部位和形状外，还要分析它们的大小、致密度、均匀性、边缘、动态、单双侧和其他特殊性质。这些对于了解疾病的性质、定位和预后都是非常重要的。

1. 大小　视野缺损的大小在诊断上意义不太大，但对于预后是非常重要的。必须用不同的等视线来确定缺损和暗点的大小。如果缺损边缘是倾斜的，则用小视标查得的结果比用大视标查出者大而清楚，例如 3/1 000 等视线检查仅能发现小的中心暗点，而改用 1/1 000 检查则出现中心盲点暗点。视野缺损和暗点的大小根据病情的进展和改善随时改变。密度高边缘陡峭的缺损的大小比较稳定，病变恢复也较困难；密度低边缘倾斜者（例如用 5/1 000 等视线查出的缺损很小，1/1 000 者则很大）容易改变，病情恶化时则暗点进一步变为致密，病情好转时则暗点缩小或消失。

2. 浓度　这是由视野缺损区所在部位的视力确定的，程度不等。轻者仅有视力低下，最重者则缺损区完全失明。后者少见。大多数有一定视功能，例如用 1/330 检查是完全失明，但用 20/330 检查则缺损区消失。视野的浓度在自动静态定量视野检查的灰度图上显示得更明显。

高浓度的视野缺损说明神经纤维传导完全受阻。在一个暗点区内可能有一个或几个浓度高的核心，而在其周围有视力减低区。暗点可根据浓度分为绝对性和比较性；比较性者可以分辨一定大小的白色视标，但对较小的白色或其他颜色视标都不能辨识。记录时以平行线表示之。绝对性者对所有视标和光感完全看不见。临床上这种暗点少见，一般为对某一小视标呈绝对性，而对较大视标呈比较性；或者对白色为比较性，而对其他颜色则为绝对性。例如视神经病变患者的中心暗点对红绿色常为绝对性而对黄色则为比较性；相反视网膜疾患引起的中心暗点对黄色呈绝对性，而对绿色则呈比较性。生理盲点对各种颜色都是绝对性暗点。记录时以交叉线条或全涂黑色表示绝对性暗点。

3. 均匀度 视野缺损区内的均匀度可以是一致的，也可以是不一致的。凭借暗点的均匀度和核心的排列可以分析出它的组成部分。这对于了解病变的性质和定位是很重要的。例如颞侧偏盲性暗点的颞上方比颞下方致密则说明病变时以下方直接压迫黄斑部纤维的交叉处，这对诊断疾病性质就有了线索，同样地分析早期青光眼旁中心暗点的均匀度，则可以发现暗点核心的排列呈弓形。均匀一致的高密度暗点用视野计粗略检查即可测出，但有些暗点需要细致的定量方法才能查出它的真实情况。

检查方法：①增加检查距离或用小视标以减小视角，也可既减小视标又增加距离；②用滤光片减低光度或用电流量控制光度；③根据病情用不同颜色的视标检查。

4. 边缘 如果缺损的边界进退较宽和逐渐改变，用不同大小的视标产生不同的等视线，这一种称为"倾斜"边缘；如果可见区与不可见区的分界线很清楚，即所有的等视线都相同而且重叠在一个位置上，这种边缘称为"陡峭"边缘，见于生理盲点和偏盲的正中垂直分界线。分析边缘可以了解疾病进展的情况，例如倾斜边缘的暗点表示病情容易变化，可进展，可逆性也大；陡峭边缘时表示病情稳定，进展缓慢。必须用不同的视标或检查距离确定缺损边缘。

5. 动态 是指暗点的发生和疾病进展急剧或缓慢状态，从而反映出疾病的性质。例如烟草中毒的中心暗点的开始和进展都是缓慢的，而多发硬化症的中心暗点在几小时内即可出现，消失也比较快；又如血管性缺损开始快，压迫性缺损的开始和发展都慢。

6. 单双侧 单眼视野改变多见于视网膜脉络膜疾患和视交叉以前的视路疾病。发生在视交叉后的视路疾患、多发性硬化症、慢性球后视神经炎和中毒性弱视者多为双侧性。当然视网膜、脉络膜也可以双眼受累。

7. 特殊性质 有些暗点在某种情况下特别明显，例如视神经纤维损伤所致的视野缺损用红色视标容易显示出来，视网膜脉络膜疾患所致的暗点用蓝色视标容易检出；有些缺损如青光眼视野在暗光下明显。此外，有的暗点患者自己能感觉到者称为阳性暗点，多发生于视网膜脉络膜疾患。玻璃体混浊视野可发生阳性暗点。有的暗点必须经过检查时才发现，称为阴性暗点，多由于视盘以后的视路传导的一部分或视中枢细胞一部分被破坏而发生。视网膜脉络膜疾病严重者也可出现阴性暗点。

（四）视野检查方法

检查视野时不仅要检查视野周边的界限，而且要检查其中有无缺损区即暗点。注视点30°以内的视野范围称为中心视野，30°以外称为周边视野。世界卫生组织规定无论中心视力如何视野小于10°者属于盲。检查视野的方法分为动态视野检查和静态视野检查。

1. 普通视野检查方法 一般是动态视野检查（kinetic perimetry）是指用同一刺激强度

光标从某一不可见区如视野周边部向中心移动，以检测视野可见范围的方法。常用的动态视野检查方法包括对照视野检查法、弓形视野计检查法、平面视野计检查法等。虽然有各种新型视野计，但这些普通视野检查法操作简单、易于掌握、视野计价廉，仍是常用方法。

（1）对照视野检查法：此法系以检查者的正常视野与受检者的视野作比较，以确定受检者的视野是否正常。这种方法只适用于下列情况：①初步视野测量；②急于求得结果；③不能作详细视野检查的卧床患者；④不能很好注视的患者，如小儿和精神病患者。

此法的优点是简单易行，不需要任何仪器而且可以随时随地施行。对于有明显视野改变的视神经萎缩、视网膜脱离和偏盲患者，用此法能立即测知患者视野的大概情况。

检查方法：令受检者背光与医生对坐或对立，彼此相距约为1m，两眼分别检查，检查右眼时受检者闭合左眼（或用眼罩遮盖），医生闭合右眼，同时嘱受检者注视医生的左眼，然后医生伸出手指或持视标于检查者和受检者中间，从上下左右各不同方向由外向内移动，直到医生自己看见手指或视标时即询问受检者是否也已看见，并嘱其看见视标时立即告知。这样医生就能以自己的正常视野比较出受检者视野的大概情况。

（2）弓形视野计检查法：弓形视野计是比较简单的动态周边视野检查计，最常用的弓形视野计是由Purkinje（1825年）发明由Forster用于临床的，以后又经过多次改进。目前常用电光投影弓形视野计，由一个半径为33cm的半弧形的金属板、发光的照明管和头颏固定架组成。弧形金属板的背面有度数，中央为零度，左右各为90°，半弧板的中央固定在一支架上，固定处有一方向盘，可随意向任何方向转动。照明管向弧板的内面照射出一圆形光点作为光标，在弧形板的中央有X形光点为注视目标。视标的光度、大小和颜色均可随意调换。用手操纵转动方向盘使光标在弧板上移动。这种视野计的优点是视标的大小、颜色、亮度都有一定的规格，检查方便、迅速，也便于掌握。

检查方法：将视野计的凹面向着光源，受检者背光舒适地坐在视野计的前面，将下颏置于颏架上，先检查视力较好的眼，使受检眼注视视野中心白色固定点，另一眼盖以眼罩。一般开始用3~5mm直径白色或其他颜色的视标，沿金属板的内面在各不同子午线上由中心注视点向外移动到受检者看不见视标为止，或由外侧向中心移动，直至受检者能看见视标为止。反复检查比较，以确定视野或缺损的边界，并记录在视野表上。如此每转动30°检查一次，最后把所记录的各点连接起来，就是该眼视野的范围。

（3）平面视野计检查法：平面视野计是比较简单的动态中心视野检查计，常用的视野计是Bjerrum屏，为1m见方的黑色屏，在它上面以不明显的条纹按照视角的正切，每5°画一向心性圆圈，其方法如图6-9所示。CD为黑色屏面，O为屏的中心，A为眼的位置，AO为1m的检查距离，∠OAB为5°角，由OAB可求出OB的长度。OB = OA × tan∠OAB，OB = 100 × tan5° = 8.75cm。所以以O为中心，以8.75cm为半径所画出的度数即5°视角的度数，同样10°视角的度数由∠OAE可得出。OE = 100 × tan10° = 17.63cm。所以以O为中心，以17.63cm为半径所画出圆圈为第二个圆圈，其他以此类推。此外再由中心向外画放射状的直线，每两根直线之间相隔30°角。在视野计的中心放置一5mm直径的白色圆盘作为注视点。此法主要检查视野30°以内有无暗点。

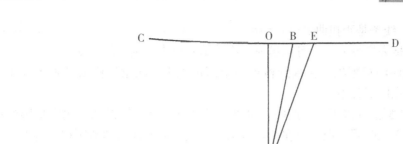

图 6-9　平面视野计度数说明

$$OB = OA \times \tan\angle OAB \quad OB = 100 \times \tan 5° = 8.75cm$$

检查方法：令受检者坐在视野计的前面 1m 处（个别情况下用 2m 距离），受检眼注视视野计中央的固定点，另一眼遮以眼罩，置颏于持颏架上，先测出生理盲点，借以了解受检者是否理解检查和回答方法，以及会不会合作注视。然后用 2mm 视标由视野计的正中向周边或由周边向正中移动，在各子午线上检查，同时询问受检者何处看见或看不见视标，随时用小黑头针记录暗点的界限，然后把所得的结果转录在视野表上。

（4）Amsler 方格表检查法：Amsler 首先提出用此表作中心注视区的视野检查。方格表是 10cm 见方的黑纸板，用白线条划分为 5mm 宽的正方格 400 个，板中央的白色小圆点为注视目标（图 6-10），检查距离为 30cm。这也是一种普通简单的检查方法。

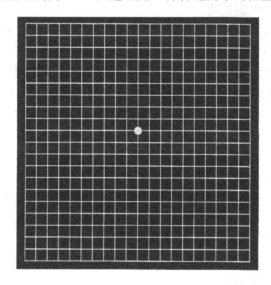

图 6-10　Amsler 中心视野检查表

检查时询问受检者以下几点。

1）是否看见黑纸板中央的白色注视目标：如果看不清或看不见注视目标则说明有比较性或绝对性中心暗点，令受检者指出看不清（比较性暗点）或看不见（绝对性暗点）区域的范围。如果两者同时存在，则令受检者指出它们之间的关系，以便找出比较性暗点的"核心"（绝对性暗点）。

2）是否能看见整个黑纸板：如果看不见则令受检者指出哪一部分看不见。

3) 方格有无变形，线条是否扭曲。

此法简单易行，方格表携带方便，可以迅速而准确地查出中心视野的改变。

（5）普通视野检查时注意事项：在视野检查的全部过程中，注意受检眼必须始终注视中心固定点，此外应注意以下各项。

1) 照明度：普通视野检查多用人工照明，也可在日光下进行，但天气变化容易影响检查结果，因此最好使用人工照明，把灯放在受检者头的后面，使光线均匀地照在视野上。最好设有可变异的照明装置，对某些疾病例如青光眼，减低照明度更容易发现视野异常。

2) 视标及其移动方向：视标大小不同，有 1~2mm 的，也有 1~2cm 的，对于视力严重减退患者可选用较大视标。不同疾病的患者对颜色的敏感度各不相同，因此除用白色视标外检查视网膜疾病患者应采用蓝色和黄色视标；对视神经疾病患者则采用红色和绿色视标。根据物理学原理，视标越小，视野越小。例如用 2mm 视标查得的视野不仅比用 5mm 者小 5°~10°，而且各子午线也相应地一致缩小。如果用 5mm 视标查得的视野是正常的，而用 2mm 时，则可发现某一方向的视野不是相应地而是明显地缩小，这就提示在这方向有病变；如果用 5mm 视标检查时发现某一方向有缺损，但不能确定该缺损为病变抑或是为其他原因所致时，可用 2mm 视标再检查一次。如果在这一方向同样也发现有缺损，则表示该处确有病变。有时用强大刺激（大视标）不能发现轻微的视野改变，但用小而弱的刺激反而可以发现，所以必要时用大小不同视标测量视野。TPOH 指出检查视路疾病时，需用三种视标检查：即 5mm 白色、2mm 白色和 5mm 红色。视标的颜色必须保持原有的浓度，如果褪色就影响视野的大小，检查就不可能正确。

视标移动方法：移动视标要与进行方向垂直摆动，因为视网膜特别是它的周边部对断断续续的刺激最为敏感。白色视野以看见视标之处作为视野的边界。颜色视野以能明确分辨视标颜色之处为视野的界限。关于颜色视野各医生检查结果常不相同，这是因为颜色视标由外向内移动时颜色逐渐改变的缘故。例如红色视标由周边向中心移动时，最初为灰色，继而为黄色、橙色，最后才是红色。如果预先不向受检者解释清楚，受检者往往以看见灰色时就认为已看见。所以再检查时应告知受检者，在真正看见红色时才说看见，但不要求其颜色的浓度和中心注视点一样。

3) 影响视野的因素

a. 受检者的合作：应先向受检者解释检查视野的方法及其重要性，以便争取其合作，在检查过程中不应分散受检者的注意力，如果受检者感觉太疲乏，可嘱其暂时闭眼休息片刻，否则将影响检查结果。

b. 面形：受检者的脸形、睑裂的大小、鼻梁的高低、眶缘的凹凸以及眼球在眶内的位置，均可影响视野的大小及形状。

c. 瞳孔的大小：缩小的瞳孔可使视野缩小，对青光眼患者尤为重要。如果检查前瞳孔药物性缩小则视野缩小，反之瞳孔开大则视野增大。因为用药改变瞳孔的大小影响视野，因此在观察病变过程中要注意到这一点。

d. 屈光不正：远视眼的视野比近视眼者稍大，但差别不大无临床意义。用平面视野计检查时未矫正的屈光不正，常常使视野缩小。检查周边视野时，受检者最好不戴眼镜，以免镜框阻碍视线。如果受检者有高度屈光不正，可令其戴镜而用较小视标使测得的视野范围缩小，不受镜框的影响。

e. 屈光间质的改变：白内障可引起视野普遍缩小，手术前后有明显不同。如一例青光眼患者伴有白内障，视野极度收缩呈管状，待白内障摘除后视力矫正到正常，视野扩大，可见弓形暗点。

f. 对随访观察的患者，每次检查的条件必须一致，方可比较。

g. 检查者要技术熟练，认真负责，耐心做解释工作，使受检者在检查的全部过程中能充分合作。

4）视野记录方法：视野表上必须注明受检者的姓名、检查的年月日、当时的视力和光源的种类。如果是在明室检查应记录天气阴晴和检查的时间，也要记录视标的大小、颜色和检查距离。视标的大小和检查距离可用分数记录，以视标大小为分子，距离为分母，例如5/330是视标为5mm，距离为330mm。最后检查者在记录表上签名。

2. Goldmann 动态定量视野计检查法　Goldmann 视野计是一种半定量的视野检查法。Goldmann 视野计检查背景为一半径为300mm 的半球壳，内壁为乳白色，在其上方中间边缘处有背景光源光度调节器，每次使用前调节背景光度到31.5asb。背景的中心有注视点，距此300mm 处有受检者的固定头架。视野计背面右上方有调节视标亮度和大小的装置，有三个横行的槽穴和横杆。

（1）第一横槽：即上方的横槽，为视标光度滤光器调节装置，根据检查的需要横杆在a、b、c、d、e 五个位置移动，分别代表各视标调节光度通过情况各为40%、50%、63%、80%、100%，e 处无滤光片，光线可完全通过。各滤光片间阻挡光线的亮度相差1.25倍即0.1log 单位。

（2）第二横槽：位于第一横槽下方，为视标光度，根据检查的需要横杆可在1、2、3、4 四个位置上移动，在e 处分别代表光度为31.5asb、100asb、315asb、1 000asb。各滤光片间所阻挡光线亮度相差3.15倍，即0.5log 单位。

（3）第三横槽：位于一、二横槽的右侧，为调节视标大小（mm^2）的装置。根据需要横杆可在0、Ⅰ、Ⅱ、Ⅲ、Ⅳ、Ⅴ 六个位置上移动，分别各代表1/16、1/4、1、4、6、64，各数间相差4倍，即0.6log。当前述三个横杆推向最右侧时，视标面积与亮度均为最大即Ⅴ4e，面积为64mm^2，亮度为1 000asb，调节滤光为100%。又如检查时用的视标为Ⅰ2e，即表示视标为1/4mm^2，亮度为100asb，调节滤光为100%。

视野计背面上方中心部有望远镜筒，以便于注视受检者瞳孔是否是中心注视，并可测知瞳孔大小。背面左上方有视野操纵杆固定钮，操纵杆的一端活动在视野纸上，另一端视标光点反应在视野计的背景上，操纵杆按检查的需要来来回回在视野纸上移动，令受检者辨识。例如操纵杆在记录纸（视野纸）的左侧时是代表视标在受检者左侧视野半球上。如果想把视标从左侧移到右侧时，必须先将操纵杆小心地移向下方，经过视野纸的下边，才能转向右侧，完成右侧视野的检查。视野计背面下方是视野纸放置处，视野计右侧面有视野纸夹的螺旋，当拧松时露出夹间裂隙，可从此裂隙插入视野记录纸，轻轻移动，对准位置，然后拧紧两侧的固定螺旋。

视野计背面右下方有视标控制开关钮，向下压钮即在视野背景上显露小光点视标，放松时可自动关闭，光点消失。在开关钮附近还有矫正眼镜架座。

检查方法：通电源后校正视野计背景亮度，一般维持在31.5asb，即把第二横杆推向0.315，视标在Ⅴ校正投射光源的亮度，然后安装视野纸。

装置矫正眼镜，特别是老年人要加用与年龄相应的眼镜。白内障摘除人工晶状体植入术后因丧失调节能力，需要在最佳远视力矫正后加用 + 3.25 球镜。

使受检者下颌和前额舒适地紧靠在头部固定的下颌托及额带上。双眼检查先查视力好的眼。

训练受检者正确理解视野检查的方法，并说明积极配合是获得正确检查结果的关键。其方法及令受检者注视背景的中心点，可由望远镜监视之。先选用最大最亮的刺激物 V 4e 在注视点周围闪烁光亮，受检者手持回答电钮，嘱其看见光点出现即按钮，以示受检者对检查方法的理解。然后用 I 4e 最小最亮的光点检查生理盲点。

在常规视野检查中，I 号视标为标准视标，从 1a 到 4e 有 20 个不同亮度。只有当 I 4e 看不到时才改用 II ~ V 号大视标。

视标移动每秒 3° ~ 5°，由周边向中心移动。

在颞侧 25° 水平线用 I 2e 视标选取中心阈值作中心视野检查，注意有无暗点。

在鼻侧 55° 水平线用 I 4e 选取周边阈值，做周边视野检查。也可根据不同疾病有重点地检查，如青光眼注意鼻侧阶梯，偏盲注意垂直线的两侧。

做视野检查的整个过程中，检查者应通过望远镜观察受检者的眼位，特别应注意受检者回答时的眼位，若其眼球注视欠佳有轻微移动，则不做记录。

3. 自动静态定量视野检查方法　视野学的发展及其研究一直与视野计的更新换代和检查方法的改进有关。计算机自动视野计的应用已成为视野检查的划时代标志。自动视野计的主要特点是具有不同的检测程序，阈上值筛选检测能用来判定视野的范围是否正常，而阈值检测可以精确的定量视野的敏感。根据不同疾病及其可能受累视野而设计专用的检查程序，如青光眼程序、黄斑部疾病程序和神经性疾病程序等。检查者可根据不同疾病及其可能的视野特点选择相应检查程序有效地进行视野检查。

不断有新的视野计及统计方法和软件问世，最具代表性的自动静态视野计是 Humphrey 和 Octopus 视野计。

（1）Humphrey 视野计：Humphrey 视野计是 Zeiss 公司设计制造的由电脑自动控制的投射型视野计。不断有新的机型更新换代，统计软件也由一般的视野分析到多种统计软件的统计分析，如 Statpac、Statpac2、回归分析、多个视野检测结果分析、概率图分析及青光眼半视野对照分析等。以现在常用的 Humphrey（HFA II）750 型全功能视野计为例进行说明。

Humphrey 视野计是一整体机型，由视野屏、光学系统、中央处理器和受检者部分组成，可进行人机对话。视野屏是一个非球面的屏幕，由计算机控制将光标投射到白色半球状的检查背景内的不同部位，光标的大小与 Goldmann 视野计的 I ~ V 号光标相同，III 号视标为常用光标，但在蓝/黄视野检测时应选用 V 号光标。通过滤光片调整亮度，产生的投射光标亮度在 0.08 ~ 10 000asb 之间，光标持续时间为 200ms。背景亮度 31.5asb。通过彩色滤光片可以进行彩色视野检查。其前端有头颏固定装置。中央处理器不仅要控制光学系统，还配有一个程序和数据储存的硬盘、磁盘驱动器和显示屏，并连接有打印机。

1）检查方法：首先输入受检者的一般资料（包括姓名、出生年月日、视力、矫正镜片、眼压值、C/D 值等）。受检者将头颏固定在视野计前，由检查者用光电笔或触摸屏根据受检者的病情选择合适的检测程序（筛选程序/阈值程序）。

给受检者作检测示范并进行检测训练。应确认受检者已完全理解检测方法时，开始检测。检查时光标点将在视野计的半球壳内背景上自动出现，受检者看见光点则按钮回答。检查开始时，光标随机地投射到生理盲点区，如果受检者按钮应答，则说明该受检者的固视情况不良。当错误应答次数超过规定标准时，则机内的报警系统就会发出铃声，提示检查者重新训练受检者怎样进行检查。

Humphrey 视野计采用生理盲点固视监测技术，受检者的眼被摄入后显示在显示器上，并可通过调节瞳孔的位置，使其位于显示器的十字中心以监视其固视状态。检测过程中应随时观察受检者的检测状况，如有固视丢失率过高、假阴性率过高等现象，应及时终止检测，重新开始。全部检测完成，有铃声提示，可进行存储并开始打印。

检查结果由 Humphrey 视野计的 Statpac 统计软件进行分析。Statpac 软件主要是建立在广泛正常视野检测的基础上，自动地将视野结果与各年龄的正常视野模式进行比较。

2）Humphrey 视野计有三套检查程序：筛选程序、阈值检测程序和自动诊断程序。筛选程序包括 3 个青光眼检查程序，3 个中心视野检查程序，3 个全视野检查程序，还可以选择自定义检查程序随意增加检查位点，并可根据需要将增加的位点加入到上述各检查程序中。阈值程序包括 8 个标准检查程序，覆盖黄斑中心和视野 30°～60° 及颞侧半月形视岛区。

3）打印形式：Humphrey 视野计阈值视野检测结果打印包括上方的患者姓名等资料、左上方的可靠性数据，及六个视野图：数字图、灰度图、总偏差数字图、模式偏差数字图、总偏差概率图和模式偏差概率图。

（2）Octopus 视野计：Octopus 视野计是投射式电脑自动视野计，由半球形投射视野计和数据处理用电脑组成，可以提供不同的程序应用于普查及定量阈值测量。本视野计有不同的类型和不同的软件程序供不同临床需要，以 2000R 型专供青光眼早期视野检查的 G1 程序为例说明。由于青光眼早期损害多发生于中心和鼻侧视野区，在该检测程序中整个视野范围内安排 73 个光刺激点，其中 59 个位于中心 26°以内，其余 14 个点安置于中周部和周边区内，但在鼻侧视野内的刺激点比较密集。G1 程序的特点是对检查结果的定量评价。视野检查结果不仅可用灰度图和数字表示，也可以通过计算机直接演算出一组视野指数。如下列数项：①平均光敏度（meansensitivity，MS）：这是代表所有检查点不同光敏感度的算术平均值，其病理含义是视野的弥漫性损害。②平均损害（mean damage，MD）：是各个检查点上测得的光敏感度数值与其正常值差数的平均值。此值的增加则标志视野的弥漫性损害。③丢失差异（loss variation，LV）：此值的增加标志局限性视野损害，特别是对早期小的视野缺损有意义。④矫正丢失差（corrected loss variation，CLV）：当 LV 较小且接近正常边界值时，则需继续检查此值。因为一个小的 LV 值可以是由视野检查过程中的扩散或一个小暗点所致，为了作出区别，则需作双向检查以计算 CLV。⑤短期波动（short-term fluctuation，SF）：此值代表一次视野检查期的扩散数值，亦需应用双相检查确定。其目的是为验证第一相检查结果的重复性。早期青光眼损害可为 SF 值增高。但患者不合作亦可导致类似结果。

检查方法：

1）检查分为三相（phase），首先检查 1 相即检查中心 59 个点的差异性光敏感度（differential light sensitivity），由计算机直接算出 MS、MD 和 LV。如果得到的 MD 和 LV 在正常限内，或 LV 有明显病理范围，则直接进入第 3 相检查，对周边 14 个点进行测试，如果 LV 为边界值，则用第 2 相，对中心 59 个点重复检查，计算出 CLV 和 SF 值。检查结束后，根据需要可用数字、符号或灰度图及视野指数进行显示。

2）结果判定：首先根据视野指数作出判定，假如 MD 超出正常范围，而 LV 或 CLV 在正常范围内，则为弥漫型视野损害，无暗点；若 LV 或 CLV 增加，则为局限型缺损；若 MD 正常，LV 或 CLV 增加则有小暗点。当 LV 轻度增加时，则通过检查第 2 相，计算出 CLV 和 SF，以鉴别由真实暗点而致的离差和由扩散而致的离差，同时也可区别青光眼的早期损害与由于患者不合作而致的误差。在上述分析断定的基础上，再根据图示法，标出视野缺损的性质和形态。

4. 全视野三维计量法　视野检查结果是一个三维立体结构构成视野山，视野缺损的数量也应该用一个体积单位来描述。病理性视野与正常人视野之间的差值是一个体积，对这一缺损体积如何计量，我国贺忠江等提出了一种全视野三维立体计量法，并研制出 TTT 两用全视野立体分析仪。它包括两部分内容，即中心视野总灰度值计量法和周边视岛分层立体角计量法。

三、光觉检查法

光觉是视觉中的最基本机能，是从视觉系统接受外界光刺激开始，到视皮层最后得到光感知的整个生理过程。人眼所能感受到的光，仅是光波中 400～760nm 范围的可视光，当这种光波到达人眼视网膜激发了视网膜上视锥细胞和视杆细胞两种感光细胞，使其产生兴奋，经过光化学和电生理活动，经视神经把光觉传达到脑皮层，其中视杆细胞主要对暗光起作用，视锥细胞则对亮光下各种颜色起作用。人眼视网膜视杆细胞量大，多分布在中央凹以外的视网膜上，而视锥细胞则量小多集中在中央凹部。所以正常人从明处进入暗处，无法辨认周围物体，随着在暗处停留时间的增加，逐渐觉察周围物体，增加了对光的敏感度，这种适应过程称为暗适应（dark adaptation），测量暗适应能力和其过程，也就是光觉测定的基本方法。已暗适应的眼进到明亮处，也会发生视力障碍，但不久就可对光亮适应，称为明适应（photopic adaptation）。

对最小量光线引起光感觉的阈值，称为光刺激阈，光刺激阈的高低与光的敏感度强弱成反比。通过对暗适应过程中，光刺激阈的变化的测定，就可得到暗适应曲线。因而得知人眼光觉的情况。

暗适应过程，大致分为两个主要阶段，即视锥细胞敏感度和视杆细胞敏感度。正常人最初 5 分钟对光敏感度提高很快，以后转为渐升，在 5～8 分钟时可见一转折点此即 a 曲，又名 Kohlrausch 曲，随后光敏感度又有较快上升，使 20 分钟后渐趋稳定，直到 50 分钟左右基本完成。在 Kohlrausch 曲之前的暗适应段为视锥细胞敏感段，称为快相期，其后段为视杆细胞敏感段称为慢相期，通常至少测定 30 分钟暗适应阈值。

自 Aubert（1865 年）用暗适应过程测定光觉以来，有了许多新设备，现在公认较好的是 Goldmann - Weekers 暗适应计，现介绍其检查条件、步骤及正常标准曲线于下，作为参考。

暗适应计重点检查暗适应曲线及其阈值。其结果受多种因素影响，故检查条件必须固定，且必须有自己的正常标准曲线才能便于临床应用。检查步骤是先在明室内停留 10 分钟，后进入绝对暗室内，让患者面对 Goldmann - Weekers 型暗适应计的球口，固定好下颌，双眼在自然大小瞳孔下注视球中央 2 分钟。后接受球面内 3 000asb 亮度的前曝光共 5 分钟；立即熄灭前曝光灯，在绝对黑暗下令患者注视球中央试盘中心上方 11°投射的红光点，让患者分辨试盘上的黑白条道。试盘直径56mm，距离30cm相当于11°，试盘的透过率为0.52，黑白条道对比度为100%，照在试盘上的暗适应灯照度为6Lx，故试盘亮度为6×0.52 = 3.12asb。检查前先将调节试盘亮度的旋钮转到最大，使打孔记录杆针尖对准在记录图表对数7单位处。记录表安放在自动转鼓上，其旋转速度50Hz每分4.5mm，记录图表纵坐标为亮度用对数单位表示，横坐标为时间单位用分。当患者能分辨出黑白条道时，迅速转动旋钮减弱试盘的亮度到分不清黑白条道时为止，待其又分清黑白条道时在图表上打孔记其亮度，待患者又能明显分清黑白条道时再减弱试盘亮度到分不清黑白条道，待其又分清时再在图表上打孔，如此反复持续共30分钟。最后取下图表接连记录表上的针孔点即绘成暗适应曲线。

检查条件不同其暗适应曲线结果也不同。视杆细胞以在视网膜10°~20°最密集，故采用11°固视。现将冯葆华等用上述条件所检查的60例正常人的暗适应曲线结果及其正常上界介绍如下，见图6-11和表6-1。

表6-1 正常暗适应曲线及其上界

时间（分）	5	10	15	20	25	30	
正常曲线值	3.26±0.32	2.47±0.27	2.08±0.34	1.74±0.25	1.55±0.31	1.40±0.29	（均值±标准差）
正常上界值	3.89	3.00	2.75	2.24	2.16	1.97	（均值±1.98×标准差）

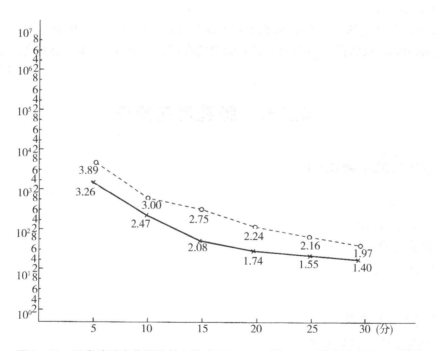

图6-11 正常暗适应曲线及其上界 Goldmann – Weekers 型暗适应计 11°固视

暗适应曲线是视网膜视杆细胞功能的检查方法。我们在大量临床实践中证实11°固视最敏感。正常上界30分阈值如超过2对数单位即有夜盲现象，如超过3.9对数单位即说明已无视杆细胞功能此曲线即为单相曲线。暗视功能减退可依30分钟阈值将其分成四级：即2.0~3.0对数单位者为轻度（+）；3.1~4.0对数单位者为中度（++），4.1~5.0对数单位者为重度（+++），5.1对数单位以上者为极度（++++）。

暗适应曲线用于确诊有无夜盲现象及夜盲程度的轻重，及夜盲治疗效果。

如不具备 Goldmann – Weekers 暗适应计，也可用对比法或其他暗适应计。

对比法：检查者和被检查者从明处一起进入暗室，记录下时间，在微弱光线下二人同时在同等距离上，以看清视力表第一个大字的时间作为对比。此法仅可粗略了解被检查者的暗适应情况。检查者的暗适应必须正常。

Forster 光觉计（1875 年）：为一箱式结构。在具有由旋钮调节光强度的暗箱里，贴有黑白条纹纸，经 15 分钟暗适应后，令患者由视孔窥视黑白条纹，能辨别条纹时，旋钮的刻度（直径）P mm 与正常者刻度 Nmm 比较，患者的光觉可用 N^2/P^2 相对地表示出来。

此外还有 Nagel、Zeis Hatinger 暗适应计等。

有暗适应障碍（夜盲）的疾病有先天性停止性夜盲，如小口病；有先天因素但出生后出现夜盲的，如视网膜色素变性、白点状视网膜病变、先天性梅毒性视网膜脉络膜炎、高度近视眼等。后天性者有特发性夜盲（维生素 A 缺乏症），症候性夜盲如开角型青光眼晚期、糖尿病性视网膜病变、肝功能障碍等。

附亮度单位名词

Cd［candle，坎（德拉），烛光］是发光强度单位。

Lm［lumen，流（明）］1 烛光置于 1m 直径圆球中心，投射在圆球面积上的光流称 1Lm，是光通量单位。

Lx［Lux，勒（克斯）］每 m^2 面积上有 1Lm（Lm/m^2）是光照度单位。

asb（apostilb，阿熙提）由散射发光面而来的亮度，其单位为 asb，是光亮度单位。

（李俊英）

第三节　瞳孔反应检查

一、瞳孔光反应检查

（一）适应证

（1）普通眼科就诊的患者。

（2）健康体检。

（二）禁忌证

无。

（三）操作方法及程序

1. 直接光反应　如下所述。

（1）受检者面对检查者，双眼注视远方。

（2）检查者用手电筒光从侧方照向一眼，同时观察被照眼瞳孔的反应情况。

（3）正常时瞳孔被光照后即缩小，停止照射即散大。

（4）分别检查两眼，以比较双侧瞳孔反应的程度和速度。

2. 间接光反射　如下所述。

（1）受检者面对检查者，双眼注视远方。

（2）检查者用手电筒光照射一眼瞳孔，观察另一眼瞳孔反应。

（3）正常时当照射一眼时另一眼瞳孔缩小，不照射时另一眼瞳孔散大。

（4）分别检查两眼，以比较双侧瞳孔反应的程度和速度。

（四）注意事项

（1）检查瞳孔应该在暗光下进行。

（2）照射瞳孔的光线不应太强或太弱。

（3）检查时应保证光源只照射一侧眼，对侧眼不应受到光的照射。

（4）检查时应让患者注视远处目标，光线自下而上照入，避免与近反射引起的瞳孔改变相混淆。

（5）检查儿童时，请家长或他人帮助在远处设置一目标。

二、瞳孔摆动闪光试验

又称相对性传入性瞳孔阻滞试验（relative afferent papillary defect，RAPD）。

（一）适应证

（1）怀疑单侧或双眼不对称的前段视路（视网膜、视神经、视交叉）病变。

（2）功能性瞳孔检查。

（二）禁忌证

无。

（三）操作方法及程序

（1）通常被检查者与受检查者面对面，采取坐位。

（2）令受检查者双眼注视远距离目标。

（3）分别记录双眼瞳孔大小。

（4）检查者选择明亮的光线，如卤素光或间接检眼镜，分别照双眼。光线照射健眼3秒时，可见双眼瞳孔缩小，随后移动光线照患眼3秒，若出现双眼瞳孔不缩小，再以3秒间隔交替照射双眼，可见健眼瞳孔缩小，患眼瞳孔扩大。

（5）上述结果为相对性瞳孔阻滞，也称Marcus Gunn瞳孔征阳性。

（四）注意事项

（1）检查时，照射的角度和位置必须保持一致。

（2）检查时，照明要求其明亮均匀、只照一眼而照不到另一眼。

（3）检查时，光源应来回摆动照射，两眼照射时间应一致，且不宜过长。

三、瞳孔近反射

（一）适应证

普通眼科就诊的患者。

（二）禁忌证

无。

（三）操作方法及程序

（1）检查时先嘱受检者向远方注视，然后突然令其注视近处 15cm 的物体。

（2）可见受检者双眼向内集合，瞳孔同时缩小。如果瞳孔开始收缩，再让患者注视逐渐远离的目标。观察瞳孔是否开大。

（四）注意事项

（1）检查瞳孔近反应时应首先检查其随意的瞳孔近反应，然后再检查由视觉刺激引起的集合运动的瞳孔收缩。

（2）瞳孔的近反射不同于光反射，没有反复变化的情况，如果眼球集合程度不变，瞳孔的收缩程度也不变。

四、偏盲性瞳孔反应

（一）适应证

怀疑视网膜、视神经、视束或视中枢病变所致的视野偏盲性缺损。

（二）禁忌证

无。

（三）操作方法及程序

（1）用点光源分别对双眼自鼻侧及颞侧进行斜照或用裂隙灯之柱状光束斜照，观察瞳孔反应的灵活度。

（2）如果光线自一侧照射时瞳孔反应灵敏，而自另一侧照射时反应迟钝，则为偏盲性瞳孔反应。

（四）注意事项

注意使用的光源大小和照射的角度。

（李俊英）

第四节　裂隙灯显微镜检查法

裂隙灯显微镜（slit lamp microscope）简称裂隙灯（slit lamp），是 Gullstrand 1911 年发明的，主要由两部分器械构成，一为裂隙灯是为照明之用，一为双目显微镜是为检查时把物体放大和具有立体感。由于这种检查法是检查活人眼，因此又名活体显微镜检查法（biomicroscopy）。

一、应用技术

检查前的准备　为了对病变有较全面的了解和减少裂隙灯检查的时间，在进行本检查前应先对被检眼做一般检查，包括焦点集光放大镜的检查等。

裂隙灯检查须在暗室中进行，但为便于操作，仍以室内有微光为佳。检查者应先有暗适应，以保证对检查现象的敏感。室内空气应流通。患者坐位应舒适，能够升降。

除非眼部刺激症状特重的病例，一般不必滴用表面麻醉剂，但在检查晶状体周边部、后部玻璃体和眼底时，应先用 2.5% ~10% 新福林、复方托品酰胺或 2% 后马托品散瞳。

患者坐在检查台前，先把下颏放在下颏托上，前额顶住托架的前额横挡，然后调整下颏托，使眼所在位置与托架上的黑色标记相一致。令患者闭眼，开灯，先在眼睑上进行焦点调节，然后令患者睁眼向前注视指标或注视检查者的前额。一般光线均自颞侧射入，这样既便于检查，也不致给患者过度刺激，这是因为鼻侧视网膜的敏感度较颞侧黄斑区为低的缘故。光源与显微镜的角度一般成 40°，但在检查眼深部组织如晶状体、玻璃体等，应降至 30° 以下，在检查玻璃体后 2/3 和眼底时，除需加用特制接触镜或 Hruby 前置镜外，光线射入角度也应减小至 5°~13° 或更小。

兹介绍六种照明方法如下：

（1）弥散光线照明法（diffuse illumination）：本法是利用非焦点的弥散光线对眼前部组织形态学进行直接观察的一种方法。在检查时使用裂隙灯的宽光、钝角或加用毛玻璃，对结膜、角膜、虹膜和晶状体等进行照明，然后用双目显微镜进行观察，所得印象既较全面而又立体，所以也颇有实用价值。

（2）巩膜角膜缘分光照明法（sclerotic scatter）：本法是利用光线通过透明组织内的屈折，来观察角膜的不透明体。

使用的方法：把光线照射在巩膜角膜缘上，由于光线在角膜内屈折反射，在整个角膜巩膜缘上形成一光环。此环在照射对侧之角膜缘最为明亮。正常角膜除在角巩膜缘呈现一光环和因巩膜突起所致之暗影环外，角膜即无所见，但角膜上如果有不透明体，如云翳、角膜后壁沉着物和小的角膜穿通性瘢痕等，这些不透明体本身遮光力虽不大，但由于内部光线折光的关系，再加低倍放大，甚至肉眼就能清楚地看到，因此本法对检查角膜的细微改变，甚为适宜。

（3）直接焦点照明法（direct focal illumination）：这是一种最基本的检查方法，也是临床上最常用的方法，其他方法多是由这种方法演变而来。其原理是在检查时把光的焦点调节至与显微镜的焦点完全相合为止。用本法检查眼部组织时，因组织透明度不一，即出现不同情况。如果被检查区为不透明组织，如巩膜、虹膜等则出现一整齐光亮的区域。如果被检查区为一透明组织，如角膜和晶状体等则出现一种乳白色的平行六面棱体，即所谓光学切面（optical section）。其为乳白色之原因，是由于角膜和晶状体在弥散光线下观察虽然是透明的，但实际并非完全透明，而是由复杂的细胞所构成的生体胶质组织。光线通过时，由于组织内部反射、屈折，因而使通过的光线部分穿透，部分反射回来，使光亮逐步减弱，因而出现乳白色。这一现象名曰分散性。光学切面之发生，也是同一道理，即光线经过某一透明组织后受反射、屈折，也就是分散的影响，密度即逐渐减弱，减弱的程度以分散性的大小而定，因此形成光学切面。

光线斜穿角膜所形成的光学切面有内、外二弧。弧度之大小，以投入光线与角膜轴间的角度而定。当有病变发生时，光学切面就发生不同改变，如果密度增大，如在角膜白斑时即呈现灰白色；密度降低，如大泡性角膜炎的病变部位即呈现黑色等。

（4）后部反光照明法（retro illumination）：本法也名透照法（trans illumination）。这种方法是借后部反射回来的光线检查透明的、半透明的、正常的和病理的组织。最适于应用在角膜和晶状体。其特点就是光焦点与显微镜焦点不在一平面上。例如欲检查角膜病变，光线的焦点反而照射在后面不透明的组织如虹膜或混浊的晶状体上，但显微镜的焦点仍然是在所要检查的角膜组织上；又例如欲检查晶状体前囊，反而把光线焦点照射在后囊上等。常用这种方法来检查角膜上皮或内皮水肿、硬化的角膜新生血管、角膜后壁沉着物、云翳、血管翳和晶状体空泡等。上述这些病变，由于在显微镜下所呈现的形态不同，可分为遮光体和分光体。前者如色素及充满血液之角膜血管等，在使用后部反光照明法时，与一般所见不同，色素呈黑棕色，血管呈粉红色。后者如角膜水肿、云翳和浸润等，均呈淡灰色。此外还有所谓屈光体即能使背景缩小或改变形状者，如不含有血液的角膜血管、晶状体空泡等。

这种照明法，常用者有以下三种形式。

1）直接后部反光照明法：这时被检查的物体，恰居于返回光线的路线上。

2）间接后部反光照明法：被观察的物体，恰居于返回光线的一侧，而以无光线的区域为背景进行观察。

3）直接、间接后部反光照明法与角膜巩膜缘分光照明法的联合应用，把光线照射在角巩膜缘上，用来检查近角膜缘部的病变，可兼有三种方法的效果。

在使用后部反光照明法对病变进行定位时，须靠显微镜焦点的改变与周围正常组织的比较来进行定位。

（5）镜面反光带照明法（zone of specular reflection）：是利用光线在射入眼球时，于角膜或晶状体表面所形成的表面反光区，用直接焦点照明法检查这一光亮的反光区的方法。因所利用者为光亮增强的镜面反光区，故名镜面反光带照明法。这种方法的原理，是光线进入不同屈光指数的间质时，在二间质的邻近面都要形成所谓不衔接面，这种不衔接面就能发生镜面反射的作用。如果物体表面为完全光滑者，循反光路线进行观察时，则为一完全光亮区，刺目不能查看。如果是非完全光滑者，则一部为规则反光，使该区亮度增加，一部为不规则反光，就可借以观察其表面之组织形态。人体组织构造并非完全光滑者，故可使用此法进行观察。

（6）间接照明法（indirect lateral illumination）：此法的主要意义是把光线照射在组织的一部分上，而观察其邻近的同一组织的另一部分。例如把光线照射在邻近于瞳孔缘的鼻侧虹膜上而观察其邻近的组织，这样瞳孔括约肌就可被发现，虹膜上的细小出血也可看见，如果使用直接焦点照明法反而看不见。同样情形，对角膜上皮新生血管等，也可使用这一方法。

除前所述者外，在检查时应灵活运用各种方法，例如移动光线照明法（oscillatory illumination），即上述各方法的综合应用，利用光线移动，对易于遗漏的细微变化，也可查见。例如用直接焦点照明法把显微镜和光线的焦点都可照射在虹膜的表面上。为检查同一物体，而改用间接照明法时，就必须把光线的位置稍加移动，这时就由于光线的一明一暗，在对照的情况下，也可发现细微的改变。同时在移光过程中，发现细小物体也似在移动一样，这对发现病变也有帮助。

此外还要注意投影问题。在使用直接焦点照明法时，在光学切面的前面，如有黏液、小异物、角膜小面、角膜云翳、血管翳或血管等，在物体后面的角膜、虹膜或晶状体上都能形成投影。检查时一定要注意这一现象，每可借此发现细微改变。另外在照明装置上如有灰尘，也能造成相似的情况，但黑影随光源移动而改变位置，因此也易于鉴别。

定位法对确定病变的位置，对眼科疾病的诊断、预后和治疗都有密切的关系。例如角膜发生浸润，由于发生在角膜深层或浅层就有不同的诊断和预后。因此定位法是一个很有重要意义的步骤。今列出常用方法于下：

（1）直接焦点照明法，使用窄光宽角容易辨清病变所在位置。同时由于在检查时慢慢移动光源，直至所要检查的病变在光学切面中出现，这对了解病变所在位置的深浅和角膜厚度的变化很有帮助。

（2）改变显微镜焦点距离的方法，利用已知病变的位置，测量其他病变。由转动显微镜螺旋的多少进行比较，可知其他病变所在的位置。

（3）镜面反光带照明法的利用，可测知病变所在的层次。

（4）平行移位定位法的利用，在检查时如果移动光源，在视野内则可见细小物体也在移动。如果已知某点的地位，再以其与病变的地位相比较，可用其相对运动的方向定位，而决定病变在已知点之前或后。

二、裂隙灯显微镜下眼部正常组织的情况

1. 结膜 结膜组织用一般焦点聚光放大镜检查，就可得知其梗概。但有特殊需要时，则需进行裂隙灯的检查。球结膜检查较易，睑结膜和穹隆部结膜检查时，则需翻转和固定眼睑方能检查。

加用活体染色法，如在结膜囊内滴入0.5%亚甲蓝溶液后，可以查出神经和淋巴管。

利用裂隙灯对结膜微血管进行检查，对某些全身病的诊断和预后很有意义。例如，在退行性动脉病变患者，球结膜微血管可有管径粗细不匀，血管扭曲，局限性扩张及血液流动异常（如血细胞凝集、血流停滞或中断现象），少数病例还可查出患有血管周围水肿及小出血等。

2. 角膜 用裂隙灯检查角膜缘时，发现巩膜与角膜之移行部位，不像一般肉眼所见透明与不透明组织之间清楚易辨，而在移行部位有栅栏状之不透明组织自巩膜伸入角膜实质内。同时并有角膜周围血管网的存在。由于正常情况下变异很大，诊断核黄素缺乏眼部症状时应加以鉴别。

正常角膜组织显微镜下可分为5层。在使用裂隙灯检查时，如果使用宽的光学切面，就不能分出层次，只能分辨出由角膜实质分开的前明后暗的两个光带。但如果使用窄光宽角进行检查时，对层次易于分辨。

（1）上皮组织：由于光线变窄，使光学切面的两侧缘相互接近，几成一条细线，则前一光带即上皮组织所在，光带又分为两层，前一层为角膜表面的泪膜，后一层是 Bowman 膜，中间所夹较透明的组织，即上皮组织。正常者整齐、透明、光亮，无特殊构造。一旦发生病变，就可见到明显的变化。例如，在角膜发生水肿、水疱等改变时，使用窄光宽角进行检查，可以发现上皮组织内出现空泡样改变。如果使用后部反光照明法，看得更是清晰，状如在窗玻璃上出现的哈气水珠；角膜表层新生血管，利用这种照明法进行检查，不仅可以看清血管走行方向，还可看清血细胞在血管内循环的状态。此外如角膜上皮剥脱、浸润、浅层溃疡等都可清楚地查出，特别是在2%荧光素染色下，看得更是明显。对于小的角膜异物，不仅可以看出是在角膜表面或是嵌在上皮内，还可估计出穿入的深浅以及对周围组织损害的状况。

（2）Bowman 膜：如前所述之后一条白线即 Bowman 膜（前弹力层），一般如无病变，则所见仅为一白线，但在角膜炎症或穿通性外伤时，则可出现皱褶或裂纹。

（3）主质层：几乎占角膜全层的最大部分。裂隙灯下所见与组织学所见呈板层构造者

不同，而是白色颗粒状组织，于其中并可见神经纤维，主要分布在主质层的中层，前层、后层很少。初学者常误认其为硬化的新生血管，须加鉴别。神经纤维须用直接焦点照明法非焦点部分方能看见，用后部反光照明法则不能看见，同时其分支呈锐角，多为两支，在分支部有时可看到结节。硬化的血管则与此不同，多为角膜主质炎后遗留者，用后部反光照明法清楚可见，呈毛刷状或扫帚状，密集存在，与神经纤维迥然不同。在主质层发炎时，主要改变是发生混浊、增厚以及血管新生等，可由浸润所在位置、局限性或弥漫性等不同特点，做出正确诊断。

（4）Descemet膜：在宽角窄光的光学切面最后一个光带，即相当于Descemet膜（后弹力层）与内皮细胞层。用一般方法，因其为透明组织，故不能看见，但如果发生病变即可明显看出。例如，在角膜主质炎、球内手术后等可见到皱褶，在圆锥形角膜、眼球挫伤后等可见到破裂。此外在某些疾病，如铜屑沉着症、肝豆状核变性（Wilson病），在角膜周围部可见特殊的黄绿色或青绿色色素沉着环，后者名凯–佛（Kayser–Fleischer）环。

（5）内皮细胞层：为一单层多角形细胞，平铺在Descemet膜之内面，用一般照明法不能看见，必须使用镜面反光带照明法方能看清，呈青铜色花砖地样之细胞镶嵌状，中有散在之点，名Hassall–Henle体。在角膜主质炎和早期虹膜睫状体炎时，要出现内皮细胞水肿，其特点是在镜面反光带照明法检查下，内皮细胞边界模糊不清，由于水肿使角膜后壁沉着物易于形成。详细检查要靠角膜内皮细胞镜检查。

3. 前房　在角膜后光带与晶状体前光带或虹膜之间即为前房。其深度约为3.5mm。如前已述，在暗室中用小孔（点）或圆柱形光线检查，正常人之前房液也可查出所谓生理性房水闪光，这种现象切勿误认系早期葡萄膜炎之症状。生理性与病理性虽无明显界限，但一般病理性者除在前房内见有多数微粒游动外，且因浆液性渗出质之存在而出现乳白色光带，这与生理性者不同。在生理性者虽有时在老年人可见极少数色素颗粒，于儿童可偶见1~2个白细胞，但绝无乳白色光带出现。如果出现乳白色光带，并见有多数微粒运动，即属Tyndall征阳性，这种现象是诊断虹膜睫状体炎的重要体征之一。裂隙灯下还可见到温差对流现象，即不停运动的微粒，呈定向游动。靠近虹膜的房水，因温度较高而上升，近角膜部分因温度较低而下降，由于这种运动关系，一部分炎症微粒即黏附在角膜后壁上，形成所谓角膜后壁沉着物。典型位置在角膜下半部后壁上，排列成三角形，尖向瞳孔区，底向角膜下缘，底部微粒较尖部为大。病情严重时房水中渗出质增多，对流现象减慢，病情好转，对流加速。

4. 虹膜　在裂隙灯下虹膜为一较复杂组织，就像指纹一样，每人具有不同特点。主要不同是颜色、表面陷凹之数目、分布、大小和深浅、瞳孔缘部色素突出的多少、瞳孔区与睫状区的排列以及虹膜色素痣等，因而形成各种不同形象。所以用裂隙灯检查眼部，随时皆可发现特殊形态。

用直接焦点照明法，对虹膜表面的变化进行观察，可以看得十分详细，例如当虹膜发炎时，组织纹理和色素都要出现模糊不清，甚至褪色；当炎症过后可能发生萎缩，使虹膜组织变薄，色素脱失以及虹膜后粘连等。临床上要注意永存瞳孔膜与晶状体前囊星状色素沉着，两者都系先天异常，并非虹膜睫状体炎后遗症，这种异常在正常眼发生率可达20%。对虹膜色素痣疑有恶性变可能时，应缜密观察，随时照相或画出形状，测出大小，以备参考。

虹膜实质是富有神经和血管的。其中神经组织是不能用裂隙灯检查到的，血管也看不见，但在有虹膜发炎、萎缩、血管扩张或新生血管时，血管组织就可以看清了。

使用间接照明法，可以把瞳孔括约肌、虹膜出血、肿瘤或囊肿，明显地投照出来，但在棕色虹膜、色素丰富者，瞳孔括约肌不易看见。使用由晶状体后囊反射回来的光线，对虹膜进行投照检查时可以比较容易地发现虹膜孔及虹膜后层断裂。此外如虹膜上有细小异物，根部解离，炎性结节等都可观察得十分清楚。

5. 晶状体　用裂隙灯检查晶状体是确定有无白内障的重要方法之一，但由于晶状体本身构造较复杂，故首先应对晶状体在裂隙灯下的正常情况彻底了解，方可不致造成误诊。可以明显地看出，由于晶状体纤维的不断增长，晶状体的正常构造是随着人的年龄变化而有所不同的。晶状体前囊在窄光下是分层的，还有其他副光带出现在皮质和成人核之间，每因情况复杂易于在临床上造成误诊，现把基本情况介绍于下。

检查前先散瞳，这样可看清楚晶状体周边部的改变。为了能了解到混浊变化的位置，应先使用宽光对不同焦点进行观察，同时也应使用镜面反光带照明法。在做进一步检查时，还必得应用窄光形成光学切面。这样对晶状体缝、晶状体裂隙灯下各个光带等都能看得清楚。

通过裂隙灯窄光、直接焦点定位，由前向后，成年人透明晶状体的光学切面上，所出现的各光带如下：前囊、前皮质、前成人核、前婴儿核、前胎儿核、前及后胚胎核、后胎儿核、后婴儿核、后成人核、后皮质和后囊。所有各层光带因年龄关系在一个晶状体内不一定都能见到，但前、后光带成人核和婴儿核，一般是可以看见的。

（1）胎儿核：由中央空隙和由前边以正 Y、后边以倒 Y 为界的两个半月形光带所构成。在可能情况下，如对新生儿进行裂隙灯检查，就可发现 Y 字形缝合几乎就在囊皮下。中央空隙是胎生 3 个月前所形成的部分，也就是晶状体最早生成的部分，名胚胎核。胎儿核的其他部分也都是在出生前形成的。

（2）婴儿核和成人核：婴儿核是由出生前至青春期所形成，检查时常不明显；成人核则是从青春期至成年期（35 岁）所形成，以后逐渐发展。从光学切面上看，成人核表面不很光滑，有时表面有空泡，起伏不平。

（3）皮质：是位于前囊下透明间隔下的晶状体皮质，是晶状体最后形成的部分，厚度随年龄不同而有改变。在 20 岁的青年人，皮质约为核的 1/4 厚，而在 70 岁高龄的老人，皮质约等于核的一半厚，这是由于晶状体纤维不断增生的结果。

（4）晶状体囊：用一般检查方法，是不能把它分辨出为一独立组织的。但在使用窄光直接焦点照明法时，由于光带的出现，可以把它与囊下组织分开。如果使用镜面反光带照明法，在晶状体前后囊均可出现一种有光泽的，表面粗糙不平，状如粗面皮革的所谓鲨革（shagreen）状。在前囊是由于晶状体前囊表面、晶状体上皮和晶状体纤维之间的起伏不平所形成的多数小反射面所致。在后囊则系由晶状体后囊和晶状体纤维之间起伏不平，所形成的多数小反射面所致。

在晶状体前囊表面常有棕黄色的星状细胞沉着，这是一种具有几个突起的色素细胞。有时是单一，也有时是多数。由于裂隙灯的使用，发现有很多的正常人具有这种改变。

6. 玻璃体　玻璃体是位于晶状体后面的组织。裂隙灯下可分为原始玻璃体和玻璃体两部分。晶状体后间隙即原始玻璃体所在地，其前界是玻璃体的前境界膜，称为玻璃样膜，此膜极薄，平时和晶状体囊不能分开，在白内障囊内摘除术后才能看到。晶状体后间隙呈漏斗状，并非完全透明，强光下观察，其中有纤细的网状结构。后界是皱襞膜，呈有皱褶的透明膜状结构，也就是玻璃体主体（次级玻璃体）的开始。在皱襞膜后的玻璃体主体，似为一透明的光学空间，但在裂隙灯强光照射下，可以看到其中有由疏松的支架组织所构成的复杂而变化多端的假纤维及假膜，形态多样，像悬挂的薄纱幕，纱幕的褶皱随眼球运动而飘动。在玻璃体的深部由于照明亮度逐渐减弱，构造也就显得更不规则。裂隙灯下玻璃体的病理变化，主要是在假纤维和假膜间出现棕黄色或灰白色的细小如尘埃状、丝状或片状混浊物，有时也可见到闪闪发光的结晶体。其次是假纤维的吸收、粘连、膜样形成或呈致密的波浪状带束。由于玻璃体结构有随眼球移动而运动的特点，故可以借此诊断玻璃体是否液化。在正常情况下裂隙灯观察可见假纤维在半固体的凝胶中向前后波动，然后返回原来位置，如系明显液化，则不能返回原来位置。在葡萄膜炎时，玻璃体内可见灰白色渗出质及色素团块。玻璃体出血时，则光线被遮蔽不能照入，但可借血液红色反光而得出明确诊断。

（李俊英）

第五节　眼压检查法

眼压是眼内容物对眼球壁及内容物之间相互作用所产生的压力。

正常人的眼压值是 10～21mmHg（1mmHg = 133.3Pa）。眼压是青光眼诊断和治疗中必需的临床资料。眼压测量的方法有指测法和眼压计测量法。

一、指测法

检查方法及步骤：

（1）测量时让被检者两眼尽量向下注视。

（2）检查者将两手中指、小指置于被检者前额作支撑，示指指尖放在上睑板上缘的皮肤面。

（3）检查者两示指向眼球中心方向交替轻压眼球，当一指压迫眼球时，另一指即可感触波动感。

（4）根据指尖感觉到的眼球波动感，来估计眼压的高低。

（5）眼压正常记录为 Tn；眼压轻度、中度和高度减低分别记录为 T－1、T－2 和 T－3；眼压轻度、中度和高度增高分别记录为 T＋1、T＋2 和 T＋3。

临床上多用于不能用眼压计测量眼压的情况，如角膜白斑、角膜葡萄肿、圆锥角膜和扁平角膜等引起角膜曲度明显改变者。此方法只能粗略地了解眼压，注意不可过度用力压迫眼球。

二、眼压计测量法

应用眼压计来测量眼压。分为压陷式眼压计、压平式眼压计和非接触式眼压计。

（一）Schiotz 眼压计测量法

Schiotz 眼压计（schiotz tonometer）属压陷式眼压计，放在角膜上的底板中轴以一定重量的砝码压迫角膜中央，根据角膜被压陷的深度间接反映眼内压。

1. 准备眼压计　如下所述。

（1）在眼压计的试板上测试眼压计的指针是否指向零位，并检查指针是否灵活。

（2）眼压计的足板部分先用75%乙醇棉球擦拭，再以消毒干棉球擦干。

2. 麻醉　被检眼滴入表面麻醉药，如用0.5%丁卡因滴眼液滴眼2次。

3. 体位　嘱被检者仰卧直视上方，并举起左手伸出示指作为注视点，通过此注视点双眼直视上方，角膜切面保持水平位。一般先测右眼，后测左眼。

4. 测量　如下所述。

（1）检查者右手持眼压计持柄，左手指轻轻分开被检者上、下眼睑，分别固定于上、下眶缘。

（2）缓慢地将眼压计足板放置于角膜中央，保持垂直。

（3）可见眼压计指针随着眼球搏动在刻度尺前微微摆动。

（4）先用5.5g砝码读指针指示的刻度，如读数小于3，则需换7.5g的砝码，再行检测；依此类推，用10g的砝码测量，再以15g的砝码测量。

（5）每眼同一砝码连续测量2次，其读数差值应不超过0.5格刻度数。

5. 换算记录眼压值　如下所述。

（1）根据测量眼压时所用的砝码重量，从眼压计所附的换算表中查出对应的眼压值。

（2）记录值为：砝码重量/指针偏转刻度数 = 换算后眼压值，单位为mmHg。

6. 测量结束　测完眼压，用抗菌药物眼药水滴被检眼。用乙醇棉球立即将眼压计足板清洁干净，放回眼压计盒内。

7. 检查的注意事项　如下所述。

（1）检测者不要人为地向被检眼加压。

（2）测量眼压时，眼压计足板压陷角膜的时间不宜过长，否则会引起眼压下降或角膜上皮损伤。

（3）如发现角膜擦伤，应滴用抗菌药物眼膏后遮盖，一天后复查是否痊愈。

（4）考虑异常巩膜硬度的影响，必要时测校正眼压。用两个不同重量的砝码测量同一眼所得的指针偏转刻度值，对照专用"校正眼压与眼壁硬度负荷读数"表查找，得出眼球壁硬度和校正眼压值。

（二）Goldmann眼压计测量法

Goldmann眼压计（goldmann tonometer）属于压平式眼压计，其原理为用可变的重量将一定面积的角膜压平，根据所需的重量与被检测角膜面积改变之间的关系判定眼压。受眼球壁硬度和角膜弯曲度的影响甚小，是目前准确性较可靠的眼压测量方法。

有裂隙灯上装附式的压平眼压计以及手持式压平眼压计。手持式压平眼压计的优点是不需裂隙灯显微镜，被检者坐卧位均可测量。以前者常用。

检查方法及步骤：

（1）对测压头进行清洗和消毒，先用手指蘸少许软肥皂溶液擦洗测压头，然后以自来水流水冲洗干净，最后以75%乙醇棉球或3%过氧化氢棉球擦拭。

（2）将消毒后的测压头放置于眼压计测压杠杆末端的金属环内。

（3）将测压头侧面轴向刻度0°或180°置于水平方位，即对准金属环的白线。如果被测眼有3D或以上的散光时，则需将散光的弱主径线刻度置于43°轴向方位，与金属环的红线对准。

（4）将裂隙灯显微镜的钴蓝滤光片置于裂隙灯光前方，并将控制灯光的裂隙充分开大，使蓝光照射在测压头部。裂隙灯置于显微镜一侧，成35°~60°角。

（5）被检眼滴表面麻醉药，如用0.5%丁卡因滴眼液滴眼2次。

（6）被检眼结膜囊内滴0.25%~0.50%荧光素钠溶液或以消毒荧光素纸条放置于被检眼下穹隆结膜囊内，使角膜表面泪液染成黄绿色。

（7）测量

1）嘱被检者坐在裂隙灯显微镜前并调好位置。

2）一般先测右眼，后测左眼。

3）将测压头置于显微镜前方。

4）嘱被检者放松，向前注视，尽量睁大睑裂。必要时检查者用手指轻轻牵拉上睑，帮助被检者开大睑裂。

5）将眼压计的测压旋钮转至0°刻度位置。

6）调节裂隙灯显微镜操纵杆，缓慢地将裂隙灯显微镜向前移动，使测压头刚刚接触被检眼的角膜。

7）此时在钴蓝光照射方向的对侧角膜缘会出现蓝光，停止向前推进裂隙灯显微镜。

8）用裂隙灯显微镜低倍目镜观察，可见两个黄绿色半圆环。左右、上下调节裂隙灯显微镜操纵杆，使两个半圆环位于视野中央，并使其左右、上下对称，宽窄均匀。缓慢转动测压旋钮，直到两个半圆环的内界刚好相切，此时为测压终点。

9）从测压螺旋上读出至测压终点时所用压力的刻度数，乘以10，即得眼压值，单位为毫米汞柱（mmHg），1mmHg = 133.3Pa。如以眼压值再乘以0.133，则单位为千帕（KPa）。

10）重复测量2~3次，所得结果相差值不超过0.5 mmHg，可取平均值。

（8）测量完毕后清洁测压头，用抗菌药物眼药水滴被检眼。

（9）检查的注意事项

1）测压头与角膜接触时间不宜过长，否则可引起眼压下降，或引起角膜上皮损伤。

2）滴用荧光素不宜过多过浓，荧光素半环太宽，测出的眼压可能比实际偏高，此时应吸除过多泪液后再测量。

3）异常角膜厚度和曲度会影响测量结果。

（三）非接触眼压计测量法

非接触眼压计（non – contact tonometer）测量法的原理是利用一种可控的空气脉冲，气流压力具有线性增加的特性，将角膜中央部恒定面积（3.6mm）压平，借助微电脑感受角膜表面反射的光线和压平此面积所需的时间测出眼压计数值。

其优点是避免了通过眼压计与受检者角膜直接接触引起的交叉感染，无须表面麻醉。

检查方法及步骤：

（1）被检者坐于非接触眼压计之前，嘱其将头部固定于眼压计头架上，向前注视，尽量睁开睑裂。

（2）调节调焦手柄，将眼压计测压头对准待测眼角膜，此时眼压计监视屏上自动显示待测眼眼别。

（3）测量

1）在眼压计控制板上选择"auto"系统进行启动测压。

2）嘱被检眼注视测压头内的绿色注视灯，调节焦点至适当时，监视屏上两个方框重眷，系统自动发出一阵气体压平角膜，监视屏上自动显示出眼压值和几次测量的平均值。

3）如果被检者欠合作，或测量方法有误，所显示的数值自动标上"＊"号或不显示数值。

（4）测量完成后在控制板上按"print"，可将测量结果打印出来。

（5）检查的注意事项

1）非接触眼压计与 Goldmann 压平眼压计相比，在正常眼压范围内的测量值是可靠的，但在高眼压时其测量值可能出现偏差，角膜异常或注视困难的被检者中可能出现较大误差。

2）由于测压时非接触眼压计不直接接触眼球，因而减少了应用其他眼压计测压可能引起的并发症，如角膜擦伤、对表面麻醉药过敏和播散感染。

3）对角膜异常者应慎用，因为不但测量值可能不准确，而且可能引起角膜上皮下气泡。

（李俊英）

第六节　屈光检查

屈光检查是使用不同的方法检测眼屈光不正的性质及程度，以了解眼屈光状态的方法。主要包括主觉检查法与他觉检查法。随着医学验光这个概念的提出，电脑验光仪逐步在临床使用。

一、主觉检查法

指被检者在自然调节状态下，依其诉说视力情况来选择最适宜的镜片，根据所用矫正透镜的性质与屈光度值（D）来测被检眼之屈光异常状态及其矫正视力的方法。

这种方法完全是以被检查者主觉的知觉能力、判断能力为依据，因此在使用上有一定的局限性。

1. 插片法　如下所述。

（1）根据被检者的裸眼视力，以试镜求得最佳视力。

（2）测裸眼视力。

（3）如远视力不能达到1.0，而能看清近视力表的1.0，则可能为近视眼。检查眼底结合病史选用镜片度数，镜片度数从 -0.25D 开始递增，直至被检者能清楚看到1.0。

（4）如远、近视力都不好，或者近视力 <0.9，远视力正常者，则可能为远视眼，可试"＋"球镜片。如果为近视眼加"＋"球镜片视力肯定下降，如果是远视眼则视力提高或不变，逐渐增加"＋"镜片至视力增加到最好。

（5）如只用球镜片不能满意地矫正视力，再加用凹凸柱镜片，并转动柱镜的轴位，直至达到最佳视力。

（6）如果所选择的球镜片和柱镜片已将视力矫正到1.0或1.2，仍需用下述六步法加以证实：① ＋0.25D 球。② -0.25D 球。③ ＋0.25D 柱轴相同。④ ＋0.25D 柱轴垂直。⑤ -0.25D柱轴相同。⑥ -0.25D柱轴垂直。

逐渐将以上六步法循序加于镜片的前面来增加其屈光度，直至患者不再接受任何镜片为止。

（7）老视眼的矫正法，在近距离用主观验光法获得近用度数，再按近距离视觉需求及年龄情况来计算，开出眼镜处方。

2. 雾视法　将一大于2.0的高度凸球镜片置于受检眼前，形成人为近视，而视力明显下降、视物模糊不清，有如处于云雾之中，又称之为云雾法。

（1）先给被检者戴高度凸球镜（+2.00～+3.00D）造成近视状态。

（2）嘱被检者看远视力表，开始感觉很模糊，过数分钟后即觉较清晰，说明睫状肌的调节逐渐松弛。

（3）此时可加凹球镜片，以-0.25D递增，必要时加凹柱镜片，直到获得最佳调节视力。

（4）从原加凸镜片度数中减去所加凹镜片度数，即为患者屈光不正度数。

临床上适用于远视或远视散光患者，也可用于假性近视的诊断，对因各种原因不能使用睫状肌麻痹剂或对麻痹剂过敏者尤宜。但不适用于估计有近视或近视散光的患者。

3. 针孔检查法　在被检眼前放置针孔片，可阻止周围光线干扰，将瞳孔人为缩小，消除眼屈光系统中周边部分的光学作用，克服部分散光，并可增加所观察外界物体的景深。

如果为屈光不正者，其中心视力会有所提高。如果为屈光间质病变、眼底病变等，则视力不能提高。

（1）被检者与视力表相距为5m。

（2）选用镜片箱内的针孔片，为孔径1mm的圆孔黑片。

（3）在被检眼前加一针孔片进行视力检查。

临床上可对屈光异常和屈光介质病变、眼底病变进行定性鉴别。但仅依此点不能确定屈光异常的性质及度数。

4. 散光的主观测定法　如下所述。

（1）选用交叉柱镜进行测定，鉴别有无散光，调整散光度数和轴位。

（2）检查者旋转交叉柱镜把柄，改变散光轴方向，也可以翻转正面、负面。镜柄放在45°位置，"+"轴在垂直位称第1位，在水平位为第2位。

（3）测定有无散光：①在已矫正的球镜前放置交叉柱镜，如果第1位、第2位的视力相同，比不加镜片模糊，表明原矫正镜片已准确。②如果放置交叉柱镜某方向清楚，其反转后模糊，说明有散光存在。③如果"+"轴在90°位置清楚，就在90°位加"+"柱镜，或在180°位加"-"柱镜。

（4）矫正散光轴位法：①将交叉柱镜放置于已矫正镜片前，使其"+"与"-"轴分居在原散光轴的左右各45°位置。②迅速翻转交叉柱镜，以决定在哪个位置上可增加视力。③将试用柱镜片的轴，向所用交叉柱镜上同符号之轴的方向转动。④根据第1位及第2位视力好坏来移动矫正镜片的轴向，直至视力不因交叉柱镜的反转而改变时为止。

（5）矫正原用散光度的准确性：①将交叉柱镜轴位加放在已矫正镜片原来的轴位上，使"+""-"号轴交替重叠于原柱镜轴向。②嘱被检者注视散光表或视力表。③分别根据放置第1位好还是第2位好，增加或减少原有的柱镜屈光度，使视力达到最好的水平为止。

（6）检查的注意事项：①矫正中要增加某一方向柱镜度时，应同时增加与其符号相反的半量球镜度数。②先告知被检者，应用交叉柱镜试验不一定能增进视力，不一定能多读视力表上一行字，而只需感觉比较模糊或比较清楚即可。③交叉柱镜加于被检眼前，每一位置只可保持数秒钟。④交叉柱镜试验时，镜柄的转动当力求迅速，被检眼才能比出哪一位置清楚，哪一位置模糊。⑤选用多大的交叉柱镜，应根据被检者的视力而定，视力好者，用低度交叉柱镜；视力差者，用较高度交叉柱镜。

临床上在进行以上主观屈光检查时应注意，其为高度个性化的检查，要结合多方面因素给予最合适的矫正度数。易受调节作用的影响，不够准确，但40岁以上者调节力已减退，可用插片法。进行主观屈光检查之前，一般先进行眼底常规检查。雾视法的主要目的是减少调节的影响。主要用于远视、远视散光或混合散光的患者。应用雾视法采用递减镜片测量远视性屈光不正时，注意在未换低一级"＋"球镜片以前，不要撤掉原先加载眼前的较高度数的"＋"球镜片。小孔检查是一种粗试检查，主要用以鉴别视力低下的原因。

二、他觉检查法

不需患者诉说，只由检查者根据检查的状况来测知屈光状态。还可用于主觉检查法不可能或不可信赖时，如儿童、聋哑、精神迟钝的成人等。

（一）电脑自动验光

为目前最常用的方法，操作简单、快捷，可测定屈光状态、屈光不正的性质和程度。

（1）首先开启电源，预热仪器。

（2）嘱被检查者就座，调整适宜高度，固定头位。

（3）被检查者睁开双眼，注视仪器前孔中的视标。

（4）调节仪器高度及左右方位，使被检眼位于视屏环形光标区。

（5）调节仪器焦距使视屏上的角膜影像清晰。

（6）进一步细调移动环形光标至瞳孔中央。

（7）按动记录键，打印结果。

（8）验光时每眼连续测三次。

（9）检查的注意事项

1）检查者要熟练掌握操作技术，尽量缩短测试时间。

2）被检者保持头、眼位的相对不动，尽量处于松弛状态，配合检查。

3）注意仪器的保养和定期测试。

（二）视网膜检影

视网膜检影法（retinoscopy）为最常用的一种较准确的他觉屈光检查法，此法是用检影镜观察眼底反光的顺动和逆动，客观测量眼屈光状态的一种方法。

本检查方法的原理是根据透镜的共轭焦点理论来确定被检眼的远点位置。对正视眼而言，5m以外发出的平行光线，经过处于调节静止状态的眼屈光系统后，在视网膜上结成清晰的像，此时无限远处的发光点与视网膜是互为共轭焦点的，即将视网膜成像的位置作为一个发光点，它向外发射的光线是由屈光指数较高的屈光介质（眼内）向屈光指数较低的介质（空气）中进行，因此，光线射出眼外也成平行光线，同理，近视眼视网膜上一发光点向外发射光线为向远点聚合的光线，而远视眼视网膜上发光点向外发射的光线是为散开光线，即视网膜与其远点互为共轭焦点。

最常用的检影法为静态检影法。使被检眼的调节作用处于完全松弛状态下的屈光检影法。有点状光检影和带状光检影两种方法。下面以点状光检影法为例来说明。

（1）青少年用睫状肌麻痹剂（如阿托品、后马托品、复方托吡酰胺等）散瞳，成人可用小瞳孔检影。

（2）在暗室内进行，检查者与受检者相距1m对面而坐。

（3）检查者手持检影镜（直接或间接检影镜），将光线投射到被检者的瞳孔区内，轻轻转动镜面，观察由视网膜反射到瞳孔区的光影运动情况是顺动还是逆动，及光影移动的速度。

（4）判断光影移动情况

1）如果光影为顺动，指瞳孔区光影运动的方向与检影镜运动的方向相一致，表明被检眼的远点位于检查者眼的后方，该眼的屈光状态可能是正视眼、-1.00D以内的近视或远视眼，可在眼镜架上放正球镜片，逐渐增加度数至瞳孔区的光影不动，即达到中和点，由此可得出该眼的远点。

2）如光影为逆动，指瞳孔区光影运动的方向与检影镜运动的方向相反，表明被检眼的远点位于1m以内，即表示该眼为-1.00D以上的近视，可将负球镜片放在试镜架上，逐渐增加度数，直至光影不动，达到中和点。

（5）屈光度数的确定

1）在出现反转点时的镜片度数上再加上检查距离造成的-1.00D"人为近视"，即为被检眼的实际屈光不正度数。

2）如在检影中两主径线上的中和点不同，表明有散光，两条主径线是互相垂直的，则可分别找出两个主径线上的中和点，其屈光度数之差即为散光的度数，用相应的柱镜片，将轴位置于低屈光度的径线上即可矫正散光。或者根据影动中出现的散光带的方向确定散光轴位。在平行于轴的方向上放置不同的柱镜片，如果是顺动散光带放"+"圆柱镜片；如果是逆动散光带放"-"柱镜片。

3）根据散光带影动的速度及宽窄不断改变圆柱镜的度数，直到散光带消失。则此时的圆柱镜为散光的度数。

（6）试镜

1）根据检影结果进行试镜，将镜片放在试镜架上，纠正检影1m距离的误差。

2）可小量增减屈光度结合交叉柱镜校正散光轴位获取最佳矫正视力。

3）小瞳孔检影者要试戴眼镜10~30min，感觉舒适方可开具处方。

4）散瞳检影者需当睫状肌麻痹剂的药效完全消失后瞳孔已完全恢复时，作第2次复验后再开眼镜处方。

三、综合验光仪

综合验光仪首先是用来检查眼外肌功能的仪器，从20世纪70年代开始大量用于屈光不正的检查。随着医学验光这个概念的提出，综合验光仪的使用越来越普遍了。

（一）综合验光仪结构

综合验光仪的结构由4个控制部分组成：

1. 镜片控制部分　如下所述。

（1）球镜控制。

（2）柱镜控制。

2. 镜片控制部分　各种辅助镜片控制部分。

3. 外置补充系统控制部分　如下所述。

（1）交叉圆柱系统（JCCs）。

（2）旋转棱镜系统。

4. 调整控制部分　如下所述。

（1）瞳距旋钮。

（2）水平旋钮和平衡指示。

（3）后顶点距调整旋钮。

（4）视轴倾斜调整。

（二）检查方法及步骤

以用综合验光仪进行远距离主观验光为例。

1. 验光使用的仪器　如下所述。

（1）投影视力表。

（2）投影屏。

（3）标准综合验光仪。

2. 综合验光仪功能转盘符号　如下所述。

（1）O：Open，无任何镜片。

（2）OC：遮盖片。

（3）±0.50D：交叉圆柱镜，用于检测调节幅度。

（4）6△U：底朝上的6度棱镜测双眼平衡。

（5）PH：针孔镜，检查屈光不正。

（6）+0.12D：用于检测红绿表。

（7）RL/GL：红/绿色滤色片，检测双眼视功能及融合力。

（8）R/WMH：红色水平马氏杆镜，用于检测隐斜视。

（9）R/WMV：红色垂直马氏杆镜，用于检测隐斜视。

（10）P135°：偏光片，用于检测立体视觉或双眼平衡测试。

（11）P45°：偏光片，用于检测立体视觉或双眼平衡测试。

（12）R-+1.50：用以抵消检影工作67cm距离所产生的屈光度。

3. 镜片度数范围　如下所述。

（1）负镜片范围：-0.25～-19.00。

（2）正镜片范围：+0.25～+16.75。

（3）负柱镜片范围：-0.25～-6.00。

（4）三棱镜范围：1△～20△。

4. 检查前准备工作　如下所述。

（1）被检者舒适地坐在椅子上。

（2）调整综合验光仪上瞳距旋钮使窥孔与受检者的远距离瞳距相匹配。

（3）将综合验光仪置于受检者眼前，保持综合验光仪的水平状态。

（4）调整投影视力表，投射出带有"1.2"等细小视标的整行视标。

（5）可将静态视网膜检影的结果置入综合验光仪上，作为主观验光的起始度数。

5. 验光具体步骤　如下所述。

（1）初步球镜确认阶段

1）雾视：①雾视右眼的视力达到 0.3～0.5。②根据屈光性质，视力＜0.3 者加度数，视力＞0.5 者减度数。③球镜片调整幅度在 0～1.50D，以"减负加正"为原则。

2）右眼球镜矫正。

3）红绿视标：①绿色字清晰：近视过矫；远视欠矫。②红色字清晰：近视欠矫；远视过矫。③加减 ±0.25D 或以上至红绿一致。

4）MPMVA：最好视力的最高正镜最低负镜，若视力达到 1.0 或以上，可做下一步红绿表测试、双眼平衡等；如视力不达 1.0，可能存在散光，需再做散光检查。

（2）散光矫正精确阶段

1）雾视。

2）散光线图：①判断线图清晰度。②线图上是否有一条线特清晰，若有则表明有散光，无则没散光。③若 90°线清晰则表示散光轴在 180°，若 180°线清晰则表示散光轴在 90°。

3）回复球镜度。

4）交叉圆柱镜精确柱镜轴位和度数：①把 ±0.25 交叉圆柱镜"柄轴重叠"摆好，翻转并询问"1"或"2"好？②在水平轴看红点上下，在垂直轴看红点左右。③根据此调整轴向"进10°退5°"至"1"、"2"一样清，来精确柱镜的轴位。④把 ±0.25 交叉圆柱镜"轴轴重叠"摆好，翻转并询问"1"或"2"好？⑤观察与轴向重叠的是红点"1"还是黑点"1"清，注意"红加黑减"。⑥据此调整柱镜度至"1"和"2"一样清，来精确柱镜的度数。

（3）球镜的最终确定阶段

1）红绿视标。

2）加减球镜度。

左眼重复上述步骤。

（4）双眼平衡和双眼镜度最后确认阶段

1）双眼平衡：①嘱被检者闭上眼睛，在被检者右眼前加 3△ 或 4△ 底向上的三棱镜，左眼前加 3△ 或 4△ 底向下的三棱镜，是否看到两行模糊的视标，调整球镜度数，直到两行视标一样的模糊。②在被检者双眼前插偏振光片，双眼同时看视标，看二幅图，交替遮盖，了解是否一样清，哪幅图清即表示哪眼清，将清眼镜片减度数至双眼调节平衡。

2）红绿视标。

3）双眼同时加减球镜度。

4）写出配镜处方。

（李俊英）

第七节　眼底血管造影

一、眼底荧光素血管造影

眼底荧光素血管造影（fundus fluorescein angiography，FFA）用于观察视网膜的血管及血液循环状态。其原理是将能进入视网膜、脉络膜血管且具有荧光特性的造影剂荧光素钠注入受检者静脉内，经血液循环至眼底血管，受到特定蓝色波长光激发后产生黄绿色荧光。同时用高速眼底摄影机连续拍摄荧光素钠在眼底血液循环的动态过程，及在组织中扩散的形态。

造影剂荧光素钠（sodium fluorescein）有荧光特性，其分子式为 $C_{20}H_{10}O_5Na_2$，分子量为 37 627，在 pH 为 8 的情况下荧光最强。静脉注射常用量为 10~20mg/kg。一般机体对荧光素有较好的耐受性，少数人有轻微的恶心、呕吐等反应，个别病例会发生过敏反应，乃至休克死亡。事先一定取得患者或其法定监护人知情同意。

设备主要由快速连续拍摄的照相机或摄像机、照相机和计算机影像处理系统组成。

适应于视网膜及脉络膜疾病、前部视神经的检查。辅助眼底病的诊断。为某些眼底病的分期分型提供依据。有助于了解某些眼底病的病情程度。判断眼底病治疗的效果。

（一）检查方法及步骤

（1）被检者的准备

1）给被检者造影前常规作血、尿、血压及心电图检查，并详细询问有无过敏史。

2）对有严重高血压、心血管疾病、肝肾功能不全者慎用。

3）向被检者介绍造影的要点和可能的并发症，征得同意，并签署同意书。

（2）充分散大瞳孔。

（3）常规做荧光素过敏试验

1）一般采用皮肤试验法：①在前臂腕部内侧皮肤消毒后划痕至皮肤少许出血。②滴上未经稀释的荧光素钠液。③观察 15 分钟。④如出现局部发红、水肿隆起等皮肤反应，视为阳性。

2）稀释荧光素钠静脉注射法：①将已经抽吸完了的荧光素钠的空安瓿注入 10mL 生理盐水。②将此微带黄绿色的液体抽吸入注射器中。③由静脉缓缓注入带有极少量荧光素钠的 10mL 黄绿色液体。④仔细观察患者有无过敏反应，如有不适，应立即停止注射，取消造影。

（4）确认无过敏反应再注入造影剂：注入静脉内用的荧光素钠剂量为 10~20mg/kg。一般成人用 20% 荧光素钠 3~5mL，用 4~5 秒注射完毕。儿童或不宜静脉注射的成人，可口服含 2% 荧光素钠的水溶液或氯化钠溶液，剂量为 25~30mg/kg，只适于照晚期眼底像。

（5）嘱被检者坐在眼底照相机前，固定头部、调整焦点。首先拍摄彩色眼底照片和无赤光眼底照片以及未注射荧光素前的对比照片。

（6）将被检者上臂置于小桌上，常规消毒后，进行静脉穿刺。将已配制好的荧光素钠于 5 秒内快速注入静脉内。在开始注入荧光素钠的同时，开动照相机的计时器，记录造影时间。

（7）荧光素钠注入静脉 6~7 秒后，开始拍摄眼底照片。在头 30 秒内，每秒拍摄 1~2 张照片，以观察视网膜中央动脉和静脉的显影时间，然后间断拍摄，但最后应当拍摄 15~30 分钟的眼底后期像。标准的眼底相片应按顺序拍摄，尽量包括全部眼底。一般拍摄 7~9 个视野，其次序为后极部、颞侧、颞上、上方、鼻上、鼻侧、鼻下、下方和颞下。

（8）造影过程尽可能穿插拍另一眼的照片。

（9）整理和保存眼底血管造影的资料。

（10）检查的注意事项

1）注意术前询问有无药物过敏史。

2）检查室内应当备有常规抢救的设备和药物，如血压计、消毒的针头和注射器、肾上腺素和糖皮质激素等，以备急救所需。

3）如果被检者晕倒、昏迷、休克，应当立即停止造影，即刻进行抢救，必要时请麻醉复苏科医师或内科医师进行会诊，共同抢救。

4）造影完毕后嘱被检者多喝水，并告之不必介意24小时内皮肤和尿色发黄。

（二）正常眼底荧光素血管造影表现

1. 臂－视网膜循环时间（arm－retina circulation time，RCT）　荧光素从肘前静脉注射后到达视网膜动脉的时间。通常为10～15秒。

2. 分期　各期有一定的循环时间及空间的荧光表现。

（1）动脉前期。

（2）动脉期。

（3）动静脉期。

（4）静脉期。

（5）静脉后期。

3. 黄斑暗区　黄斑区无血管，故背景荧光淡弱。

4. 视盘荧光　如下所述。

（1）在动脉前期出现深层朦胧荧光和浅层葡萄状荧光。

（2）在动脉期出现表层放射状荧光。

（3）晚期沿视盘边缘呈环形晕状着色。

5. 脉络膜背景荧光（background fluorescence）　在动脉前期脉络膜毛细血管很快充盈并融合形成弥漫性荧光。

（三）异常眼底荧光素血管造影表现

1. 强荧光（高荧光）　如下所述。

（1）窗样缺损（window defect）：又称透见荧光（transmited fluorescence）。

（2）荧光素渗漏（fluorescein leakage）：表现为组织着染（staning）或染料积存（pooling）。

（3）异常血管结构。

（4）视盘及背景荧光增强。

2. 低荧光或弱荧光　如下所述。

（1）荧光遮蔽（blocked fluorescence）。

（2）视网膜或脉络膜无灌注区。

（3）背景荧光减弱。

3. 循环动态异常　血管狭窄或阻塞，血流缓慢或中断。表现为

（1）充盈迟缓。

（2）充盈缺损。

（3）充盈倒置。

（4）逆行充盈等。

二、吲哚青绿脉络膜血管造影

吲哚青绿血管造影（indocyanine green angiography，ICGA）是根据脉络膜结构和循环特点，利用吲哚青绿的大分子结构特点及其显色特点进行的脉络膜造影检查技术。

其原理是运用造影剂吲哚青绿大分子结构并能充分和蛋白结合的性质及荧光特性，注入受检者静脉内，经血液循环至脉络膜血管中，在一定波长光（近红外光波）的激发下产生黄绿色荧光，与此同时用眼底摄像机摄像获得脉络膜循环图像。

造影剂吲哚青绿（indocyanine green，ICG）呈暗绿色结晶状粉末，水溶液呈深绿色，分子式 $C_{43}H_{47}N_2O_6S_2Na$，分子量为 775 000。眼科静脉注射剂量为 0.5mg/kg。少数人可能有恶心、呕吐等，严重者偶尔有休克。产生不良反应的原因主要在于碘过敏（制剂中含碘），对于肝肾功能不全者要慎用或忌用。

设备包括红外眼底摄像机和激光扫描检眼镜、图像监视及计算机处理系统等。

适用于检查脉络膜、色素上皮、视网膜下新生血管等。

具体操作参见眼底荧光素血管造影的操作步骤。

造影前需做 ICG 过敏试验，无过敏反应者可将以备好的 ICG 在 3~5 秒内迅速注入静脉，同时启动计时器，开始摄像并由监视器监视造影过程。采用计算机图像处理系统对所检结果分析处理图像打印。

（一）正常 ICGA 表现

1. 臂-脉络膜循环时间　约为 14.74±4.52 秒。
2. 脉络膜动脉充盈时态　后极部睫状后短动脉相继被造影剂充盈，表现为束状分支样形态。
3. 眼底后部强荧光时态　动脉充盈后 3~5 秒脉络膜血管充满脉络膜造影剂色素，荧光最强。
4. 脉络膜荧光减弱时态　染料开始排空，荧光辉度下降。
5. 脉络膜荧光消退时态　眼底为均匀的灰白色纱状，视盘表现为圆形弱荧光，黄斑部亦为弱荧光暗区。

（二）ICGA 的异常表现

1. 持续性异常强荧光　脉络膜新生血管形成、染料渗漏等。
2. 持续性异常强荧光　如下所述。
（1）荧光遮蔽，如大面积出血、色素增殖等。
（2）血管延迟充盈或呈现无灌注。
（3）脉络膜毛细血管萎缩表现出纱状荧光减弱或消失。

（国　峰）

第八节　斜视检查

一、斜视的一般性检查

（一）适应证

（1）判断有否斜视。

（2）明确隐性斜视或显性斜视。

（3）鉴别共同性斜视与麻痹性斜视。

（4）明确斜视的方向。

（5）判断交替性斜视与单侧性斜视。

（6）进一步明确外斜视、内斜视的分类。

（7）了解注视眼。

（8）检查是否 A－V 征。

（9）指导手术治疗。

（二）禁忌证

无。

（三）操作方法及程序

（1）询问病史，进行眼部常规检查。

（2）进行知觉状态检查：包括视力、屈光状态、注视性质、双眼视功能。

（3）斜视定性检查：有否斜视；真斜视、假斜视；隐性斜视、显性斜视；共同性斜视、麻痹性斜视；斜视的方向：内斜、外斜、垂直斜（上斜、下斜）；交替性斜视、单侧性斜视；间歇性外斜、恒定性外斜；调节性内斜、部分调节性内斜、非调节性内斜；注视眼；A－V 征。

（4）斜视定量检查。

（5）眼球运动检查。

（6）集合功能检查及调节性集合与调节比率测定（AC/A）。

（四）注意事项

（1）详尽的病史询问对于正确的诊断非常重要。

（2）斜视检查常需要多次的重复和全面分析，以最终得出正确结果。

（3）儿童斜视与调节、融合关系密切，影响眼位的结果。必须戴眼镜检查，比较裸眼及戴镜的斜视度数的差别。

二、隐性斜视检查

（一）适应证

需要判断隐性斜视、显性斜视、间歇性斜视的患者。

（二）禁忌证

无。

（三）操作方法及程序

1. 遮盖试验法　如下所述。

（1）交替遮盖法：先遮盖一只眼，迅速将遮眼板移到另外一只眼。交替遮盖两只眼反复几次，如果两只眼均不动，说明是正位，没有斜视。若出现运动，根据方向判断是哪种斜视。

（2）单眼遮盖检查（又称遮盖－去遮盖法）：嘱患者注视前方 33cm 处的光点视标，遮盖一只眼破坏融合，观察未遮盖眼有没有运动及运动方向。去遮盖后观察被遮盖眼的运动及方向，若去遮盖后被遮盖眼表现为偏斜或偏斜一段时间才回到正位则为间歇性斜视，若去遮盖后被遮盖眼马上回到正位则为隐性斜视。然后再对另一只眼进行检查。

（3）遮盖共同试验：又称间接遮盖法，主要用于婴幼儿的斜视和弱视的定性检查。遮盖板离被遮眼距离要比上述方法远，置于眼与注视目标之间 5～10cm 处，检查者可以同时观察双眼的运动状态，判断是否斜视、弱视。

2. 马氏杆加正切尺检查法　如下所述。

（1）被检者注视前方正切尺上的点光源。

（2）马氏杆横向或竖向置于一只眼前。

（3）根据垂直或水平光带与点光源的位置变化加以判定。

（4）分别在 33cm 和 6m 处进行检查。

（四）注意事项

（1）注意应用马氏杆加正切尺检查时，应在半暗室环境中进行。

（2）马氏杆加正切尺检查法还可以用于检查微小斜视。

三、斜视角测量

（一）角膜映光法

1. 适应证　适用于婴幼儿及纯美容手术的检查。

2. 禁忌证　无。

3. 操作方法及程序　如下所述。

（1）嘱患者注视 33cm 处点光源，观察斜视眼上光点的位置。

（2）配合交替遮盖法暴露斜视角。

（3）需要查 6m 远斜视角时，嘱患者注视放在 6m 远处的光源，检查者用另一个光点投射到注视眼的中央看斜视眼的光点位置。

4. 注意事项　角膜映光法只能够对斜视角进行大致估计，如若较精确测量斜视角度，还应该结合其他方法。

（二）棱镜片加遮盖法

1. 适应证　适用于交替注视者。

2. 禁忌证　无。

3. 操作方法及程序　如下所述。

（1）分别在远、近距离对受检者每只眼进行注视检查。

（2）检查者一手持遮盖板，交替遮盖双眼，另一手持棱镜片置于斜视眼前。

（3）逐渐增加棱镜片度数直到未遮盖眼不再移动为止，即患者的斜视度。

4. 注意事项　内斜棱镜片基底向外，外斜棱镜片基底向内，即棱镜片尖指向斜视方向。

（三）棱镜片角膜映光法

1. 适应证　适用于单眼注视者。

2. 禁忌证　无。

3. 操作方法及程序　如下所述。

（1）嘱患者双眼注视 33cm 处的点光源视标。

（2）置棱镜片于注视眼前，并逐渐增加度数。

（3）当斜视眼上的光点位置移到瞳孔中央时，棱镜片度数即为斜视角。

（四）注意事项

内斜棱镜片基底向外，外斜棱镜片基底向内，即棱镜片尖指向斜视方向。

四、同视机角膜映光法

（一）适应证

评价斜视程度及疗效。

（二）禁忌证

无。

（三）操作方法及程序

（1）选用同时知觉画片，置两侧画片筒里，注视眼注视同侧的画片，观察斜视眼光点的位置。

（2）调整转动镜筒直至反射光点位于瞳孔中央，交替熄灭光源，双眼不再移动。

（3）刻度盘上的指针所指的度数为患者的斜视角度数。

（4）注意事项：此法的结果往往比用上述其他方法检查的结果所得的斜视度小。

（四）Kappa 角检查法

1. 适应证　进行功能性斜视手术的设计准备。

2. 禁忌证　无。

3. 操作方法及程序　如下所述。

（1）同视机测定：将 Kappa 角测量画片置于画片槽内，画片一行数字标识"EDCBA012345"。令患者注视中央的"0"，观察角膜映光位于鼻侧（正 Kappa 角）还是颞侧（负 Kappa 角）。依次注视其他数字直至角膜发光点正对瞳孔中央，此时的度数就是 Kappa 角的度数。每个数字为 1 度。

（2）视野弓法：令患者下颌置下颌托上，前额顶住额托。遮盖一只眼，另一只眼对准视野弓中央的视标。检查者持点光源置视野弓的"0 度"位置，观察患者角膜映光点的位置。移动光点直至角膜映光点和瞳孔中央重合，该处视野弓上的度数即为 Kappa 角的度数。

4. 注意事项　对两只眼分别进行检查。

（五）隐斜计检查法

1. 适应证　测量隐性斜视度数。

2. 禁忌证　无。

3. 操作方法及程序　如下所述。

（1）被检者注视前方点光源。

（2）马氏杆置于一只眼前。

（3）根据垂直光源与点光源的位置变化加以判定。

（4）调节旋转棱镜片的旋钮，直至光线穿行点光源。

（5）读取指针所指度数。

（6）分别在 33cm 和 6m 处进行检查。

4. 注意事项　利用隐斜计检查时应在暗室中进行。

（国　峰）

第九节　眼外肌检查法

一、眼睑及睑裂

在正常情况下上眼睑随眼球的转动而移位，当眼球上转时，上眼睑随之上升，眼球下转时，上睑随之下落。故而垂直斜视患者的双侧睑裂不等大。在这种情况下，首先应凭借内外眦连线来判断上睑的位置，然后令患者分别用左右眼注视来鉴别是真性下垂还是假性下垂。先令患者用高位眼注视，此时低位眼的上睑呈下垂状，再令其用低位眼注视，若低位眼的睑裂开大至正常，说明其为假性下垂，反之则为真性。上直肌麻痹时常常伴有真性上睑下垂。在双上转肌麻痹而导致的假性上睑下垂者，当患者用麻痹眼注视时，大脑需发放出更强的神经冲动，根据 Hering 法则，健眼也接受到同样强的神经冲动而使眼球上转更加明显，睑裂过度开大，对于假性上睑下垂患者施行提上睑肌手术是错误的，只有行眼外肌手术矫正垂直斜视后，才能纠正上睑下垂。

Marcus Gunn 现象患者在咀嚼或移动下颌时，下垂的上睑抬起，睑裂开大。Duane 综合征患者在眼球内转时，出现眼球后退的同时还表现出上睑下垂，睑裂变小。

二、异常头位

麻痹性斜视患者常用代偿头位来促进融合避免复视，少数患者因融合无望而采取相反头位来加大复像距离，减少干扰。代偿头位包括三方面：头颅的倾向，颜面的转向以及下颌的上抬或下收。例如，在右眼内直肌麻痹时，患者常将脸转向左侧，双眼转向右侧，以避开麻痹肌的作用方向，从而避免复视；在右眼上斜肌麻痹时，患者常将头倾向左肩，同时脸也向左转，下颌内收，采取这种头位便能避开麻痹的上斜肌的作用方向。

眼球震颤的患者也常有异常头位，例如当水平震颤患者在右侧有一中间带时，患者就会表现出面向左转，双眼向右注视的异常头位。

三、眼位检查

（一）遮盖去遮盖试验

是用来检查眼位，如果存在斜视，还能判断斜视的性质。令患者注视前方 33cm 或 6m 处目标，检查者用挡眼板遮盖患者的注视眼，观察非注视眼的表现。若其不动，为正位视；若眼球由外向内移动，则表示患者有外斜视，反之为内斜视，同样道理可以检查垂直斜视。如果斜视角很小，难以判断注视眼时，应分别对双眼做遮盖去遮盖试验。

（二）交替遮盖试验

在做遮盖去遮盖试验除外显斜后，可进一步做交替遮盖试验检查隐斜。首先令患者注视前方 33cm 或 6m 处目标，然后用挡眼板交替遮盖患者的双眼，观察双眼在去除遮盖的瞬间的运动情况。若双眼完全不动，表明无隐斜，这种情况比较少见；双眼均由外向内移动者为外隐斜，反之则为内隐斜，垂直隐斜较为少见。

（三）角膜映光

是一种检查眼位和测量斜视角的简单方法，由于其方便易行，在临床中广为使用。检查者与患者对面而坐，令患者注视前方 33cm 处点状光源，然后观察光点映在患者角膜上的部位。若光点落在双侧瞳孔中心，表明无显斜，若光点落在瞳孔中心的鼻侧表明有外斜视，在颞侧则为内斜视，上斜视和下斜视以此类推。判断斜视角大小的方法如下：光点位于瞳孔缘内为 15°，瞳孔缘外为 25°，角巩缘处为 45°，瞳孔缘与角巩缘连线的中点处为 35°，角巩缘外为 >45°。

此外，使用角膜映光法不能打破患者双眼的融合，例如间歇性外斜视，就常常可能漏诊。在检查看远时的斜角时，由于双眼外展，检测不可能十分准确。

（四）三棱镜中和法

用三棱镜可以准确地检查斜视角的大小。令患者注视前方 33cm 或 6m 处的目标，将三棱镜置于偏斜眼前。外斜视须将镜块底向内，内斜视底向外，上斜视底向下，下斜视底向上，然后做遮盖去遮盖试验，逐渐加大棱镜度数，直至遮盖注视眼时，偏斜眼不再移动为止，此时三棱镜的度数即为斜视角的大小。所测得的斜视角以三棱镜度表示。

用三棱镜中和法检测斜视角能充分去除双眼融合，也不须考虑 Kappa 角，是一种能准确测量斜视角的方法，但对那些一只眼为盲眼或者是重度弱视而不能注视的患者难以采用。Krimsky 试验可在一定程度上解决这个问题。令被检查者注视前方 33cm 处的点状光源。此时光点在注视眼角膜中心，在非注视眼的偏斜位。检查者将相应的三棱镜块置于注视眼前，例如外斜者底向内，逐渐加大度数，同时密切观察光点在非注视眼位置的移动，当光点移至其角膜中心时，此时所用的三棱镜度数即为患者的斜视度，单位为三棱镜度，意义与角膜映光法相同。

使用三棱镜时，应尽量将镜块靠近患者的眼睛，并尽可能避免将镜块叠加使用，以减少误差。

（五）弓形视野计法

所测得的斜视角同角膜映光法一样为弧度。检查时患者端坐于视野计后，斜视眼对准中心，注视眼注视 6m 处目标或视野弓中心，检查者持一点光源沿视野弓移动，当光点落在偏斜眼瞳孔中心时视野弓上所示度数即为斜视角的大小。这种方法较为麻烦，又不准确，且目前手术设计多以三棱镜度计算，故已少用。

（六）马氏杆法

主要用来检查隐斜，如加用三棱镜还可准确测定隐斜度数。将马氏杆横放于非注视眼前，另一眼注视前方 6m 处点光源，此时非注视眼透过马氏杆看到的是一条垂直亮线。如无隐斜，灯线重叠，当灯不在线上时，表明患者有隐斜。外隐斜时灯线交叉，内隐斜时二者为同侧分离。检查垂直隐斜时，将马氏杆垂直放于非注视眼前，看到的是一条水平直线，如果注视眼所看的光点与这条线不重叠，表明患者有垂直隐斜。光点在线上方，非注视眼为高位眼，反之为低位眼。若在检查时，在非注视眼前同时加三棱镜，还可准确测出隐斜度数。装有旋转三棱镜的马氏杆就是这个原理，只是使用起来更加简便。

（七）同视机

可以测量看远时的主观与客观斜视角。令患者坐在同视机后，双眼通过镜筒分别注视前方，检查者将一套Ⅰ级画片分别插入两个镜筒内，然后移动镜头角度，直至患者将两张画片重合为一个画面，此时同视机刻度盘上所示的度数即为患者的主观斜视角。有些患者没有双眼同时视，或者有异常视网膜对应，则需要测定客观斜视角。令患者注视其中一张画片，检查者移动斜视眼前的镜头，至光点正落于斜视眼角膜中心时，交替点灭双侧镜头内的光源，注意眼球有无转动，如仍有转动，可稍加调整镜头角度，至双眼完全静止时，刻度盘上所示的数字即为客观斜视角。

四、异向运动检查

（一）集合近点检测

将一把小尺置于患者一眼的眼眶外侧缘，0 点对准外眦角，检查者手持一只削尖的铅笔，在患者前方由远向近缓慢向其鼻尖移动，要患者双眼注视笔尖，检查者注意观察患者双眼的表现。患者双眼随着笔尖的移近而逐渐向鼻梁靠拢，当其中一只眼不再向内转动而是向外转时，此时铅笔尖所对尺的部位即为患者的集合近点。集合近点在 5～10cm 为正常，＞10cm 为集合不足，＜5cm 为集合过强。

（二）分开测定

有两种方法，一种是三棱镜法，将三棱镜底向内置于患者一只眼前，令患者双眼注视远处目标，逐渐加大三棱镜度数，至前方目标分开时的度数即为患者的分开力。为了方便起见，常用三棱镜串镜。第二种方法是同视机法，用Ⅱ级画片测定患者向外展的幅度。

五、AC/A 的测定

（一）隐斜法

由于其简便易行而最为常用。首先要矫正患者的屈光不正，然后用三棱镜和遮盖试验先后测定患者看远及看近时的斜视角，将所得数值代入公式 AC/A = 瞳孔距离（cm）+ △近 − △远/3。公式中外斜用 "−" 表示，内斜用 "+" 表示。举例：

看近斜视角为 −30△，看远斜视角为 − 45△，瞳距为6cm，则
$$AC/A =6 + （ − 30）− （ −45）/3 =11$$

（二）梯度法

利用凸、凹透镜对调节的作用，分别测定患者在加镜片前后的斜视角，然后代入公式 AC/A = △后 − △前/D。公式中 D 为所插镜片的度数。举例：

给患者双眼前加 −2D 镜片后测得斜视角为 +8△，其原来的斜视角为 −2△，则
$$AC/A = ＋8 − （ −2）/2 =5$$

（三）同视机法

用Ⅰ级画片，首先测定患者的自觉斜视角，然后在患者眼前加 −3D 的凹透镜。重复前一检查，然后将两次的结果代入公式 AC/A = △2 − △1/3。

六、眼球运动检查

通过检查眼球运动可以判断眼外肌的功能。

（一）双眼运动（version）

首先检查双眼运动，令患者双眼追随目标，先后向两侧做内转、外转，然后做鼻上、颞上及鼻下、颞下方向的转动。检查双眼在眼外肌的六个单一作用方向上的运动是否同时、等力、平行和协调，各条肌肉有无功能亢进或减弱的现象。

（二）单眼运动（duction）

在双眼运动检查发现异常后，还应进行单眼运动的检查，特别是在怀疑两根或两根以上的肌肉麻痹时，更是如此。当眼球内转时，瞳孔内缘到达上、下泪小点连线为内直肌功能正常，超过者为亢进，未达到则为力不足。眼球平行外转时，外侧角膜缘到达外眦角者为外直肌功能正常，不到位或跳跃到达者均为外直肌肌力不足。眼球做水平运动时出现向上或向下的趋势，则表示相应的垂直肌肉有病变。例如上斜肌麻痹时，患眼在内转时同时还有向上的运动；在上直肌麻痹时，患眼在外转时同时伴有下落现象。

（三）Bielschowsky 歪头试验

在检查垂直性麻痹性斜视时，常需要用这一体征来做鉴别诊断。当头向一侧肩部倾斜时，由于前庭反射，双眼发生旋转，同侧眼内旋，对侧眼外旋。无论是内旋还是外旋，都是由两条肌肉协同完成的，因而当某一条垂直肌发生异常，在头向肩部倾斜时，其协同肌的作用就会表现得十分突出而暴露出麻痹肌。以右上斜肌麻痹为例，当令患者头向右肩倾斜时，右眼发生内旋，此时参与这一动作的肌肉为右眼上直肌和上斜肌，由于上斜肌的麻痹，而使上直肌占有优势，上直肌的主要功能为上转眼球，因此右眼在内旋的同时还表现出上转。

七、复视检查

麻痹性斜视患者常有复视，准确检查和分析复视像有助于正确诊断麻痹肌肉。

（一）烛光检查法

这是一个比较古老的方法，但方便易行，器材简单，临床仍在使用。令患者端坐，头位固定，双眼注视，一只眼前配戴红色镜片。检查者在前方 1m 处持一点燃的蜡烛，按照眼外肌的作用方向顺序将烛光置于不同位置，让患者描述所见：看见几个烛光。两个烛光相隔的距离和性质。检查者按其所述记录或绘图，然后按以下要点进行分析：复视是水平还是垂直的，若是水平的还须进一步弄清是同侧还是交叉的；复视像有无倾斜，在哪个方向的复视像距离最大，哪一种颜色的在最外边。

（二）Hess 屏检查法

令患者端坐在屏前 50cm 处，头位固定，双眼分别配戴红绿互补颜色的镜片，一般右眼先戴红镜片，手持绿色投射灯去追踪屏上的红灯，使二灯重叠。屏上红灯由检查者控制，按照眼外肌的诊断方位顺序开亮。将绿灯所示图形描在图纸上，记录的为左眼眼外肌状况。然后令患者交换双眼镜片，进行同样检查并记录下右眼眼外肌状况。在图形上向内收缩表示此方向的肌肉功能低下，向外扩张则表示肌肉功能增强。

八、牵拉试验

共有三个内容。首先在患者双眼结膜囊内滴以 0.5% 丁卡因眼液进行表面麻醉，然后进行检查。

（一）预测患者在行斜视矫正手术后是否可能出现复视

令患者平卧，注视上方点状光源。检查者用有齿镊夹住非注视眼角膜缘外 3mm 以内处的结膜，将眼球牵拉至正位，此时询问患者是否有复视。如果有复视，还应询问复视的性质，患者能否分清真假及能否耐受。如果无复视，应该进一步牵拉眼球至过矫位，检查耐受范围。必要时可缝一牵引线，将眼球牵拉至正位，然后用胶布将线固定在面部皮肤上，令患者起身走动，进一步观察是否有复视及对复视的耐受程度。若患者出现不能耐受的复视，则手术不宜施行。

（二）被动牵拉试验

用有齿镊夹住靠近角膜缘处的结膜，依次向各个方向牵拉眼球，如眼外肌有抗力，眼球不能到位，说明眼外肌发生挛缩，或有嵌顿等机械性牵制因素存在。

（三）主动收缩试验

检查者用有齿镊夹住结膜后不要施力，令患者转动眼球，通过镊子来感受眼外肌收缩力的强弱。检查时令患者顺序向眼外肌作用的 6 个方向扫视，以检查各条眼外肌的功能，并应做双眼比较。

九、双眼视功能检查

（一）Worth 四点试验

这是利用红绿互补的原理粗略判断双眼视功能的一种检查法。令患者配戴一副红绿眼镜，右红左绿，双眼同时注视前方的四点，上方的一点是红色，下方是白色，左右两点为绿色。查近时，检查者手持四点电筒置于患者眼前 33cm 处，查远时将专门配置的四点光屏置于 6m 处。检查结果若是：①同时看见 4 点，有双眼单视；看见两红两绿者右眼是主视眼，三绿一红者左眼是主视眼。②只看见两个红点，表明左眼发生抑制。③只看见三个绿点为左眼单视，右眼抑制。④看见五个点，三绿二红，表明患者有复视。

（二）Bagolini 线状镜试验

这也是一种粗略判断双眼视功能的方法。检查时患者须配戴一种磨制有密集细条纹的特殊镜片，透过这种镜片注视前方的光点，光点变成为一条与镜片条纹相垂直的光线，双侧镜片的条纹的方向分别为 45° 和 13.5°。若：①同时看见两条在中点相交叉的光线，表明患者有双眼同时视。②看见两条光线相交叉，但其中一条中央有中断，表明一只眼有中心抑制。③看见两条光线，但不呈中央交叉状，表明患者有复视。④只看见一条光线，表明无双眼同时视（图 6-12）。

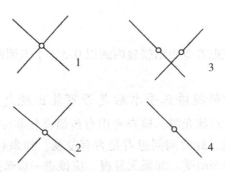

图 6 - 12　Bagolini 线状镜试验

（三）同视机检查

用同视机检查双眼视功能的状况，可以准确地查出患者具备双眼单视功能的哪一级及其范围。检查时首先测出患者的瞳距，然后令其坐在同视机后，调整好两镜筒的间距和高度，并注意将患者的下颌落实在镜筒下方的颌托上，前额顶紧镜筒上方的额托，以便在检查过程中能使患者的双眼位置保持固定。然后顺序使用Ⅰ、Ⅱ、Ⅲ级画片检查。

Ⅰ级功能为双眼同时视功能，双眼能同时视物。所用画片为两张完全不同的画面，例如狮子和笼子，拖拉机和房屋。两张画片分别置于双眼的镜筒内，推动扶手如果能使狮子进入笼子或将拖拉机放入房子、两张完全不同的画片融合成一个画面，即表明具有Ⅰ级功能，此时刻度盘上所示即为重合点。如果两张画片不能融合为一，狮子在逐渐靠近笼子时，却一下跳至笼子的另一侧，此为交叉抑制现象，表明一只眼有抑制。有时两张画片虽然融合为一。例如狮子进入了笼子，但画面上某些细节，像笼子上的栏杆，患者就看不见，这表明有异常视网膜对应。

Ⅱ级功能为双眼融合力的检测。用两张大体相同，细节部位不同的画片，此细节部位被称作控制点。分别置于患者双眼前，检查患者是否能将两张画片看成一张完整画面，若能便是具有融合功能。然后移动镜筒，先向外后向内，分别记下患者在外展和内收时控制点丢失的位置，二者相加即为他的融合范围。以猫、蝶画片为例，两张均有一只猫，两只猫完全相同。但一只没有尾巴，前方有一只蝴蝶，另一只猫有尾巴而没有蝴蝶，蝴蝶和尾巴即为这一组画片的控制点。把两张画片分别插入并把镜筒放在重合点上时，可看到一张完整画面，即一只有尾巴的猫扑蝴蝶。然后缓缓向外移动镜筒，至两像分开或控制点丢失，记下此时位置，再向内推移镜筒，同样方法得到辐辏范围，二者相加就是患者的融合范围。

Ⅲ级功能是立体视觉。用两张完全相同，但水平有偏差的画片分别置于双眼前，这种视差经大脑视皮层处理后产生立体视觉。例如画片火车和桥洞，由于视差的作用产生深度感，被检查者可以看出火车是否已通过桥洞在桥的前面，还是尚待过洞在桥的后面。没有立体视觉的人看见的画面为火车在桥下方。

同视机还能检查视网膜对应状况。斜视患者为了克服视觉紊乱，除可能发生一眼的视网膜功能抑制而外，还可能产生异常视网膜对应。在同视机检查时表现为主客观斜视角不一致。用Ⅰ级画片例如狮笼画片，当狮子进入笼子后此为主观斜视角，然后检查者交替或间断关闭一只眼前的灯，若患者眼球转动，即为主客观斜视角不一致，此为这种患者常常看不见画片上的某些细节，例如笼子上的栏杆。

（四）立体视锐检查

检查立体视锐的方法很多，国内使用较多的有 Titmus 立体试验图谱、Frisby 立体试验图、颜少明立体视觉检查图等。

（国 峰）

第十节 视觉电生理检查

视觉电生理检查是通过视觉系统的生物电活动检测视觉功能，是一种无创性、客观性、视功能检查方法，包括眼电图（Electrooculogram，EOG）、视网膜电图（Electro retinogram，ERG）以及视觉诱发电位（Visual evoked potential，VEP）检查法。

外界物体在视网膜成像，经光电转换后以神经冲动的生物电形式经由视路传导到视皮层，形成视觉。视觉电生理检查适用于检测不合作的幼儿、智力低下患者及伪盲者的视功能；可分层定位从视网膜至视皮层的病变；在屈光间质混浊时亦可了解眼底有无严重病变；选用不同的刺激与记录条件，还可反映出视网膜黄斑部中心凹的局部病变，对视杆细胞和视锥细胞的功能状况进行检测。

一、眼电图法

眼电图（EOG）是测定随着明适应和暗适应状态改变或药物诱导而使眼球静息电位发生改变的规律性变化，主要反映视网膜色素上皮和光感受器的功能，也用于测定眼球位置及眼球运动的变化，及黄斑部营养障碍性疾病的诊断和鉴别诊断，药物中毒性视网膜病变的诊断和视网膜变性疾病的诊断、用于眼球运动障碍的检查。

1. 基本技术　如下所述。

（1）使用带有局部光源的全视野球，水平注视点夹角为30°。

（2）电极使用非极性物质，如氯化银或金盘皮肤电极。电极电阻 <10kΩ。

（3）光源为白色，光的亮度用光度计（Photometer）在眼球所在位置的平面测量。

（4）使用交流电放大器时，高频截止为10Hz或更高（但要低于50Hz或60Hz），低频截止（Low frequency cut off）为0.1Hz或更低。

（5）放大器应和被检者隔开。

（6）记录信号时，监视器显示原始波形，以此判断信号的稳定和伪迹等。

2. 检查前准备　如下所述。

（1）可以散大被检者瞳孔或保持自然瞳孔。

（2）电极置于被检者每只眼内外眦部的皮肤。接地电极置于其前额正中或其他不带电的位置。

（3）向被检者说明检查过程，嘱其跟随两个固视点的光的交替变换而往返扫视。

（4）变换频率在0.2~0.5Hz（每1~2.5s变换1次），不能坚持的少数被检者可将扫视放慢到每分钟1次，每分钟测定1次电位的谷和峰。

3. 检查步骤　如下所述。

（1）预适应：被检者开始暗阶段检测前30min应避免日光、检眼镜或荧光血管造影灯光的照射，并在自然的室内光线下至少适应 15min，预适应光保持在 35 ~ 70cd/m² 。

（2）暗适应阶段

1）暗谷：测量暗谷电位时，关闭室灯，在暗中记录 15minEOG 值。最小的电位值为暗谷，常发生在 11 ~ 12min，也可稍前或稍后些。

2）暗基线：建立暗基线要求暗适应至少 40min，在进入明适应前 5min 开始测量 EOG 值。

（3）明适应阶段：打开刺激光直到出现光峰、信号振幅开始下降时记录 EOG。如果光峰不出现，记录应持续 20min，以免丢失延迟出现的光峰。背景光照明依据瞳孔状态不同而调整：自然瞳孔时，刺激光强固定在 400 ~ 600cd/m² 范围内；瞳孔散大时，刺激光强固定在 50 ~ 100cd/m² 范围内。

4. 测量　如下所述。

（1）扫描振幅：测量 EOG 振幅波时，要注意识别信号伪迹，过度注视会引起过大的信号伪迹，使用交流电会引起衰减的信号伪迹。建议取稳定值。

（2）光峰/暗谷比（Arden 比）：测量明适应阶段的最高值（光峰）与暗适应阶段的最低值（暗谷）的比值，对于常发生的无规律变化值，通过对曲线"平滑"处理，确定真正的谷值和峰值。

（3）光峰/暗基线比：暗基线值为暗适应过程中稳定基线的平均值，光峰为测量明适应阶段的最高值。光峰/暗基线比低于 Arden 比。

（4）检查的注意事项

1）各实验室应建立自己设备的正常值范围。

2）不使用过大的电极，避免其对被检者皮肤的影响。

3）在电极置放皮肤前用乙醇或导电膏清除皮肤上的油性物质。

4）使用完毕后要清洗电极。

临床上视网膜色素变性、维生素 A 缺乏性病变、全色盲、药物性病变、视网膜脱离、脉络膜病变等，其色素上皮、感受器组织受到损害，EOG 光峰可降低，Arden 比降低，严重者可为平坦波形。

二、视网膜电图法

视网膜电图（ERG）是视网膜受光刺激后，在视网膜上节细胞电冲动之前从角膜电极记录到的视网膜电反应。它代表了视感受器到无长突细胞的视网膜各层的电活动。将一接触镜式的特制电极置于被检者角膜上，另一皮肤电极放置于靠近其眼球后部的眶缘部分。当视网膜受到瞬间的闪光刺激时，通过适当的放大装置将视网膜的电位变化记录下来，即为视网膜电图。

ERG 又分为闪光视网膜电图（Flash - ERG，FERG）图形视网膜电图（Pattern ERG，PERG），闪辉视网膜电图（Flicker ERG）和多焦点视网膜电图（Multifocal ERG，mERG）。

闪光视网膜电图以闪光作为刺激，主要反映神经节细胞以前的视网膜细胞状态；图形视网膜电图以图形作为刺激，主要反映视网膜神经节细胞层的状态，二者结合起来会更加全面地反映视网膜各层细胞的功能状态。多焦点视网膜电图（mERG）是采用伪随机的二进制 m 序列的输入－输出系统，在同一时间内对视网膜多个部位进行高频刺激，由体表电极记录反

174

应，经过计算机程序处理与分析，得到对应于每一被刺激区域的局部反应波形，而且可用立体三维伪彩图像反映视网膜的功能。进一步分析 mERG 的时间和空间非线性成分，可以了解视网膜不同层次的状态。

1. 闪光视网膜电图检查　如下所述。

（1）基本技术

1）闪光 ERG（FERG）必须用全视野球刺激。

2）记录电极采用角膜接触电极，皮肤电极用银－氯化银脑电图电极。

3）参考电极可装配在接触镜——开睑器内，接地电极必须放在无关点上接地，如额部或耳部。

4）记录选用的标准刺激光（Standard flash，SF）强度为在全视野凹面上产生 1.5～3.0cd/（s·m²）的亮度。标准化要求将 SF 按 0.25log 梯度减弱 3log 单位范围。明适应的背景照明要求在全视野内产生至少 17～34cd/（s·m²）或（5～10fl）的照明度。

5）放大器和前置放大器的通频带范围为 0.3～300Hz。前置放大器输入阻抗至少为 1m。放大器导线必须与受检者保持一定距离。

（2）检查前准备

1）充分散大瞳孔：用托吡卡胺或去氧肾上腺素（新福林）滴眼液滴眼至瞳孔直径为 8mm。

2）在暗室中适应至少 20min。

3）在暗红光下放置 ERG 电极。

4）滴用表面麻醉药，放置角膜接触镜电极。

5）嘱被检者向前注视指示灯，保持眼位。

（3）测量：一个完整的闪光 ERG 检查应包括暗适应状态和明适应状态两个状态，先测暗适应状态，后测明适应状态。

1）暗适应状态：是记录视杆细胞反应、最大反应和 OPs。①视杆细胞反应：低于白色 SF 2.5log 单位的弱刺激反应。②最大反应：由 SF 刺激产生，为视网膜视锥细胞和视杆细胞综合反应。③OPs：由 SF 刺激获得，将高通（high－pass）放在 75～100Hz，低通（low－pass）选择 300Hz，刺激间隔 15s，取第 2 个以上的反应或叠加反应。

2）明适应状态：记录单闪光视锥细胞反应和 30Hz 闪烁反应：①单闪烁视锥细胞反应：背景光为 17～34cd/（s·m²）（5～10fl），可抑制视杆细胞，经 10min 明适应后，用白色 SF 刺激即获得视锥细胞反应。②30Hz 闪烁反应：在记录单次闪光视锥细胞反应后，使用相同的背景光和 SF 刺激，每秒钟闪烁 30 次，弃去最初的几个反应，在稳定状态时测量振幅，30Hz 闪烁反应用于测定视锥细胞功能。

（4）ERG 各波的振幅和峰时值

1）a 波和 b 波：a 波振幅是从基线测至 a 波的波谷；b 波振幅是从 a 波的波谷测至 b 波的波峰。a、b 波的峰时值是从闪光刺激开始到波峰的时间。

2）OPs：OPs 振幅测量方法较多，目前绝大多数方法是在 ERG 的 b 波上先画出每个 OPs 小波的基线，再测量其高度，称"两脚规测量法"。较准确的测量是将 ERG 波形用傅里叶变换进行频谱分析，根据 OPs 在频域的分布，采用滤波技术去掉 a、b 波后再测量。

（5）将检查结果存盘并打印。

（6）摘下所有电极，予被检者眼部滴用抗菌药物滴眼液。

（7）检查的注意事项

1）各实验室要建立自己仪器的正常值。

2）先用乙醇清除被检者皮肤的油脂后，再安放皮肤电极。

3）散大瞳孔至 8mm 以上，如瞳孔不够大会影响 a 波和 b 波振幅的大小。

4）放置角膜电极后，务必保持角膜与电极之间无气泡。

5）每次检查完成后，应将所用的电极及时清洁。

临床上如 Leber 先天黑蒙、视网膜发育不全、视网膜色素变性、视网膜脱离等疾病时 ERG 可有不同类型的改变。

2. 图形视网膜电图检查　如下所述。

（1）基本技术

1）选用 DTL 角膜电极。

2）将 DTL 电极置于被检者下穹隆部。

3）参考电极置于检测眼外眦部或颞部皮肤。

4）作单眼记录，叠加次数 >100 次，以减少噪声干扰和伪迹。

（2）检查前准备

1）检查前，嘱被检者全身放松，但要精力集中。

2）记录 PERG 时被检者瞳孔保持自然状态。

3）矫正屈光不正，使其能看清刺激器。

4）PERG 从视网膜中心凹和中心凹旁引出，刺激图形如果在视网膜上聚焦好，引出的振幅就大。

（3）测量

1）P_{-50} 波振幅高度的测量是从基线或从一个负相波谷（N_{-95}）向上到波峰。

2）N_{-95} 波振幅高度可从基线或 P_{-50} 波峰向下到波谷。

3）各波潜伏期均从光刺激开始到各波的波峰或波谷的时间，称峰时间。

4）稳态反应测量峰谷值，或用傅里叶变换测量功率。

（4）将检查结果存盘并打印。

（5）摘下所有电极，予被检者眼部滴用抗菌药物滴眼液。

（6）检查时注意事项

1）各实验室应建立自己的正常值。

2）结果的变异较大。

3）如被检者角膜和结膜有急性炎症时不能进行检查。

4）电极安放在皮肤前用乙醇清除皮肤的油脂。

3. 多焦视网膜电图检查　如下所述。

（1）检查前准备

1）用托吡卡胺或去氧肾上腺素滴被检眼以充分散大瞳孔至直径 8mm。

2）滴用表面麻醉药。

3）安放角膜接触镜双极电极。地电极置于被检者耳垂或额正中。

4）嘱被检者在检查时注意力集中，注视屏幕中央标记。

（2）测量

1）振幅：所选定区域（六坏、四象限、多位点等）a、b 波的振幅（nV），a、b 波单位面积的平均振幅（nV/deg^2）。

2）潜伏期：所选定区域 a、b 波的潜伏期（ms）。

（3）记录和保存检查结果。

（4）摘下所有电极，予被检者眼部滴用抗菌药物滴眼液。

三、视觉诱发电位检查

视觉诱发电位（VEP）是在视网膜受闪光或图形刺激后，在视皮层枕叶视觉中枢诱发出来的生物电。反映了视网膜、视路、视觉中枢的功能状态。分为闪光视觉诱发电位（flash – VEP）和图形视觉诱发电位（pattern – VEP）。图形视觉诱发电位是最常用的检查方法。

1. 基本技术　如下所述。

（1）电极：使用 ERG 盘电极。记录电极放置在被检者枕骨粗隆上方 2.5cm 处的 O_2 位，参考电极放置在鼻根上 12cm 处的 F_2 位、耳垂或乳突处，地电极放置在另一侧耳垂或乳突处。如用双通道或多通道测定，记录电极也可置于 O_1 和 O_2 位（分别在 O_2 位左右各 2.5cm 处）。

（2）刺激方式

1）图形刺激：使用瞬态翻转图形 VEP。记录系统的带通为 0.2 ~ 1.0Hz、200 ~ 300Hz；分析时间为 250ms，也可用 500ms；叠加次数 100 ~ 200 次。刺激野 >20°，方格为 50，对比度 >70%，平均亮度接近 $30cd/m^2$，翻转间隔时间为 0.5s。平均亮度取刺激屏中心和周边几个位置亮度的平均值。

2）闪光刺激：使用氙光或发射二极管作刺激光源，亮度 5cd/（s·m^2），如屈光间质混浊时亮度可达 50cd/（s·m^2）。背景光亮度为 3cd/（s·m^2），如屈光间质混浊时亮度可达 30cd/（s·m^2）。刺激间隔为 1s。对于屈光间质混浊的患者，闪光刺激常选用 7.5Hz 以上的稳态反应。

2. 检查前准备　如下所述。

（1）保持瞳孔自然状态。

（2）矫正被检者屈光不正。

（3）在电极安放的皮肤部位用乙醇去脂。

（4）测量安放电极处皮肤的电阻，要求电阻 <10Ω。

（5）嘱被检查者全身肌肉放松，注意力集中。

3. 测量　如下所述。

（1）潜伏期：从刺激开始到反应波峰的时间。临床研究的主要参数是 P_1 波潜伏期，由于正常情况 P_1 波潜伏期接近 100ms，故称 P_{100} 波。

（2）振幅：即峰谷电位高度，临床主要测定 P_{100} 波振幅。

（3）方格视角计算公式为：

$$<1° 视角时，B =（3\,450 \times W）/D$$

$$>1° 视角时，B =（57.3 \times W）/D$$

式中 B 为视角，单位为分，W 为格子宽带，单位为 mm，D 为格子到角膜的距离，单位为 mm。

（4）空间频率计算公式为：

$$F = 60/1.4W$$

式中 F 为周/度，W 是图形的宽度，单位为分。

（5）对比度计算公式：

$$C = (Lx + Lm) \times 100$$

式中 C 为对比度，Lx 为最大亮度，Lm 为最小亮度。

4. 检查的注意事项　如下所述。

（1）给被检者佩戴合适镜片，矫正视力到最佳状况。

（2）提醒被检者检查时注意力集中，注视视标。

（3）置放皮肤电极前用乙醇或导电膏清除皮肤上的油性物质，电极用后要清洗。

（4）检测 VEP 应在未用缩瞳药或散瞳药下进行。

（5）矫正视力低于 0.3 者应查闪光 VEP，矫正视力高于 0.3 者应查图形 VEP。

（6）检查环境应安静，避免分散被检者的注意力。

（7）针状电极应当一次性使用，或经高压灭菌后重复使用，银盘电极均应氯化以防止伪迹。

临床上用该检查判断视神经、视路疾患；鉴别伪盲；监测弱视治疗疗效；判断并发皮质盲的神经系统病变的婴幼儿的视力预后；判断婴儿和无语言能力儿童的视力；对屈光间质混浊患者预测手术后视功能。

（国　峰）

第七章 眼科影像诊断

第一节 超声探查

超声探查于 1956 年用于眼科临床，80 年代后获惊人的发展，现已普及。超声扫描不仅在眼部屈光间质混浊时是必备的诊断工具，也是揭示和鉴别眼内肿瘤、眶内病变极有价值的检测方法；在活体生物测量方面更显示其操作方便、精确度高、结果准确可靠的特点。

（一）超声检测的基础理论

1. 声与超声　声与超声波都是物质粒子振动产生的机械波，其本质相同，是从机械能转变成声能。但振动频率不同。人耳可及的声波频率为 16～20 000Hz（Hz 为频率单位），频率 >20 000Hz 为超声波。

2. 超声波主要物理特性　如下所述。

（1）方向性：超声波沿直线方向加半扩散角向前传播，形成一股超声声束。扩散声束与平行声束间形成的角称半扩散角。半扩散角愈小，方向性愈强，探测效果愈好。临床上就利用这种特性，对被探测组织的病变进行定位及回声测距。

（2）反射和折射：超声波从一个介质向另一个介质传播时，两种介质声阻差 >0.1% 时，就会在界面上产生反射和折射。声阻差越大，反射越强。介质的声阻与介质的密度及超声波在介质中传播速度相关。眼球各部位解剖层次分明，密度各不相同，超声传播速度亦不同，因此，超声扫描时彼此间有清晰的界面分隔，形成眼球、眼眶各部分的回声图或声像图。经反射而返回探头的超声能称回声。这是超声扫描诊断的基础。当超声声束与检测界面垂直时，回声最强。如果声束与垂直线相差 12° 角入射时，返回探头的声能仅为 90° 角的 1%。因此，应力求探头与界面垂直，方能获得准确的超声图。

（3）吸收和衰减：超声波在介质中传播，声强随着传播距离的增加而减小，这种现象称衰减。所谓吸收衰减是因介质质点间的弹性摩擦，使一部分声能变成热能称为黏滞吸收；通过介质的热传导，把一部分热能向空中辐射称热传导吸收，两者使超声的总能量变小，引起声能衰减。不同组织或病变有不同吸收特性，通常正常组织吸收声能最少，而恶性肿瘤对声能吸收衰减非常显著。因此，病变组织对超声波吸收衰减的特点可作为对其定性诊断的依据。

（4）分辨率和穿透力：超声有轴向和横向分辨率。穿透力是指其能检测的最小厚度和宽度的能力。超声波频率愈高，轴向分辨率愈强，但穿透力愈差。眼球、眼眶位置相对较表浅，常规超声探查采用（7.5～10）MHz（兆赫）频率较高的探头，用于眼前段检查的超声生物显微镜是超高频超声显像系统，探头频率高达 50～100MHz，最大轴向分辨率为 50μm，探测深度仅 4～5mm。横向分辨率是与传播方向垂直平面的分辨率，与声束的宽度相等。提高频率可改善轴向和横向分辨率，但改善横向分辨率的主要手段是聚焦技术，在焦区内声束直径细，横向分辨力好，小的病变方能被显示。

（二）超声波的显示形式

根据回声显示方式不同，眼科常用超声扫描仪分为 A 型、B 型、彩色多普勒超声，近年三维超声已开始用于眼科临床。

1. A 型超声扫描　A 型超声显示是将所探测组织每个声学界面的回声，以波峰形式，按回声返回探头的时间顺序依次排列在基线上，构成与探测方向一致的一维图像。波峰高低代表回声强弱，根据波峰的高度、数量、形态来鉴别组织的性质，进行超声扫描诊断（用标准化 A 型超声）。A 型超声另一重要用途是用于活体生物测量。

2. B 型超声扫描　B 型超声扫描是通过扇形或线阵扫描，将界面反射回声转为大小不等、亮度不同的光点形式显示，光点明暗代表回声强弱，回声形成的许多光点在示波屏上构成一幅局部组织的二维声学断层图像（声像图）。实时动态扫描可提供病灶的位置、大小、形态与周围组织的关系，对所探测病变获得直观、实际的印象。现已广泛用于眼及眼眶疾病的诊断。超声生物显微镜实质上是用于眼前段检测的 B 型超声装置，可以显示眼前段结构二维断层图像。三维超声是一种全新的 B 型超声检查方式，三维断层成像是将 B 型超声探头放进三维适配器中进行扫描，通过计算机捕捉及合并数百幅来自不同角度的 B 超图像，瞬时完成三维图像的重组，提供眼部和眼眶的三维图像。

3. 彩色超声多普勒血流成像（color doppler flow imaging，CDFI）　当超声探头与被检测界面间有相对运动时使回声频率发生改变，这种现象称多普勒效应。CDFI 是利用多普勒原理，将血流特征以彩色的形式叠加在 B 型灰阶图上，红色表示血流流向探头（常为动脉），背向探头的血流为蓝色（常为静脉）。以血流彩色作为指示，定位、取样；同时以多普勒频谱进行血流参数的测定。目前已用于眼动脉、视网膜中央动脉及睫状后动脉血流检测，以及眼内、眶内肿瘤的彩色多普勒血流显示和研究等。

（三）探查方法

1. 筛查　被检者仰卧，轻闭被检者眼，眼睑涂耦合剂，以便消除探头与眼睑皮肤间存在的空气间隙。首先将探头置结膜或眼睑皮肤上，从下方开始，探查上方眼底，然后从鼻侧、上方、颞侧依次移动探头的位置，同时转动入射角度，使超声声束指向眼球、眼眶各部位。笔式标准化 A 型超声探头可置于角膜缘外结膜上逐渐向穹隆部滑动，探头围绕眼球 8 个子午线方向对眼球、眼眶进行全面探查。被检者眼球始终向探头所在部位相反方向注视，以便观察到眼底周边部。对经眼不易发现的眼眶病变，探头要放置在眼球与眼眶之间进行探测；眼眶前部病变探头需直接放在病变部位的皮肤上。未发现病变则超声探查结束。

2. 眼球、眼眶病变的特殊检查　当常规超声筛查发现病变后要进行如下检查。

（1）形态学检查：显示病变局部解剖的声学断层图像。通过不断地调整探头的位置和角度，选择多个扫描断层来确定病变的部位、形状、边界及与周围组织的关系。医生要根据仪器显示的回声图和声像图想象出病变的三维图像。

（2）定量测量：一定要用标准化 A 型超声。A 型超声扫描不同组织反射性是以波峰高度来表示。定量检查的方法是将巩膜回声的超声反射强度作为标准信号，病变与之比较。适用于视网膜脱离和玻璃体内膜组织的鉴别；对眼内和眶内肿瘤，要根据病变波峰高度、波峰特点以及病变内波峰高度的变化对其进行组织学判断，以为肿瘤诊断和鉴别提供定量和定性的依据。

（3）动态观察：包括了解病变的可动性和后运动，当眼球运动停止后，病变组织仍继续飘动称后运动；观察眶内占位病变的可压缩性，主要用来帮助判断眶内病变为实性、囊性或血管性。

（四）正常眼部超声图

1. A型超声图　为一维图像称回声图。左侧始波为探头头端产生的饱和波，宽约5mm，其右侧是晶状体前后界面波，较宽的平段为玻璃体的无回声区，后面的饱和波是后壁波，为玻璃体与视网膜的界面回声。视网膜、脉络膜和巩膜在回声图上不能分开为单一高波峰。紧接后壁波是一串易移动的丛状中、高波，代表球后软组织的界面回声，当探头垂直于眶壁时可见的高波峰为眶壁波。

2. B型超声图　是由光点组成的二维图像称声像图。常规超声探查，眼前段显示差，眼睑、角膜均包括在左侧宽光带中，右侧的碟形光斑为晶状体后界面回声及尾随回声。广阔的无回声暗区是玻璃体腔，之后的弧形光带为眼球后壁回声，球后软组织为均匀的强回声光带，视神经呈管状或窄V字形暗区位于声像图中央，两侧低回声带状区是眼外肌回声。正常眼前段的二维图像见本文超声生物显微镜部分。

3. 眼动脉、视网膜中央动脉、睫状后动脉血流频谱图　正常眼动脉、视网膜中央动脉及睫状后动脉血流频谱图具有一般动脉频移图像特征。眼动脉频谱形态近似一个直角三角形，视网膜中央动脉为斜三角形，睫状后动脉频谱图也呈斜三角形，占据心脏收缩期和舒张期。收缩期有一重搏切迹将收缩峰分为两个峰，舒张期开始处出现第二切迹，形成第三峰。因此，眼动脉、视网膜中央动脉和睫状后动脉呈三峰双切迹状频谱图。眼动脉多普勒频移高，波峰和切迹明显。

（五）眼内疾患的超声图

1. 视网膜脱离　当屈光间质混浊或疑为继发性视网膜脱离时，超声扫描为首选检查。

（1）孔源性视网膜脱离：B型超声扫描可明确诊断。当部分视网膜脱离时，玻璃体暗区出现一弧形强回声光带与视盘或与球壁回声相连，逐渐与球壁回声融合。回声光带与后壁间的无回声区为视网膜下液。新鲜的视网膜脱离光带纤细、光滑、多是凹面向眼球前方，若为波浪状光带，表明视网膜隆起高低不平，可存在后运动；陈旧视网膜脱离光带薄厚不一，光带较厚有皱褶，提示已出现增殖性玻璃体视网膜病变。当视网膜全脱离时呈漏斗形光带，宽口向前与锯齿缘相连，窄口向后连接视盘，显示T形回声光带，为晚期视网膜脱离所谓闭漏斗。降低增益视网膜脱离光带超声衰减与后壁衰减相近或同步。A型超声扫描玻璃体平段出现垂直于基线的高波峰，与后壁间为无回声平段。标准化A型与B型超声联合应用，有利于视网膜脱离的准确诊断及与膜样组织的鉴别。

（2）牵拉性视网膜脱离：糖尿病、眼外伤、眼血管性炎症、严重眼内炎等均可引起增殖性玻璃体视网膜病变，发生玻璃体出血或渗出质积存，形成增殖膜和条索，与视网膜粘连，由于眼球运动和纤维膜的皱缩产生牵拉导致视网膜脱离。B型超声扫描可见除视网膜脱离光带外，尚有与其相连的不规则光带，这些为增殖膜的回声。在糖尿病患者中最常见帐篷状和台布形两种牵拉视网膜脱离。前者是玻璃体增殖膜与视网膜有一个连接点；后者为玻璃体与视网膜有更广泛的粘连所致。当增殖膜同时牵拉两处视网膜使之脱离时，则形成吊床样外观。超声探查时要不断地变换探头的角度，进行纵向和横向扫描才能确切描述牵拉性视网膜脱离的形状和范围。

（3）渗出性视网膜脱离：因发生渗出性视网膜脱离的原因不同，声像图各有特征。

1）眼内肿物继发视网膜脱离：脉络膜和视网膜肿物均可伴渗出性视网膜脱离。声像图上视网膜脱离光带与后壁回声间有呈实体性的肿物回声，超声扫描可以发现广泛视网膜脱离下的小肿物。根据肿物形状、内反射、声衰等特征，对原发病进行鉴别。

2）视网膜脉络膜炎症所致的视网膜脱离：一般较浅，常为扁平脱离，局限在后极部最常见，也可以发生广泛视网膜脱离；原田病引起的视网膜脱离多呈半球形隆起，表面光滑，无皱褶，最先出现在眼底下方，严重病例可全视网膜脱离。

2. 脉络膜脱离　脉络膜脱离可以是自发地，更多为内眼手术或外伤的并发症。超声扫描有特征性改变，与其他疾病鉴别较容易。B型超声扫描可见玻璃体暗区出现单个或多个平滑、较厚的圆顶形强光带，前端可超过锯齿缘，后端一般终止于赤道前，也可邻近视盘，但不与视盘相连，几乎无后运动。当脉络膜脱离达360°时，横向扫描时显示多个半圆形光带呈花环样外观，隆起的间谷为涡静脉位置，若隆起很高其表面的视网膜相接呈对吻状。隆起光带与后壁回声间的无回声暗区为脉络膜渗液，称渗出性脉络膜脱离；若有疏密不等的回声光点、光斑为出血性脉络膜脱离。A型超声扫描：玻璃体平段可见陡峭升高的波峰，波幅高度可达100%，降低增益可见双峰顶。

当孔源性视网膜脱离伴睫状体、脉络膜脱离称脉络膜脱离型视网膜脱离。声像图上显示双光带，视网膜脱离光带与后壁回声间可见扁平形或半球形隆起的脉络膜脱离光带。视网膜脱离光带一般隆起不高，常有很多皱褶，与视盘相连。脉络膜脱离光带较厚，十分光滑，无皱褶，无论脉络膜脱离的范围和隆起的高度如何，均不与视盘相连。

3. 视网膜母细胞瘤　视网膜母细胞瘤多发生在3岁前婴幼儿，双眼患病占25%～30%。发病早期易被忽视，初诊时多已出现黑蒙性猫眼。

（1）B型超声扫描：多可提供具有诊断意义的图像。

1）自球壁向玻璃体腔隆起的一个或多个大小不等的肿块，小肿物呈结节状或半球形，大的肿物多为不规则形，甚至充满整个玻璃体腔。

2）肿瘤内部回声混乱，内回声多且强弱不等。

3）80%～95%的肿瘤内可见多个点状、斑块状不规则的强回声为钙斑反射，其后可见声影。降低增益正常结构回声消失后钙斑回声仍可见。这是视网膜母细胞瘤特征性改变。

4）当肿瘤组织成片坏死时，病变内出现囊性暗区。

5）病变呈实体性，缺乏后运动。

6）肿瘤沿视神经蔓延可见视神经暗区扩大，但不能发现早期病变，若眶内软组织中出现实体肿物回声，表明肿瘤向眶内扩展。

（2）A型超声扫描：视网膜母细胞瘤因具有特征性回声图，大多数病例A型超声扫描也可明确诊断。

1）玻璃体平段出现高低不等的病变波峰与后壁波相连，肿瘤内钙斑呈宽高波，波峰高度可达100%，缺乏后运动。

2）眼轴正常或略长。

（3）CDFI：肿瘤内发现动、静脉血流信号，与视网膜中央动、静脉相延续。脉冲多普勒显示高速、高阻血流频谱。

超声探查对儿童白瞳症鉴别有十分重要的价值。有多种良性眼内疾病可以出现白瞳症，国外文献报道，PHPV、Coats 病和弓蛔虫病分别为前三位。国内有关眼部弓蛔虫病报道甚少。视网膜母细胞瘤主要需与 PHPV、Coats 病、早产儿视网膜病变、内源性眼内炎等相鉴别。

PHPV 在声像图上为视盘前至晶状体后或眼底周边部的带状强回声，有时仅一细条形回声与晶状体后囊相连，或为视盘前伸向中玻璃体腔的蒂样条索；Coats 病显示病变部位视网膜不规则增厚，常伴有广泛缺乏可动性的视网膜脱离，在脱离的视网膜光带下可见细弱或粗大的回声光点，有自发运动；早产儿视网膜病变，多数病例在晶状体后甚至大部分玻璃体被广泛的增殖膜和斑块样回声所占据，仅有一细条形弱光带与视盘或球后壁相连，实为闭漏斗性视网膜脱离，容易被忽略；内源性眼内炎，因有全身感染及发烧病史，可为诊断提供帮助，在声像图上玻璃体暗区出现分散或密集的回声光点，有明显的后运动，常伴 Tenon 囊积液，严重病例可出现视网膜水肿、渗出性视网膜脱离等。

4. 脉络膜黑色素瘤　脉络膜黑色素瘤多发生在中年人，几乎为单眼发病，超声扫描是最重要的检查方法之一，可以提供具有定性诊断意义的依据。

（1）B 型超声扫描：早期自巩膜内面局部隆起 2~2.5mm 即可显示为实性肿物。脉络膜黑色素瘤声像图上有特征性改变。

1）肿物呈半圆形或蘑菇形回声光团，自球壁向玻璃体腔隆起，其边缘清楚、光滑、锐利。

2）肿瘤内回声均匀或肿瘤前部回声光点密集，回声强，因声能衰减以及肿瘤出血、坏死，肿瘤后部回声减弱变暗，甚至无回声，称挖空征。

3）肿瘤基底部脉络膜因被肿瘤细胞占据，亦为弱回声，与周围球壁强回声对比呈挖掘状，称脉络膜凹陷。

4）肿物声衰较显著，其后可见声影。

5）常伴渗出性视网膜脱离。

（2）A 型超声扫描：标准化 A 型超声显示脉络膜黑色素瘤有如下四个基本特征。

1）肿瘤表面为高反射，肿瘤内波峰高度相近或波峰高度由左至右规则梯状下降，大的脉络膜黑色素瘤，45°~60°Kappa 角（病变波峰峰顶连线与基线的夹角）。此点可与眼内其他肿瘤相鉴别。

2）肿瘤呈现低 - 中度内反射，肿瘤波峰平均高度为巩膜波峰高度的 5%~60%。

3）呈实体反射，无后运动。

4）肿瘤内多血管状态：90% 的大脉络黑色素瘤显示肿瘤的多血管的血流效应，回声图上见肿瘤波峰自发的、细小的、持续的快速垂直闪烁。

（3）CDFI：肿瘤内可以获得多普勒血流信号，脉冲多普勒显示肿瘤呈中高收缩期、较高舒张期、低速低阻型血流频谱。

5. 脉络膜血管瘤　脉络膜血管瘤为典型的规则结构、高反射的实性肿物。分局限性和弥漫性两种类型（见图 7-1）。前者孤立存在，常位于视盘和黄斑附近。弥漫性脉络膜血管瘤经常是 Sturge - Weber 综合征的一部分。B 型超声扫描：孤立的脉络膜血管瘤为扁平或圆顶状，轻度到中度隆起，肿物内部回声光点多，回声强，呈均匀分布，无显著声衰减，肿瘤表面和周围常伴视网膜脱离光带；弥漫性脉络膜血管瘤通常在后极部呈弥漫的扁平隆起，肿物内显示颗粒状强回声，可伴 Tenon 囊积液。Sturge – Weber 综合征的患儿中，轻微病例只显示视网膜、脉络膜增厚，反射增强。因此，对可疑病例要与健眼对比，仔细进行检查以免误诊。严重者常见于未经治疗的年长儿或治疗后复发病例，肿瘤侵犯大部分脉络膜，在视盘周围隆起最高，向周围延伸，逐渐变薄，可达锯齿缘。常伴广泛的视网膜脱离，甚至全视网膜脱离。A 型超声扫描：玻璃体后段出现多个连续的高波峰，与后壁波相连，波峰高度接近，排列均匀，无后运动，Kappa 角小于 45°，有别于脉络膜黑色素瘤。

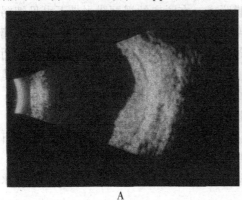 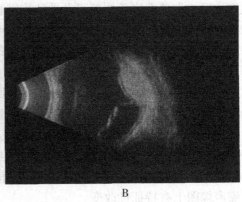

图 7 – 1　脉络膜血管瘤 B 型超声图

A. 弥漫性；B. 孤立性

6. 脉络膜转移癌　脉络膜转移癌为广泛的实体病变。B 型超声扫描：常呈宽基底扁平隆起，表面可崎岖不平，呈分叶状，边界不清楚，也有肿物隆起较高，呈半球形外观。多数病例肿瘤内部结构不均质，内回声较强或强弱不等，分布均匀或不均匀。转移癌常伴广泛极高的视网膜脱离。一般玻璃体不受累，玻璃体出血极少见。脉络膜转移癌在回声图上和 CD-FI 检测均无特征性改变。

7. 玻璃体积血　新鲜播散性出血在声学上是不可见的，有凝集的血与周围玻璃体间形成反射界面时超声探查方能显示。B 型超声扫描：轻度积血为小的点状、短线状回声，可局限在玻璃体的某一部位或呈播散分布，致密的积血可呈团块状回声。积血较多时，回声光点、光团可弥漫于整个玻璃体腔。积血有机化形成时，可见带状或膜样回声。玻璃体积血后运动活跃，积血机化程度膜形成以及与球壁的附着点都可以在观察后运动中做出判断。降低增益玻璃体积血及膜样回声提前消失。A 型超声扫描：玻璃体平段出现疏密不等的小波和中波，积血越致密，反射性越高。

8. 玻璃体增殖　由玻璃体积血、眼内炎、眼外伤等使玻璃体内形成纤维膜或条索，称玻璃体增殖。声像图上玻璃体内见各种各样条状或膜片状回声，排列杂乱无序，当发生增殖性玻璃体视网膜病变后，玻璃体内的增殖膜或条索与视网膜紧密粘连，后运动消失。以糖尿病性视网膜病变最具代表性。在回声图上玻璃体平段显示多发病变波峰，膜较厚或有红细胞附着在膜上，玻璃体平段则出现中高波峰，此时需与视网膜脱离相鉴别。标准化 A 型超声定量分析可对视网膜脱离与膜样组织鉴别。△dB ≤ 15 是视网膜脱离，△dB 在 17 ~ 25 范围为膜样组织。

9. 星状玻璃体病变　星状玻璃体病变常发生在老年人，糖尿病患者发生率高。晶状体混浊后，根据超声图像特征可与玻璃体积血象鉴别。

（1）玻璃体暗区见尢数小而强的回声光点，可散在分布，但大多数很密集，呈多重圆心的团状回声。

（2）病变位于中玻璃体腔，混浊后缘与视网膜回声间为无回声暗区。

（3）有明显后运动。

（4）星状玻璃体病变较玻璃体积血回声强，较巩膜回声弱，降低增益较后壁回声提前消失。

10. 玻璃体猪囊尾蚴病　玻璃体猪囊尾蚴病有相当特征性超声图像。玻璃体腔可见圆形光环为囊壁回声，紧贴囊内壁可见强回声光斑为虫体头节，利用实时扫描可见虫体自发蠕动。可伴玻璃体混浊及视网膜脱离。

11. 球内异物的超声诊断　无论是金属或非金属异物，声学性质与眼组织截然不同，超声扫描时均可构成强的回声界面。金属异物大于 0.5mm 就可产生强回声。碎石、塑料及木质等能透 X 线的异物也可以清楚显示。超声探查还可以同时提示眼外伤的程度，有玻璃体出血或视网膜脱离可一目了然。因此，对预先已做 CT 扫描或经 X 线定位者，超声探查仍是必要的。眼内异物声像图所见如下。

（1）玻璃体暗区出现强回声光斑：降低增益，眼部正常结构回声消失，异物仍为强回声（见图 7 - 2）。对紧贴球壁回声的异物，最好 A 型与 B 型超声扫描联合应用，采用调节增益的方法，可以准确显示异物在眼球内、眼球外或在球壁内。

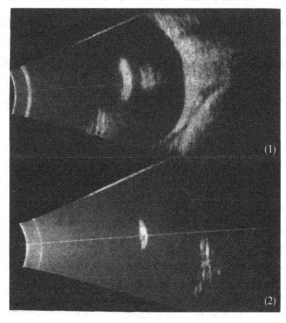

图 7 - 2　球内异物声像图

（2）回声强的异物因声能衰减：异物后可见声影，即在异物后球壁及球后脂肪均不能显示而形成带状暗区。若为较大的金属异物，异物后面的眼球壁可向前隆起，这是因超声波在金属内传播速度较玻璃体快造成的影像失真。

（3）球形或形状规则、界面整齐的异物：在异物强回声光斑后可见形状相同、距离相等，逐渐减弱的回声，这种重复反射现象又称尾随回声。这些瞬时出现的重复反射，使这类特殊异物容易被发现和定位。

球内玻璃异物多为细长形外观，超声声束较难与细长而光滑的表面垂直，因声能大部分被反射只产生弱的回声信号，易漏诊或将一个较大异物诊为小异物。当声束方向与玻璃碎片的长、平的表面完全垂直时，可产生强的反射信号，能准确地显示异物大小，异物后可见重复反射现象。随着穿通伤口进入球内的气泡，也会产生高反射，与真实的异物相似，可以通过改变体位办法加以鉴别。

（六）眼眶疾病超声图

B 型超声扫描下眶脂肪呈均匀而弥漫分布的强回声，中央暗区为视神经，两侧低回声带是眼外肌。当声像图上显示正常结构扭曲变形以及声学性质的改变，都预示其本身病变或眶内肿瘤的存在。但是，眼眶病变的诊断一定要两侧进行比较来鉴别正常与病态，最好与标准化 A 型超声同时应用，有利于对眶内病变，尤其是眶内肿瘤的组织学判断。

1. 眶内肿瘤　根据肿瘤的部位、形态、边界、内反射及声能传导等超声扫描所见，粗略将眶内肿瘤分为如下。

（1）囊性肿物：为边界清楚、光滑、锐利的圆形或类圆形肿物、声传导好，可见后壁回声，肿物内多为无回声暗区。可见于黏液囊肿、单纯性囊肿、皮样囊肿。后者可因囊肿内容物不同产生多样回声，液体占主要成分时囊肿内为无回声暗区，而囊肿内有脱落物凝集者可出现较强的回声。

（2）实性肿物：呈圆形或略不规则形。肿物前界清楚、光滑，呈低到中度的内回声，声衰减显著，肿物后界显示不够清楚或不能显示。超声扫描可显示肿瘤所在位置及与正常结构的关系，并可进一步提示肿物的组织类型。如位于肌肉圆锥内累及视神经的肿物，最大可能显示为视神经胶质瘤、视神经鞘脑膜瘤和神经纤维瘤，视神经暗区扩大为其诊断要点。视神经胶质瘤为视神经本身梭形膨大，边界规整，内回声一般低暗，脑膜瘤内回声少，声衰显著，后界不能显示。

（3）眼眶血管性病变：常见的如海绵状血管瘤，为圆形或类圆形边界清楚的肿物，多位于肌锥内，肿物的回声光点多而强，分布均匀，呈颗粒状外观，可见肿瘤晕，病变呈中等度声衰减，后界能清楚显示。而眶静脉性血管瘤则病变边界不清楚，在眶脂肪的强回声中显示圆形、管状或大小不等，形状不同的无回声或低回声腔。

（4）眶内恶性肿瘤：多为不规则的实体病变，兼有实性及血管性肿瘤的部分声学特征。肿瘤边界不清或边界不整齐，传声差，声衰著，后界不能显示，一般肿物内回声少，但肿瘤组织结构不同，内回声也有区别。常见于恶性淋巴瘤、转移癌等。眶内弥漫型炎性假瘤也有类似的超声影像特征。恶性肿瘤为浸润性生长，可发生在眼眶任何部位，若颅内或鼻窦肿物眶内侵犯者经常沿眶壁生长，早期呈扁平形，这类病变及眶尖部肿瘤超声扫描难以发现，眶顶肿物超声声束不易达到，需进行 CT 扫描或 MRI 明确诊断。

2. 特发性眼眶炎症　又称炎性假瘤，包括形形色色的眶软组织病变，由于组织类型不同，超声信号亦不一致。按超声扫描所见，将其归为两类，其一为炎性肿瘤，表现为圆形、扁平状或不规则形实性肿物，边界清楚或不清楚，病变呈低回声。另一类为眶内组织炎性水肿，眼外肌和泪腺肿大，也可以有巩膜炎和视神经周围炎。当眼球筋膜囊有积液时，球壁外的弧形无回声间隙与视神经无回声暗区相连，构成 T 形暗区。尽管上述超声所见为非特异性的，但这些发现有助于炎性假瘤的诊断。

3. 眼外肌肿大　眼外肌肿大最常见于 Graves 病和眼外肌炎。

（1）Craves 病多发生在中年女性：无论甲状腺功能亢进、功能低下或功能正常者均可能发生眼眶病变。声像图上见单侧或双侧多条眼外肌梭形肿大，单侧眼球突出者也可以显示双侧眼外肌肿大。肿大的眼外肌肉部结构不均质，反射增强。因增厚的肌肉内含液体增多，破坏其正常紧密的内部结构所致。

（2）眼外肌炎：眼外肌炎是特发性眼眶炎性综合征的最常见一个亚型。经常单眼发病、双眼同时或先后发病者少见。往往只单一眼外肌受累，眼外肌的肌腹、肌腱均肿大，肌肉附着点病变重，增厚显著。肿大的眼外肌边界清楚，内回声少。B 型超声对各种原因所致眼外肌肿大均可显示，但确切的定量诊断主要靠标准化 A 型超声扫描显示眼外肌各段、并加以准确测量。

（七）眼部生物测量

1. 用途　超声波可以对眼部组织结构及眼球、眼眶病变进行准确测量，超声生物测量是超声扫描仪在眼科另一重要用途。主要包括以下两个方面。

（1）眼部活体结构测量：视轴及眼屈光成分的轴径测定。

（2）眼部病变的探测：如眼内病变的隆起高度、病变范围；眼内肿瘤的高度、基底径、肿瘤的体积；眶内占位病变或肿瘤大小的定量测量；视神经以及眼外肌的测量等。

超声生物测量可为白内障人工晶状体植入术及角膜手术提供准确的数据资料。近年来，白内障、准分子激光手术的飞速发展也促进了超声生物测量技术广泛普及；超声生物测量对青光眼、屈光不正等解剖学、生理学相关性的研究也有重要价值；眼内、眶内肿瘤的超声测量更是必不可少，其他检查方法所无法替代的。如：脉络膜黑色素瘤主要是根据超声探测所获得的量化信息拟定治疗方案，依据超声测量结果计算放射治疗量，超声对肿瘤的监测及疗效的评估，同样是非常重要的。

2. 测量方法　眼活体结构的测量是依据 A 型超声轴向回声图，测量不同组织界面间距离。

（1）眼球轴长和角膜厚度测量：现代 A 型超声扫描仪和角膜厚度测量仪均由电脑控制。A 型超声扫描仪测量精确度为 ±0.01mm。回声图上可清楚显示角膜厚度、前房深度、晶状体厚度及眼轴长度，同时进行人工晶状体度数的计算并打印出结果；角膜厚度测量仪是由电脑控制角膜测绘图，使用十分方便，选用（20～30）MHz 探头，测量精确度可达 ±0.001mm，为角膜手术提供可靠依据。

（2）对眼内或眶部病变的测量：采用标准化 A 型和 B 型超声。应首先选用标准化 A 型超声扫描，使用定量检查程序可准确获得病变隆起高度基底宽度等多种参数；B 型超声扫描因病变隆起高度、范围等清晰可见，直观容易测量，经常被采用。但检测结果不及标准化 A 型超声精确。近年来，新一代 A、B 型超声系统提供的三维超声图像，可以比较精确地测出肿瘤的不同断面的肿瘤基底、高度以及肿瘤面积、体积等。

（刘晓冰）

第二节　超声生物显微镜

超声生物显微镜（Ultrasound biomicroscopy，UBM）是加拿大医生 Pavlin 等研制并用于眼科临床的高频超声显像系统，实质上是用于眼前段检测的 B 型超声装置。因其探测频率高达 50～100MHz，图像分辨率高，最大分辨率为 50μm，相当于低倍光学显微镜的分辨率水平，故称为超声生物显微镜。

眼科常用的超声生物显微镜探头频率为 40～50MHz，每次扫描探测深度范围 5mm × 5mm，可以显示眼前段结构任意子午线上二维断层图像。

UBM 的临床应用使光学仪器无法观察到的部分眼前段结构及传统超声探查的"盲区"均可展现出来。如：可以清楚揭示后房的形态，显示虹膜后睫状体病变以及晶状体悬韧带的情况，对其进行形态学观察以了解形态结构和相互关系的变化，提供相关疾病的信息，从而大大提高了眼前段疾病的诊断水平，使眼前段多种疾病的诊治进入了崭新的阶段。

（一）UBM 的检查技术

1. 检查前准备　如下所述。

（1）UBM 为水浴法检查：首先应向受检者解释检查的过程及注意事项，解除受检者的恐惧心理。

（2）受检者仰卧位，注视上方天花板。

（3）予被检者结膜表面麻醉后，根据睑裂大小置入合适的眼杯。

（4）眼杯内放耦合剂或 0.9% 氯化钠溶液。也可用隐形眼镜全护理液、卡波姆滴眼液等代替。

（5）眼球有新鲜穿通伤口、角膜或结膜有炎症者暂不宜进行检查。

2. 检查方法　如下所述。

（1）探头的使用

1）放射状扫描：检查者左手固定眼杯，右手控制探头，使探头与被检眼角膜缘垂直，顺时针方向扫描一周，这是观察眼前段结构和疾病最常用检查方法。可以显示房角结构、虹膜、后房及睫状体病变。

2）水平扫描：将探头与角膜缘平行扫描时，观察一个断面图像上睫状突的形态、数量，同时显示睫状体与巩膜的附着情况。也可用于界定病变的侧向范围。

（2）如何获得满意的 UBM 图像：在检测过程中要根据病变的部位，移动探头或嘱被检者转动眼球，保持超声声束与检测部位垂直，才能获得最佳图像。表现为所检测部位的表面各线明亮图像清晰。声束倾斜会使组织结构显示不清或导致图像扭曲变形。

另外，所使用仪器相关参数的选择也是至关重要的。如：仪器的增益范围在 60～90dB，正确选择增益才能使各组织结构的回声特点显示出来，获得清晰的图像。将增益调节过高会使正常组织结构与病变不易区分；若增益调节过低会造成诊断信息丢失；时间增益补偿系统（Time gain compensate，TGC）一般设在 4～5dB/mm；延迟（Delay，DLY）为显示窗口的顶部与探头前部的距离。通过 DLY 不同的设置，对眼前段不同结构进行检查一般不低于 2.24mm；图像的后处理，仪器可提供 7 种不同图像的转换功能（transfer function，TF）可以提高存贮图像的质量，第一种功能（TF1）为常用的方法，图像的亮度和灰度水平比例是最理想的。

（二）正常眼前段的 UBM 图像

1. 角膜、巩膜及角巩膜缘 角膜在 UBM 图像上分为四层，角膜前表面两条窄的强回声光带分别代表薄的上皮层和前弹力层（Bowman 膜）的回声反射，后表面的强回声光带为后弹力膜（Desemet 膜）和角膜内皮层，两层合二为一不能分开。前后表面强回声光带间较宽的均匀低回声带为角膜基质层。

巩膜由致密的纤维组成，与角膜相比，回声强，也是眼内回声最强的结构，UBM 可以显示前部巩膜，呈均匀的强回声光带。

巩膜与角膜间回声由强至弱的移行区为角巩膜缘。在其内侧面的三角形强回声嵴为巩膜突（scleral spur），是眼前段结构测量的重要标志。

2. 前房、前房角及后房 正常眼中央前房、前房角结构及后房形态的 UBM 图像（图 7 - 3）。

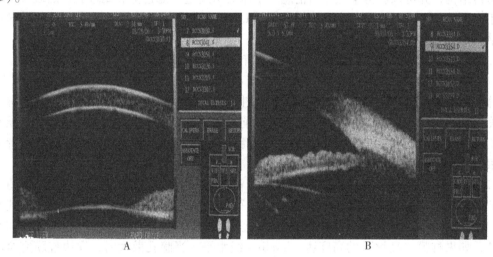

图 7 - 3 正常眼前段结构 UBM 图像

A. 中央前房；B. 前房角、后房

前房为角膜内皮至虹膜表面、晶状体瞳孔区及睫状体前部间的无回声区。角膜内皮中央至晶状体前囊间的垂直距离为中央前房深度。

前房周边部为前房角。由虹膜根部、睫状体前部及角巩膜内侧面构成。UBM 可以观察前房角的相应结构，发现房角变窄或关闭。以巩膜突为标志，可对房角相关参数进行定量测量。在巩膜突前 500μm 小梁网上一点，垂直角膜做一直线与虹膜相交，两点间距离为房角开放距离。也有学者提出以巩膜突为房角顶点，以该点为圆心做一半径为 500μm 的参考圆，该圆与角膜内表面和虹膜前表面的交点为房角的两端点，所形成的角度为房角开放度数，两端点间的距离为房角开放距离。

后房位于虹膜后面，睫状体冠部内侧面及玻璃体前界膜之间。UBM 图像上后房为形状不规则的狭小的无回声间隙。UBM 是唯一可能在活体上完整展现后房形态的检测方法，能清楚显示虹膜、睫状体及晶状体周边部的相对位置关系，观察病理情况下后房形态的变化。

3. 虹膜和睫状体 虹膜前表面及后表面的色素上皮层均为高反射，在前、后房无回声区衬托下，UBM 图像上从虹膜根部至瞳孔缘均清晰可见，呈均匀一致的中强回声。虹膜膨隆程度、虹膜根部附着的位置及虹膜组织内回声的变化均能显示。

睫状体在 UBM 图像上形态不完全相同，因扫描部位不同而异。矢状切面为类三角形，前部显示隆起的睫状突，或不见睫状突只有睫状肌的轮廓，向后逐渐变窄至睫状体平坦部，内回声与虹膜组织相近；在冠状切面上，睫状突呈平行排列的高低不等的小柱状突起，呈中强回声。睫状体与巩膜相贴附，两者间出现无回声间隙提示有病理改变。

4. 晶状体、晶状体悬韧带及前部玻璃体　UBM 图像上晶状体前囊为强回声光带，晶状体皮质和核呈无回声，晶状体后囊不能显示；晶状体悬韧带为晶状体赤道部与睫状突间规则排列的中低强度线状回声；前部玻璃体是无回声暗区。

（三）UBM 在青光眼诊断和研究中的应用

临床研究发现，许多类型的青光眼与眼前段解剖结构相关。UBM 能清楚显示前房、后房及房角结构，并可以获得量化诊断信息。手术后可通过对滤过泡和滤过通道的观察，直接揭示手术失败的原因，指导临床治疗。因此，UBM 对青光眼的诊断、研究以及对手术疗效的评估具有特殊重要的价值。

1. 原发闭角青光眼 UBM 图像　原发闭角青光眼 UBM 图像上主要有 3 种不同表现。

（1）瞳孔阻滞型：常见于急性闭角青光眼和少数慢性闭角青光眼。UBM 显示前房浅，晶状体位置靠前，瞳孔缘相对位置偏前。生理性瞳孔阻滞会导致后房压力高于前房，瞳孔阻滞强度增加时，所产生的压力差使周边虹膜向前膨隆，甚至中 - 高度膨隆，造成房角狭窄或关闭。周边虹膜切除术后，UBM 显示周边虹膜膨隆减轻，房角增宽或开放。这类患者通常虹膜根部较薄附着相对偏后，睫状体位置靠后。因此，房角关闭主要为瞳孔阻滞所致。

（2）非瞳孔阻滞型：如高褶虹膜综合征（plateau iris syndrome，PIS），在 UBM 图像上有特征性表现。前房轴深大致正常，虹膜比较平坦，在房角入口处房角突然变窄，甚至关闭。UBM 显示虹膜根部较厚，附着点偏前，在房角处不同程度的"高坪"样隆起，与小梁网同位，如果虹膜"高坪"的高度达 schwalbes 线水平，当瞳孔散大时，周边虹膜完全阻塞小梁网使眼压急骤升高；若周边虹膜阻塞部分小梁网，眼压正常或不同程度升高。患者周边虹膜切除术后，自发性或散瞳等因素仍可使房角关闭，引起青光眼急性发作。UBM 扫描还可见这类闭角青光眼睫状突位置前移，将虹膜根部推向房角方向，形成房角急转变窄的特殊形态。因此，房角关闭主要取决于及周边虹膜"高坪"的高度以及睫状体前移的程度。

（3）混合机制型：见于虹膜膨隆型慢性闭角青光眼。UBM 显示前房浅，晶体位置靠前、虹膜根部膨隆，提示瞳孔阻滞因素仍然存在。这些病例常伴虹膜根部肥厚，附着偏前，使虹膜根部易堆积在房角，睫状体前位又进一步推顶虹膜根部使房角变窄或关闭。

2. 恶性青光眼 UBM 图像　各种青光眼手术后或使用缩瞳剂等，房水不能从后房进入前房通过正常向前通道排出，而逆流积聚于玻璃体腔，导致前房变浅或消失，眼压升高，称恶性青光眼。UBM 对恶性青光眼发生机制的研究显示独具的价值，应用 UBM 观察发现，一部分恶性青光眼的发生与患者眼球前段小、晶状体厚、睫状体肥大、位置偏前等解剖结构密切相关。UBM 扫描恶性青光眼影像特点是：晶状体虹膜隔前移，虹膜与角膜内皮接触，中央前房极浅或消失；虹膜与晶状体完全相贴；睫状体水肿，睫状突肿胀前旋，睫状体与晶状体紧密相贴，后房消失；部分病例出现睫状体浅脱离。UBM 临床应用使睫状环阻滞而发生恶性青光眼得到进一步证实。但也有学者发现，有的患者具有恶性青光眼的表现，而睫状突与晶状体并未接触，无睫状环阻滞的形态特征，提示是睫状环阻滞以外的因素引起的，目前研究认为这类恶性青光眼可能因虹膜晶状体阻滞使房水逆流到玻璃体腔导致晶状体虹膜隔极度前移所致。所谓非睫状环阻滞型恶性青光眼或称继发恶性青光眼。

3. 色素播散综合征和色素性青光眼　色素播散综合征（Pigmentary dispersion syndrome，PDS）是自虹膜色素上皮脱落的色素经房水循环沉积于角膜后壁、小梁网、晶状体等眼前段组织中。双眼发病，常见于近视眼患者。经若干年后将有 25%～50% 发展成色素性青光眼。UBM 扫描所见：①中央前房深。②前房角宽。③虹膜向后凹陷，虹膜后表面的色素上皮与晶状体前面、晶状体悬韧带广泛接触。④典型者虹膜中周部变薄。⑤使用缩瞳剂或虹膜周边切除术后，虹膜变平坦。

关于色素播散的机制，Campbell 首先提出机械性摩擦学说，Karickhoff 等学者提出反向性瞳孔阻滞色素播散的机制。由于虹膜向后凹陷，虹膜后表面的色素上皮与晶状体前面、晶状体悬韧带广泛接触，产生机械性摩擦，引起色素释放。一些学者应用 UBM 对色素播散综合征患者临床观察，也发现使用缩瞳剂或虹膜周边切除术反向性瞳孔阻滞解除后，虹膜变平坦，支持上述观点。

4. UBM 在抗青光眼术后的应用　UBM 可以对青光眼小梁切除术后滤过通道进行观察，了解滤过泡的形态，滤道的内、外口及巩膜瓣的情况。滤过通道通畅的功能性滤过泡呈中低回声，有的可见小的低回声液腔，巩膜瓣下的通道为一无回声间隙；囊样包裹型滤过泡为局限的囊性液腔，周围被薄的高反射层包裹，已无滤过功效。若滤口表面与巩膜瓣粘连，呈高回声图像，表明巩膜瓣周围纤维增殖，已有瘢痕形成。内口有虹膜或玻璃体阻塞均可被发现。对非穿透小梁切除术后，UBM 扫描可显示在巩膜瓣下的液性无回声间隙，可用以观察非穿透区保留的小梁网组织厚度是否合适，深层巩膜床是否足够薄等。

（四）UBM 在眼外伤的应用

UBM 的应用使眼前段外伤的诊断更加及时、准确。当角膜混浊、前房出血，光学仪器受限时，UBM 探查仍可提供眼前段损伤的详细信息。如：发现虹膜根部离断、房角后退、睫状体脱离、晶状体脱位等，对虹膜后面、睫状体部位的微小异物可以显示和定位，使眼前段损伤的诊断水平提高，为正确治疗提供可靠依据。

1. 房角后退　当钝挫伤的力量作用于睫状体前部，导致睫状体的环形肌和放射形肌与纵行肌纤维撕裂，前者挛缩后退，向内向后移位，与虹膜根部相连，后者仍附着在巩膜突上。UBM 显示虹膜根部后退，与巩膜突脱离，前房角加宽，巩膜突至房角隐窝的距离加大，房角变深。以往文献报道，钝挫伤并发前房出血的患眼 45%～94% 有房角后退，房角后退≥180°圆周，有可能迟早会发生外伤性青光眼。因此，UBM 探查时应仔细检查房角后退部位和范围，按时钟表示法详细记录。

2. 睫状体脱离　睫状体脱离常发生在严重的眼球挫伤、眼球破裂伤或内眼手术后。UBM 是显示睫状体脱离最直观而准确的方法，有少许睫状体上腔积液也能被发现。

正常眼的睫状体矢状面呈类似三角形，与巩膜相贴。两者之间出现无回声暗区时，提示睫状体脱离。睫状体上腔无瓣膜结构，睫状体脱离一般为 360° 全周脱离。UBM 图像上常见楔形、条形无回声区。此外，UBM 能同时显示患眼的其他异常。如睫状体上腔液体积存使睫状突位置前移、前旋，虹膜根部膨隆，前房变浅等。

当睫状肌纵行纤维附着在巩膜突上的肌腱断裂，睫状体与巩膜突及巩膜完全分离，为该部位的睫状体断离。睫状体上腔与前房完全沟通将导致持续低眼压，引起视功能障碍，未经有效治疗甚至会造成眼球萎缩。UBM可探及睫状体上腔与前房完全沟通的瘘口，显示断离口的位置及断离的范围。有时睫状体与巩膜突已完全分离而未发现睫状体上腔与前房完全沟通的断离口，通常是因虹膜根部未与巩膜完全分开，但此时虹膜已偏离正常的解剖位置，向断离口移位，虹膜根部甚至中周部与巩膜突及巩膜相贴。

睫状体固定复位术后，手术成功者睫状体上腔积液消失。若仍有部分睫状体脱离经UBM可准确显示，并可查明残余断离口位置，为进一步治疗提供依据。

3. 眼内异物　UBM主要用于检测眼前段异物。异物可位于眼前段的任何位置，当穿通伤口已闭合，细小异物存留在虹膜后、晶状体赤道部或睫状体附近，其他检查方法不易发现。UBM对眼前段细小异物诊断及异物的定位具有独特价值。无论金属或碎石、塑料等非金属异物均呈强回声，与周围组织界限清楚，甚至0.5mm细小异物也呈高反射，可以被发现。

（五）虹膜、睫状体肿物的UBM图像

虹膜后面睫状体部位为光学仪器检查的盲区，而常规的眼科超声扫描仪探头频率为10MHz，图像分辨率为300~400μm，不能发现虹膜后小肿物，因分辨率低难以将早期睫状体肿物与正常的睫状体组织相鉴别，使肿瘤易被忽视。UBM的分辨率大约相当于常规超声扫描的10倍，对虹膜后面的肿物以及睫状体部位较小的肿物显示十分准确，如若睫状体肿物较大超过4mm时UBM不能完整显示，需与常规超声扫描或彩色多普勒超声相结合，才能完整地展现肿瘤的全貌，对肿物进行诊断和鉴别诊断。

1. 虹膜囊肿　虹膜囊肿（iris cyst）分原发性和继发性两种类型。由内眼手术或穿通性眼外伤造成的虹膜植入性囊肿为常见的继发性囊肿，裂隙灯显微镜可以发现。一部分虹膜囊肿在前房角镜检查时得到证实。但在UBM临床应用之前，将虹膜囊肿与虹膜黑色素瘤相混淆的情况很难避免。UBM不仅清楚显示肿物的部位，还能揭示肿物的内部结构，根据其内反射的声学特征很容易鉴别虹膜肿物是囊性或实性。虹膜植入性囊肿位于前房，在虹膜和角膜内皮之间，大的可占据整个前房。原发性虹膜囊肿可位于瞳孔缘，虹膜中周部，更常见于虹膜与睫状体连接部位，为边界清楚、薄的圆形或椭圆形囊样回声，囊腔内无回声，单发或多发，可同时存在于虹膜和睫状体。尽管虹膜囊肿发生的原因和部位不同，但在UBM图像上均显示高反射的囊壁和低反射囊腔。

2. 虹膜肿物　虹膜肿物中虹膜痣（Nevus of iris）最常见，其次为黑色素瘤、转移癌，其他肿瘤均很少见。

（1）虹膜痣：局灶性虹膜痣常见于虹膜下方、瞳孔缘周围或虹膜根部。UBM图像上有典型的表现者有助于与虹膜黑色素瘤的鉴别，但有时两者鉴别很困难，需随诊观察。在UBM图像上虹膜痣为局部隆起的实性病变，边界清楚，形状不规则，比较小，其厚度不超过1mm。一些位于周边部的病变，则显示虹膜略变厚，呈小的向上凸起的弓形弯曲形态，推测可能与病变组织收缩有关。一般限定在虹膜组织，不越过虹膜根部。有的病变表面可见不规则的较薄的低反射层，为病变表层被肿瘤侵犯的"蚀斑"。病变内回声不一致，常见前部回声较强，后部回声较弱。

（2）虹膜黑色素瘤：虹膜黑色素瘤（Iris melanoma）分局灶性和弥漫性两种，前者较常见。局灶性黑色素瘤UBM表现为病变部位虹膜局限增厚，呈梭形、半球形隆起的实性肿物，其边界清楚，肿瘤大小不一，通常瘤体直径为 3mm，厚度在 1mm 以上，肿瘤表面呈线状高回声反射，肿瘤内回声不同，一般为均匀中低回声，无明显声衰减，与虹膜痣比较肿瘤回声相对较弱。UBM 扫描也发现有的肿瘤前部回声较强，肿瘤深部为较弱的回声，可能与肿瘤声衰减有关。黑色素瘤可发生在虹膜任何部位，更好发于虹膜下方，其次为颞侧，病变可侵犯前房角继发青光眼。

（3）虹膜转移癌：葡萄膜是转移癌好发部位，主要发生在脉络膜，虹膜、睫状体较少见。虹膜转移癌患者经常因视力下降、继发青光眼来院就诊。UBM 显示虹膜表面弥漫性或多灶性实性病变，边界清楚或不十分清楚，形状不规则，病变部位虹膜隆起，表面高低不平，可有大小不等的结节凸向前房与裂隙灯显微镜下所见的虹膜表面无色素的灰白结节是一致的。病变不同程度的与周边部角膜接触或粘连使房角关闭。肿瘤的内回声均匀，呈中低回声，或内回声强弱不等，分布不均。多数肿瘤声衰减不明显。瞳孔缘可被肿瘤侵犯发生后粘连，瞳孔也可向最初出现转移灶方向移位。肿瘤累及睫状体 UBM 扫描可以发现同样声学性质肿瘤。

3. 睫状体肿瘤　睫状体实性肿瘤中以睫状体黑色素瘤（Ciliary body melanoma）最为多见，其他有黑色素细胞瘤、睫状体腺瘤、神经鞘瘤、转移癌、平滑肌瘤等。睫状体肿瘤早期无症状，常规检查难以发现，UBM 是显示睫状体肿瘤最重要的检测手段，可以发现早期小的肿物，准确显示肿瘤的形状、边界、肿瘤内回声及定量信息。目前几乎是揭示早期睫状体小肿瘤最佳方法。但睫状体肿瘤相对比较少见，肿瘤有多种类型，有关睫状体良性或恶性肿瘤的影像学诊断多为个案报道，目前对肿瘤的定性诊断还缺乏特征性的影像依据。睫状体肿瘤在 UBM 图像上为睫状体部位局部隆起的实性肿物回声，多呈半球形，若肿瘤较大已突破色素上皮亦可呈蘑菇形。肿瘤边界清楚，与周围组织界限分明，多为中低内回声，一般病变近巩膜侧回声较强，远离巩膜方向回声减弱，有声衰减，部分肿瘤内回声不均匀，也有肿瘤呈较高回声的报道。有的病例在病变内可见圆形、椭圆形管腔样暗区，为病变内血管回声。肿瘤边缘也可伴假性囊肿。睫状体黑色素瘤可侵及虹膜和房角，也可以侵犯巩膜，继发脉络膜渗漏，大的睫状体黑色素瘤经常波及脉络膜，常规超声探查即可发现。

（刘晓冰）

第三节　CT 扫描

CT 是 Hounsfield 等人于 1972 年创建的一门新的影像技术，1980 年 Forbes 等首先报道了应用 CT 技术进行眼眶检查。CT 可清楚地显示眼内、眶内及眶周结构，不仅能了解病变的形态，还能客观的测定病变的组织密度，为诊断提供可靠的信息资料。随着螺旋 CT 和三维成像软件应用，CT 技术的发展和诊断水平的提高，CT 在眼部的应用不断拓宽，其重要的临床价值得到一致公认。现已成为眼内异物、肿瘤、眼眶病理学诊断及神经眼科疾病十分重要的检测手段。

（一）CT 成像原理

CT 是以高能量、高穿透力的 X 线为能源的，当能量恒定的 X 线束穿过人体受检层面后，X 线能量强度因人体吸收而相应衰减，检测器探头获得所剩余的 X 线量，将其转为不同亮度的荧光，经光电倍增管进行光电换能，然后由数模转换器将大小不等的电信息转换为数字形式，输入电子计算机进行处理及图像重建，显示在荧屏上即为 CT 图。

CT 是密度图像，以杭斯非尔德单位（Hounsfield nuit，简称 HU 或 H）测算。CT 值是以水为标准，其他组织结构或病变均是与水相比得出的相对值。密度标度规定水为 0HU，空气 −1 000HU，骨皮质 +1 000HU。眼眶组织的 CT 值差异较大，眶脂肪为 −100HU，眼球壁、眼外肌、视神经为 +30 ~ +35HU，玻璃体 < +10HU。

（二）CT 扫描方法

CT 探查以横断面及冠状面扫描为常规检查。横断面扫描以听眶下线（RBL）为基线；冠状面扫描基线是与 RBL 垂直线。根据检查的部位拟显示 CT 值的范围和范围的中心点，即窗宽和窗位。窗位为荧屏灰度中心，大于此值图像逐渐变白，低于此值图像逐渐变黑。眼科检查一般骨窗窗宽 3 000 ~ 4 000HU、窗位 400HU；软组织窗，窗宽 400HU、窗位 40HU。扫描层厚 2mm，层间距 2 ~ 5mm。眼球病变采用薄层、无间隔扫描。视神经管扫描则用厚度 1mm，层间距 1mm。为提高正常结构和病变的对比度，显示眼球和眼眶病变，尤其是探测眼内、眶内肿瘤及血管性病变，通常静脉注射造影剂做增强 CT。

（三）CT 扫描适应证

（1）可疑眼内肿瘤。

（2）眼眶病变：包括肿瘤、急、慢性炎症、甲状腺相关眼眶病变及血管畸形等。

（3）眼外伤：眶骨骨折，尤其是可疑多发性骨折。

（4）眼球及眼眶异物：无论金属和非金属高密度异物均可显示和定位。

（5）不明原因的视力障碍，视野缺损等。

（四）正常眼球、眼眶 CT 图像

眼眶呈三角形，周围高密度带为眶骨层面像，由颧骨及蝶骨大翼构成，内侧线状骨影为泪骨和筛骨纸板，眶腔前方圆形高密度影称眼环，是眼球层面投影。眼环内前端双面凸的高密度影为晶状体，中心低密度区是玻璃体。眶脂肪呈低密度，其中可见与眼环相连的高密度带状影，中间为视神经，两侧是眼外肌。注射造影剂后，眼环可增强显示更清楚，其余结构无变化。

（五）眼内肿瘤 CT 图像

1. 视网膜母细胞瘤　是儿童最常见的眼内恶性肿瘤，双眼患者可伴发颅内松果体或蝶鞍旁的原发性神经母细胞瘤，称三侧性视网膜母细胞瘤，CT 扫描可明确诊断。在显示肿瘤向眶内、颅内蔓延中 CT 扫描（或 MRI）是必不可少的。视网膜母细胞瘤 CT 扫描具有特征性。

（1）眼环内局限性或弥漫性高密度软组织肿块：小肿瘤为局限性高密度区，大的肿瘤呈不规则块影，边界锐利，眼环可扩大。注射造影剂后肿瘤的非钙化部分轻 − 中度强化。

（2）瘤体内钙化：95% 的肿块内存在颗粒状、斑片状或团块状钙化，可为单个或多个，甚至占据整个肿块。瘤体钙化是视网膜母细胞瘤典型特征。

（3）肿瘤眼外蔓延：视网膜母细胞瘤容易向眶内扩展及颅内转移。患侧眶内肿块影、视神经增粗、颅内转移灶经 CT 扫描均可发现，增强 CT 显示更清楚。

2. 脉络膜黑色素瘤　早期眼环局限性增厚，病变向玻璃体腔隆起后，可见半圆形或息肉状的均质高密度块影，大的肿瘤可占满整个眼球。注射造影剂则肿物中或高度强化。CT

揭示肿瘤的位置较超声准确，并可显示肿瘤的眶内蔓延。脉络膜黑色素瘤的正确诊断至关重要，应利用一切有价值的检查方法互相补充和印证。CT 扫描是影像检测手段之一。

3. 脉络膜骨瘤　CT 显示眼环内视神经一侧或两侧盘状骨密度影，轻度隆起，其边界清楚，可单眼或双眼发病，除病变处呈骨密度影外，其余眼球结构正常。CT 扫描可将脉络膜骨瘤与无色素性黑色素瘤和脉络膜转移癌等相鉴别。

（六）眶内肿瘤 CT 图

眶内肿瘤一般呈高密度，在低密度眶脂肪的对比下，肿物的位置、形状、边界及与周围结构的关系均可显示。CT 扫描对眶后部肿瘤和小的神经鞘瘤也能发现。

1. 良性肿瘤　CT 图像上良性肿瘤为边界清楚、平滑的圆形或类圆形肿物。如海绵状血管瘤 80% 以上位于肌锥内，单发或一眶多发，大的使整个眼眶扩大，视神经和眼外肌移位。神经鞘瘤在 CT 图像上与血管瘤相类似，但密度较低。皮样囊肿是眶内常见的囊性肿物，CT 图像上有特征性改变，皮样囊肿位于颞侧或上侧眶内，多贴近骨壁，引起骨壁压陷吸收，囊肿边界清楚、光滑，囊肿中心几乎总有低密度区，呈负 CT 值，周围囊壁略呈高密度，注射造影剂显示环行强化。在泪腺上皮性肿瘤中，良性多形性腺瘤最常见，位于眶前部外上方泪腺窝内，多呈类圆形，边界清楚，均质实性肿物，呈中度强化。但在 CT 图上不易与早期泪腺恶性肿瘤鉴别。

2. 恶性肿瘤　原发眶内的恶性肿瘤有多种，全身恶性肿瘤也可眶内转移。恶性肿瘤在 CT 图像上为形状不规则、边界不整齐，密度不均的肿物，骨质破坏和向邻近组织蔓延也是恶性肿瘤共同特点。如：横纹肌肉瘤为儿童最常见眶内原发肿瘤，多位于眶上部，肿瘤呈不规则形边界尚清的软组织块影，常破坏眶骨并向眶外生长，CT 可探测肿物的范围、眶尖侵犯和眶外转移。泪腺上皮癌中泪腺腺样囊性癌是最常见恶性肿瘤，位于眶外上方，呈扁平形或梭形高密度块状影，沿眶外壁向眶尖生长，邻近骨壁可受侵蚀，出现骨破坏。

3. 炎性假瘤　炎性假瘤 CT 图像颇不一致，可为眶内孤立的高密度肿块，有时伴眼环增厚、眼外肌和泪腺肿大；眶内弥漫性炎症者，高密度影可占眶的大部分甚至全部，使眶内结构无法辨认，与恶性肿瘤难以鉴别。只有活检方能明确诊断。

4. 视神经肿大　见于视神经胶质瘤、视神经鞘脑膜瘤、神经纤维瘤、眶尖部其他肿瘤、视网膜母细胞瘤的视神经侵犯、全身恶性肿瘤的眶尖转移等。视神经胶质瘤 CT 扫描可见视神经呈纺锤形或结节状膨大，有时整个视神经增粗，其边界光滑锐利，内部均质呈软组织密度影，注射造影剂后肿瘤显示轻度均匀强化。本病有 90% 病例病变累及视神经管，但视神经孔扩大 CT 发现率低，X 线检查、拍视神经孔片比 CT 扫描更清楚。脑膜瘤 CT 图像上视神经部分或整个管状扩张，边界清楚，多数密度均匀与眼外肌相似，增强扫描则肿瘤明显强化，而中间视神经仍为条形低密度影，形成"索道"征象。肿瘤内发现钙化灶更有利于脑膜瘤的诊断。神经纤维瘤在 CT 图上往往难与视神经胶质瘤、脑膜瘤鉴别。其他非肿瘤性疾病如视神经炎、视神经外伤水肿或血肿、视盘水肿以及眼眶炎性假瘤等在 CT 图像上也可显示视神经增粗肿大。

（七）眼外肌肿大 CT 图像

眼外肌肿大常见于 Graves 病、眼外肌炎、眶静脉血管畸形和颈动脉 - 海绵窦瘘、恶性肿瘤、眶蜂窝织炎等。Graves 病眼外肌肥大为单眼或双眼多条眼外肌呈梭形肿大，双眼对称性肿大占70%。下直肌、内直肌最常受累，且肿大显著。肥大的下直肌斜断层表现为圆形或梭形高密度块影，颇似肌锥肿物，要参照冠状或矢状位扫描予以鉴别。眼外肌炎经常为单眼，单个眼外肌孤立肿大更常见；颈动脉–海绵窦瘘则为受累眼眶所有眼外肌不一致的肥厚肿大。

（八）眼眶外伤CT图像

CT扫描是提示眶骨骨折及显示球内、眶内异物十分敏感而相当可靠的方法。

1. 眶骨骨折　严重的面部和眶部直接外伤往往引发多发性眶骨骨折。外力使眶压突然增高，眶壁薄弱处发生骨折，称爆裂性骨折。CT可显示骨折部位、骨碎片的移位，观察软组织损伤程度，同时可以显示异物的影像。CT在显示眶多发性骨折、爆裂性骨折以及揭示骨折与副鼻窦及颅脑损伤的关系方面优于其他影像检查。爆裂性骨折多发生在眶内壁，CT显示眶内壁筛骨骨片移位，筛窦变形及塌陷，内直肌肿胀移位等。

2. 眼球及眼眶异物　金属、砂粒、塑料等异物均呈高密度，无论在眼内、眶内经CT均能满意显示。甚至微小的铜、铁等金属物CT经扫描也能显露无遗。木质及植物性异物密度低，周围被出血、炎性渗出包绕时表现为软组织块影，CT扫描难以明确诊断。金属异物呈高密度影，与软组织差异大，伴有放射状伪影时影响定位的准确性，横断面扫描配合冠状位扫描有助于准确定位诊断。

（刘晓冰）

第四节　磁共振成像术

磁共振成像（MRI）20世纪80年代初用于临床，近年随着检测技术的迅速发展，在眼科应用日益广泛。MRI较CT有更高软组织对比度，成像参数多，信息量大，可以显示眼内细微结构，对一些眼球、眼眶疾病可提供具有特征性的影像依据。不仅可验证超声、CT的检测结果，在多种眼病的诊断上更是略胜一筹。

（一）成像原理

磁共振（MRI）本身是一种物理现象，它的产生需具备三个基本条件，即特定的奇数原子核（自旋质子）、外磁场及适当频率的射频脉冲。奇数的原子核（^1H、^{13}C、^{19}F、^{31}P）具有自旋和磁矩等物理性。目前MRI主要利用人体组织中大量存在的氢原子核，氢核含有一个自旋质子，能产生较强的MRI信号。当人体置入强磁场中（0.02～1.5T），机体内自旋质子顺应或反逆磁场方向取向，这个过程称磁化。数秒钟后达到高峰也即达到平衡，选择相应的射频脉冲，氢核被激励，自旋质子吸收能量发生共振，射频脉冲终止后，所吸收能量以电磁波形式释放出来，名为MRI信号。MRI信号被人体表面线圈所接收转为数字，由电子计算机处理形成MRI。MRI主要参数有质子密度、纵向弛豫时间（T_1）及横向弛豫时间（T_2）。弛豫时间是射频脉冲终止后，共振质子回到激励前平衡状态所需时间。T_1是回复到纵轴时间，T_2是回复到横轴时间。人体组织器官及其病变含自旋质子密度差别不足10%，因此借此参数成像两者对比分辨率较低。而磁共振过程中，人体组织器官和病变过程T_1和T_2为有明显差异，采用T_1和T_2为成像参数可获得很高的软组织对比度。T_1时间短，T_2时间长发出强信号，在荧屏上为明亮灰度；而长T_1和短T_2为弱信号呈暗淡灰度。

调整成像脉冲序列的脉冲重复时间（TR）和回波时间（TE）可获得不同成像参数（质子密度、T_1 和 T_2）的加权像，提高 MRI 敏感性和特异性。当前临床常规用自旋回波（SE）脉冲序列，诊断主要依据 T_1 加权像（T_1WI）和 T_2 加权像（T_2WI）。

（二）适应证和禁忌证

1. 适应证　MRI 为非损伤性影像检查，凡需借助影像显示的各种眼球、眼眶病变（异物除外）均为 MRI 的适应证。主要用于以下。

（1）眼内肿瘤的诊断和鉴别诊断。

（2）眶内肿瘤，尤其是眶尖小肿瘤、视神经肿瘤，显示视神经管内、颅内段肿瘤侵犯时 MRI 优于 CT。

（3）眶内急性、慢性炎症。

（4）眶内血管畸形。

（5）慢性眶外伤。

（6）眶内肿物颅内蔓延及眶周肿物眶内侵犯者。

（7）某些神经眼科疾病。

2. 禁忌证　凡球内、眶内及体内存留磁性金属异物及治疗性磁性异体者禁用，戴心脏起搏器者绝对禁忌。

（三）MRI 检查方法

通常使用标准表面线圈或头颅线圈。一般检查眼球疾病用具有更好地组织分辨率的表面线圈；眼眶病变采用头颅线圈，才能清楚显示球后、眶尖、视神经管内段及视交叉病变。常规采用横断面、冠状面及斜矢状面扫描。SE 扫描序列采用横断面 T_1WI 和 T_2WI 扫描；冠状面及斜矢状面为 T_1WI 扫描。眼球疾病层厚 1～3mm，眼眶病 3～5mm。为使眶内病变尤其是眼眶肿瘤显示得更清楚，常用脂肪抑制技术联合 Cd－DTPA 增强扫描。

（四）正常眼球、眼眶 MRI

正常眼球、眼眶 MRI（见图 7－4）。眼球位于眶锥前部呈轮廓清楚的圆球形影。T_1WI 眼睑呈白色高信号，角膜、巩膜为相对低或无信号呈灰黑色，房水、玻璃体亦为低信号，晶状体显示中等信号。眶脂肪呈强信号为白亮区，视神经和眼外肌属中信号。在 T_2WI 房水、玻璃体转为强信号呈白亮区。晶状体为低信号，眶脂肪信号强度较 T_1WI 低，仍呈高信号。视神经和眼外肌在其衬托下清晰可辨。眶骨皮质含氢核甚少，在两种加权像上均无信号。视神经颅内段、视交叉和部分视束经 MRI 均可显示。

（五）眼球疾患 MRI

1. 脉络膜黑色素瘤　脉络膜黑色素瘤有特征性 MRI，因此 MRI 几乎成为脉络膜黑色素瘤诊断和鉴别诊断不可缺少的影像检查。在 MRI 图像上显示为自球壁向球内隆起的肿块，呈特征性短 T_1 和短 T_2 信号，即在 T_1WI 肿瘤呈现中高或高信号，T_2WI 为低信号影。脉络膜黑色素瘤与其他肿瘤不同的 MRI 特性是因肿瘤细胞内的黑色素顺磁效应所致，也有人提出是因肿瘤内自由基造成局部磁场梯度，使 T_1 和 T_2 缩短。增强扫描肿瘤呈轻－中度强化。脉络膜黑色素瘤特征性 MRI 可与脉络膜血管瘤及眼内转移癌相鉴别。脉络膜血管瘤 T_1WI 与玻璃体信号相比为等信号或略高信号，T_2WI 为高信号，增强扫描明显强化；乳腺癌脉络膜转

移一般在 T_1WI 和 T_2WI 均为高信号，增强扫描肿瘤呈轻 – 中度强化，因原发癌不同，转移癌在 MRI 的表现不一致。由于 MRI 可以准确显示肿瘤的位置，因而容易发现巩膜受肿瘤侵犯及肿瘤眼外蔓延。

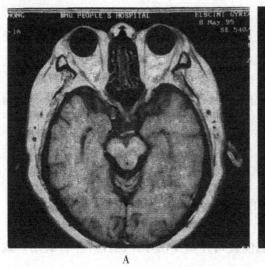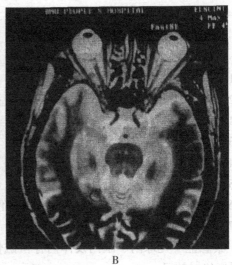

A   B

图 7 – 4   正常眼部 MRI

A. T_1WI；B. T_2WI

2. 视网膜母细胞瘤   在 MRI 图像上视网膜母细胞瘤为眼球内软组织肿块，T_1WI 肿块为低或中等信号，略高于玻璃体信号强度，在 T_2WI 肿块呈低信号，增强扫描肿瘤呈轻 – 中度强化，肿瘤内部信号强弱不等，主要取决于钙质沉着，钙质在 T_1WI 和 T_2WI 均为低或无信号。肿瘤伴发视网膜脱离时，T_2WI 视网膜下液呈均质高信号，容易与肿瘤分开。MRI 对视网膜母细胞瘤的诊断不如 CT 敏感。对肿瘤内钙化显示不佳，而对肿瘤的眼外蔓延、颅内转移及颅内异位的显示 MRI 优于 CT。

3. 视网膜脱离   在 T_1WI，脱离的视网膜呈弧形的中信号影，视网膜下液呈低信号，T_2WI 视网膜下液呈高信号。视网膜脱离时间长，视网膜下液蛋白含量增加，T_1WI 信号亦增强。超声扫描是显示视网膜脱离首选方法，只有怀疑眼内肿物继发者才行 MRI 检查。

（六）眼眶疾患 MRI

1. 眶内肿瘤   MRI 可以确切显示眼眶肿瘤位置及形态学特征，在提示肿瘤与周围结构的关系上较 CT 更具优越性。对颅眶沟通的肿瘤 MRI 也容易发现。一般眶内肿瘤较正常组织弛豫时间延长，恶性肿瘤 T_1、T_2 延长更为明显。大多数肿瘤 T_1WI 为低或中信号影，在 T_2WI 肿瘤呈高信号，甚至高于脂肪信号强度。如神经鞘瘤位于肌锥内或发生在肌锥外间隙，肿物边界光整，呈椭圆形、梭形，较大肿物内部常有囊性变。T_1WI 肿瘤为中低信号，在 T_2WI 呈高信号，增强扫描显示不均匀的显著强化。而含有脂肪成分的肿瘤则不同。如皮样囊肿，囊肿内含脂肪成分显示短 T_1 特性，T_1WI 为高信号，囊肿内液性成分在 T_2WI 亦为高信号。但有些肿瘤信号无明显的特异性，因此不能单纯凭借 MRI 信号的强弱来鉴别肿瘤的良恶及其程度。对视神经行路上常见的视神经胶质瘤和视神经鞘脑膜瘤 MRI 也有重要价值。前者显示为视神经梭形膨大或呈结节状肿物，T_1WI 为低或中信号，T_2WI 肿瘤为高信号，增强扫描肿瘤呈轻–中度强化，视神经管内段、颅内段及视交叉胶质瘤用脂肪抑制技术和Gd–DTPA增强扫描显示更清楚。MRI 图像上视神经鞘脑膜瘤表现为视神经管状增粗或呈纺锤形，T_1WI 和 T_2WI 大多与脑灰质等信号或呈略低信号，增强扫描脑膜瘤明显强化，在冠状面上显示不强化的视神经被高信号的肿瘤包绕。脂肪抑制技术的应用使得小的薄层钙化的脑膜瘤也能显示，但 MRI 对钙化显示远不如 CT 敏感。

2. 眶内血管性病变　眶内血管性病变是最常见的眼眶病之一，包括眶血管源性肿瘤及眶内血管畸形。

（1）海绵状血管瘤：是成人最常见的眶内良性肿瘤，肿瘤形态显示与 CT 图像上相似，但 MRI 对其定位更为准确，肿瘤信号有一定特征性改变，更有利于定性诊断。在 T_1WI 为低信号，在 T_2WI 为高信号。由于肿瘤内血流缓慢，增强扫描可见肿瘤"渐进性强化"。

（2）颈动脉–海绵窦瘘：由于颈内动脉或颈外动脉分支与海绵窦相交通，使动脉血逆流至眼上静脉。按血流动力学分高流瘘和低流瘘。高流瘘通常因头部外伤所致，引起急性而严重的眶静脉系统扩张；低流瘘为自发性，症状轻。MRI 显示如下改变。

1）眼上、下静脉扩张。

2）海绵窦扩大。

3）在外伤性颈动脉–海绵窦瘘的病例，由于快速血流引起的流动效应，眼上静脉和海绵窦在 T_1WI 和 T_2WI 呈特征性无信号征象。

4）受累眼眶所有眼外肌可弥漫性不一致肿大，显示明显的长 T_1 长 T_2 图像，T_1WI 为低信号，T_2WI 高于眶脂肪信号强度。但颅内血管畸形最好的检测方法是数字减影技术（DSA），可准确揭示瘘口形态和大小，不仅能明确诊断，一些病例在显示异常血管的同时可对其进行治疗。

3. 炎性病变　炎性假瘤是原发于眼眶组织的慢性非特异性炎症。甲状腺相关眼眶病变是一种自身免疫性疾病，基本组织学改变也属此类。

（1）炎性假瘤：因炎症侵犯部位和病变组织类型不同，表现各异，以眶内肿块最常见，以淋巴细胞浸润为主，在 T_1WI 为中信号，T_2WI 呈中等偏高信号。若以胶原纤维成分为主，T_1WI 和 T_2WI 均为低信号。弥漫性炎性假瘤可以侵犯眶内所有软组织而与恶性肿瘤难以鉴别。病变可累及泪腺，通常双侧泪腺肿大。眼外肌肿大也较常见，单条或多条眼外肌不规则肿大累及肌止端，在 T_1WI 和 T_2WI 均为中信号强度。发生于眶尖的炎症可扩展至海绵窦区，MRI 可以清楚显示。

（2）Craves 眼眶病变：表现为眼外肌肿大，肌腹和后部肿大明显呈梭形外观，多条受累眼外肌形态一致。通常下直肌最先受累，其次为内直肌、上直肌，外直肌较少见。急性和亚急性期，肿大的眼外肌呈长 T_1 长 T_2 信号，轻度至中度强化，若受累眼外肌发生纤维化，T_1WI 和 T_2WI 均为低信号。

（刘晓冰）

第八章　角膜特殊检查法

第一节　角膜内皮镜检查

角膜内皮镜面反射显微镜（corneal specular microscope，CSM）简称角膜内皮镜，系利用镜面反射的光学原理，将显微镜改装而成。1919年，Vogt最早描述在裂隙灯下用高倍镜看到镜面反射的活体角膜内皮细胞，但未被眼科医师们在临床上充分利用。1968年David Maurice设计和试制成功，并命名为镜面反射显微镜。此后，又经Bourne、Laing等加以改进和完善，终于能对放大到100倍以上的活体角膜内皮细胞进行形态观察、密度计算、图像拍摄、录像而获得重要资料。近年来，角膜内皮镜与计算机技术相结合，功能增多并可自动对角膜内皮细胞状态进行数据处理和分析，已成为临床上研究正常和病理条件下角膜内皮细胞的变化及其规律的有力手段。

一、基本原理

当一束光入射一个非同质性介质时，多数光线能被传送过去，但有一定比例的少量光束会在界面处被反射回来，即镜面反射原理。如光线由空气射入眼内时，遇到第一个非同质界面是角膜上皮层，再经角膜进入前房水时，所遇第二个非同质界面是角膜内皮细胞层。因此，在这两个界面处可以出现镜面反射现象。在检查角膜内皮细胞层时，照明的角度一定要避开反光的上皮细胞层，而将焦点稍向后移至内皮细胞层。

二、临床意义

（1）角膜内皮层是由位于角膜最后面的单层六角形细胞镶嵌连接而成。它具有被动的屏障功能和主动的生物钠泵功能，它可以将按压力梯度进入角膜基质内的前房水泵出角膜再回至前房中，以维持角膜恒定的含水量。因此，角膜内皮细胞是保持角膜透明的重要因素之一。

（2）角膜内皮细胞较脆弱，极易受低氧、年龄衰老、代谢障碍、炎症侵袭以及眼内手术干扰等各种物理和化学因素的损害，其结果导致角膜内皮细胞的气泡形成、形态变异和数量缺失。

（3）人类角膜内皮细胞缺失后一般不能再生。正常情况下，角膜内皮细胞数目在两岁以后以0.5%~1%的年下降率下降，因而其细胞密度从出生时的6 000个/mm^2下降到老年时的2 000个/mm^2。年龄与角膜内皮细胞密度呈负相关。但由于个体间的差异较大，角膜内皮细胞密度并不能反映确切的年龄。

正常角膜中央与周边各区间的细胞密度无差异，双眼间或孪生子（女）间的角膜内皮细胞密度亦高度一致。

（4）由于角膜内皮细胞不能再生，缺失后要依靠邻近细胞的伸展、扩大与滑行来完成修复工作，因而角膜内皮细胞受损伤后不仅细胞数量减少，而且形态变异、面积不一的现象也将增多，致使正常六角形内皮细胞所占百分比下降。六角形镶嵌模式是几何学和热力学上最稳定的模式，角膜正常六角形内皮细胞数目减少意味角膜内皮细胞的功能减退。

（5）维持角膜内皮细胞正常功能的细胞密度最低值（阈值）一般认为是 $300 \sim 500$ 个/mm^2，如低于此阈值角膜将发生失代偿，角膜出现水肿，甚至出现大泡性角膜病变。一般来说，角膜内皮细胞密度低于 800 个/mm^2 者应尽量避免行内眼手术。

三、检查方法

应先行常规裂隙灯检查，如角膜有大面积擦伤、基质层水肿、角膜混浊或结膜、角膜感染等情况时，不宜进行此项检查。

1. 非接触型角膜内皮镜　适于儿童、心理紧张或角膜有新鲜伤口的患者。此型放大倍数较低，照相范围较大，见到的内皮细胞数目多，但分辨率较差，仅可宏观了解角膜内皮细胞密度及有无气泡或滴状赘疣（guttata）。

2. 接触型角膜内皮镜　检查前应先行角膜表面麻醉，滴 0.5% 丁卡因或倍诺喜 2 次。将患者头部置于固定托架上，物镜须接触患者角膜，调节焦点使图像清晰，进行摄影或录像，每次检查在角膜上取 $3 \sim 5$ 个点，内皮图像存入计算机，将所得结果再进行分析。检查时焦点不易移动、影像清晰，分辨率较好，便于分析和诊断。目前国内多采用该类型角膜内皮镜。

四、结果分析

1. 定性分析　角膜内皮细胞的结构和形态保持正常是其具有良好生物泵功能的物质基础。正常的角膜内皮细胞多数为六角形，且边长一致，直径约 $18 \sim 20\mu m$。进行角膜内皮镜检查时，要注意观察以下各项：

（1）细胞大小是否一致：如有的细胞伸展变大、变长，有的未变。这种细胞大小出现异常差异的现象称为大小不均（polymegathism），它预示角膜内皮细胞具有发生功能失代偿的高危因素。

（2）细胞形态是否一致：如细胞形态发生变异，有的变成七角形、八角形，有的变成四角形、五角形，而六角形细胞减少。这种细胞形态异常变异称为形态不均（多形性，pleomorphism）。六角形细胞百分比下降，预示角膜内皮细胞的稳定性减弱。

（3）细胞内或细胞间有无异常结构出现：如有无暗区或亮区出现，有无炎性细胞或色素附着，细胞间镶嵌处有无缺损等。暗区表明该处的角膜内皮细胞已不出现，可能由于某些角膜内皮病变如后弹力膜结节增生或油滴状角膜营养不良，有些原因不清；亮区可能为细胞核的反光。

2. 定量分析　如下所述。

（1）细胞密度：即每平方毫米含有的角膜内皮细胞个数。计数时为减少样本小的误差，一般须在同一区域内至少数角膜内皮细胞 100 个，再根据平方毫米面积进行计算。如用已知面积的方格标尺计数，至少要计算 5 个方格内的细胞数，取其均值，再除以方格面积。

内皮细胞密度＝方格内细胞数（均值）/已知方格面积＝细胞数/mm^2

美国报道正常角膜内皮细胞密度在 40 ~ 90 岁之间者平均为 2 400 个细胞/mm² （范围 1 500 ~ 3 500）。有学者观察 34 ~ 87 岁者正常角膜内皮细胞密度为 2 809 ± 401 个细胞/mm² （范围 1 443 ~ 3 560），似乎显示种族间角膜内皮细胞密度存在差异。我国李贺诚报告年龄范围在 2.5 ~ 110 岁正常角膜内皮细胞密度为 2 903 ± 26.3 个细胞/mm² （范围 1 600 ~ 4 366）；谢立信报告年龄范围在 5 ~ 86 岁间正常角膜内皮细胞密度为 2 899 ± 450.53 个细胞/mm² （范围 1 876 ~ 3 988）。

（2）平均细胞面积：由于角膜内皮细胞丢失后不能再生，依靠邻近细胞的伸展、移行、扩大进行修复。因此当角膜内皮细胞密度下降时，平均内皮细胞面积随之增大。其计算方法如下：平均内皮细胞面积（μm²/个内皮细胞）＝方格面积×10⁶/方格内细胞数

美国报道 60 ~ 69 岁间角膜内皮细胞平均面积为每个内皮细胞 380.1 μm² ± 47.4 μm²，有学者观察 61 ~ 70 岁间角膜内皮细胞平均面积为 357 μm² ± 37 μm²。

（3）细胞面积变异系数：此参数较平均内皮细胞面积的临床意义更大，它直接反映内皮细胞大小不均的程度，预示角膜功能贮备状况，是表示角膜内皮细胞稳定与否的敏感指标。其计算方法为：

细胞面积变异系数（CV）＝平均内皮细胞面积的标准差（SD）/平均内皮细胞面积

正常情况下此值应小于 0.30，约为 0.25。

（4）六角形细胞百分比：此参数亦是常用以表示角膜内皮细胞结构是否正常的重要指标。正常为 70% ~ 80%，越大越好，至少要大于 50% 才能维持角膜内皮细胞的稳定性。

（5）其他：此外尚有报道以细胞边数（number of sides）、顶角数（number of apices）以及细胞的边长、细胞的直径等作为分析指标者。

五、实用价值

1. 诊断某些眼病　对后部多形性角膜营养不良和虹膜角膜内皮综合征以及 Fuchs 角膜内皮营养不良的早期诊断有重要的辅助价值。

2. 评估某些疾病对角膜的侵害　如患虹膜炎或青光眼时，由于虹膜的炎症或眼内压升高，可对角膜内皮细胞造成一定程度的损伤，应用角膜内皮镜检查可了解并评估对角膜内皮损伤的程度。其他如圆锥角膜、眼外伤等所引起的角膜内皮细胞损伤也采用角膜内皮镜来观察。

3. 指导角膜接触镜的质材选用和配戴方式　由于低氧可使角膜内皮细胞出现急性一过性的气泡，因此配戴角膜接触镜时应尽可能选用透气性能良好的硬性接触镜或含水量高的软性接触镜，并减少配戴时间，睡眠时应取下接触镜，以避免角膜内皮细胞受到持久的缺氧损害。长期戴透气性差的角膜接触镜可使内皮细胞密度下降，六角形细胞数目减少，细胞面积变异系数增大。

4. 评估并改善眼内手术技巧　由于眼内手术中很多因素都可直接对角膜内皮细胞引起损伤，以致术后角膜内皮细胞有所丢失，因而改进手术技巧、保护角膜内皮以减少内皮丢失率是临床上评价和监测眼内新手术、新技术的重要手段。白内障手术中，手术方式、熟练程度、灌注液及人工晶状体类型与质量等都对角膜内皮细胞产生不同的影响。据报道，白内障囊内摘除术角膜内皮细胞损失约 8%，囊外摘除加人工晶状体植入术角膜内皮细胞损失约 12%，超声乳化术约 18%，加人工晶状体植入者约 29%。

5. 指导前房内给药 在眼内手术中或眼内感染时常需向前房内注入平衡盐液、缩瞳剂、散瞳剂或抗菌药物等，这些液体或药物均可能对角膜内皮细胞有一定损害。通过角膜内皮镜检查可观察到这些因素对角膜内皮细胞的影响，据此规定合理的药物浓度和剂量，尽量减小对角膜内皮细胞的损伤。

6. 为穿透性角膜移植术优选高质量供体材料 一般来说，穿透性角膜移植术可使角膜内皮细胞损失 15% ~ 20%，为了提高穿透性角膜移植术的成功率，选用的供体角膜内皮细胞密度应大于 2 000 个/mm^2，没有滴状赘疣，无明显大小不均和形态不均现象，六角形镶嵌应良好。

（刘登云）

第二节 角膜曲率检查

角膜的前表面是整个眼球屈光力最强的地方，其屈光力的大小与角膜曲率半径成反比。为能测到角膜前表面的曲率半径，1619 年 Scheiner 最早想到以一玻璃球面反射出的影像大小与角膜反射出的影像相比较，1796 年 Ramsden 设计出一简单设备用一已知大小的物像投向角膜来测角膜曲率，1854 年 Helmhohz 改进 Ramsden 的设计，制成角膜曲率计（keratometer），又名测眼仪（ophthalmometer），用于实验室研究工作，1881 年 Javal 和 Schiotz 将此仪器应用于临床。

一、基本原理

1. 光学原理 物体的大小与物体从凸面镜反射出的影像大小存在一定的关系，影像的大小又与凸面镜的曲率半径存在函数关系，其公式为：

$r = 2d\ b'/b$

r 为凸面镜的曲率半径

d 为物体至凸面镜的距离

b 为物体大小

b′为物体反射的影像大小

2. 成双原理 由于眼在固视静态物体时常常出现不自觉的颤动，在测量角膜上的影像时比较困难。Ramsder 采用三棱镜移位的方法将影像成双，测量时沿光轴移动三棱镜，使两个影像相遇即可读数。一旦角膜前表面曲率半径 r 测知，角膜的屈光力即可由下列公式求出：

$F = (n' - 1)\ /r \times 1\ 000$

F 为角膜前表面屈光力（屈光度 D）

n′是角膜屈光指数（1.376）

r 是角膜前表面曲率半径（mm）

因为角膜后表面曲率半径小，角膜的总屈光力是小于前表面屈光力的，为求得大体上更接近于总角膜屈光力值，很多角膜计用的角膜屈光指数 n′是 1.337 5，而不是 1.376。

二、临床意义

角膜曲率检查法是应用角膜曲率计客观地检测角膜屈光力或角膜前曲率半径，此种检查对眼科临床的某些病理情况的诊断和治疗可以提供重要帮助。

1. 判定散光性质　通过检测角膜散光的量和方向，可以判定散光的性质。如最大屈光力的轴向与最小屈光力的轴向相差 90°者为规则散光。最大屈光力的轴向位于垂直子午线（60°~120°）者为循规散光，最大屈光力的轴向位于水平子午线（150°~180°或 0°~30°之间）者为逆规散光，最大屈光力的轴向位于 30°~60°或 120°~150°者为斜散光。

2. 用于某些疾病的诊断　某些角膜病如圆锥角膜、扁平角膜或大散光，都需借助角膜曲率的检查，作为诊断的依据。

3. 追踪观察某些疾病　可应用此种方法追踪观察圆锥角膜和各种角膜手术后的角膜曲率变化。

4. 指导配戴角膜接触镜　配戴适宜的角膜接触镜，接触镜的背曲应与角膜曲率一致。角膜曲率检查可以提供需要的参考数据。

5. 指导角膜屈光手术　角膜曲率检查的结果是各种角膜屈光手术的设计和效果分析时的必要参数。

6. 测算置入晶状体度数　角膜曲率测定的结果是人工晶状体植入术前，测算植入晶状体度数的必要参数。

三、检查方法

（1）分别测双眼。

（2）被检者将下颌置于托架上，前额顶住头架，被检眼直视镜筒。

（3）调整眼位，使仪器上图像的光投照在被检眼角膜的正中。

（4）观察者通过目镜观看被检眼角膜上的影像，调试旋钮使影像清晰。

（5）为主子午线定位：按不同角膜曲率计的设计，影像有的是红色方格与绿色台阶（如 Javal）、也有的是轴向垂直的带"＋"、"－"符号的三个圆圈，还有的是空心十字与十字标。测量时应在目镜观察下转动镜筒，先确定接近水平位的第一主经线，即将图像水平位（或接近水平位）对齐，再旋转微调，使两水平影像恰相接触或重合（按仪器设计要求）。

（6）记录：①轴向度数（150°~180°）或 0°~30°。②屈光力（度）。③曲率半径（mm）。

（7）再将镜筒转到与第一主子午线成 90°的垂直位，或直接由镜筒内看到轴向垂直的两圆圈，旋转微调至垂直影像恰相接触（红方格与绿台阶）或重合（两十字）。

（8）记录垂直轴向及标尺上的屈光力和曲率半径值。

四、结果分析

（1）角膜曲率计所测的结果，习惯上称之为"K"读数，以屈光力度数表示之。记录方法为先记屈光度数小的轴向 K 值，再记屈光度数大的轴向 K 值，同时标以屈光力大的轴向。例如：

例 1　K = 42.50/43.50 × 90° 为循规散光

例2　K =42.50/43.50×180° 为逆规散光

（2）正常角膜的 K 值多为 43.00~44.00D。

（3）由于所测结果仅为角膜前表面曲率，不能作为矫正散光的依据，须用 Javal 公式对散光度数进行矫正。

矫正散光度 = 所测角膜散光度×1.25 + （-0.50D、ax90°）

上述例1与例2同为 1D 角膜散光，例1为循规散光，经矫正后，散光度 = 1.25 - 0.50 = 0.75D；例2为逆规散光，经矫正后，例2的散光度 = 1.25 + 0.50 = 1.75D。

五、实用价值

（1）目前眼科临床上推出的电脑辅助角膜地形图仪虽然对角膜前表面屈光力的检测具有多数据、直观、准确等优点，但因价格昂贵，不易在临床普遍推广使用。相反，角膜曲率计检查则具有简便、快速、无创、价廉等优点，能对圆锥角膜等角膜病的诊断、角膜散光及屈光力的测定、指导角膜接触镜的配戴、人工晶状体度数的测算等提供重要参数，仍不失为眼科临床诊治工作中一种经常使用的重要检查方法。

（2）因为所测的角膜面积较小，仅限于角膜中央 3mm 范围（约占角膜面积7%），对于目前眼科临床上盛行的屈光性角膜手术（包括 PRK、LASIK 等）的疗效，仅以角膜曲率计检查法是不能全面对其进行评估的。

（刘登云）

第三节　角膜地形图检查

角膜地形图仪是从 Placido 盘衍变产生的。它采用计算机图像分析系统，将投射到角膜表面上的影像进行摄影，经程序软件处理后将影像数字化，再用彩色编码绘制出地形图。它可以直观、详尽而准确地获得角膜前表面曲率的定性和定量信息。

1880 年 Placido 发明了手执 Placido 盘，通过中央观察孔，观察盘上黑白相间的同心环，反射在角膜表面的映像有无扭曲、变形或环距不同等改变。1896 年 Gullstrand 在观察孔后安装照相机制成照相角膜镜，可将资料保存以供分析。1981 年 Rowsey 最早将角膜环上很多点用数字表示其屈光力。1984 年 Klyce 引入计算机辅助分析系统，并用编码彩色地形图将角膜前表面的屈光力分布状况展现出来。

1992 年 Belin 使用光栅摄影测量技术测量角膜高度制成角膜地形图，称为 PAR 法。其精确性与以 Placido 环为基础的测量角膜曲率的方法相比无明显差异。

目前临床上可采用的计算机辅助角膜地形图系统型号很多，如 TMS，Eyesys System 2000，Alcon EyeMap EH290，Humphrey Mastervue，Humphrey Atfas，Dicon CT2000，Technomed C - scam 等。随着研究的进展，近年来已有一些新型的角膜地形图仪用于临床，如 ATLAS 995，Allegro Topolyzer，OPD - Scan 和 Orbscan 等。OPD - Scan 结合屈光检查和角膜地形图于一体，又可图形化、定量化整个眼球光学系统的像差状况；Orbscan 角膜地形图仪不仅能检测角膜前表面的形态，而且可同时检测角膜后表面的曲率以及整个角膜的厚度，其检测获得的信息量更多。近期，还将有更新的地形图系统问世，如 Oculyzer 角膜地形图仪，它采用旋转照相机系统，能全方位测量角膜厚度精确到 5μm、并可真实反映角膜后表面。

205

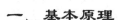

一、基本原理

角膜地形图仪由四部分组成:

1. 投射系统　一种是以 Placido 环为基础,将同心圆环投射到角膜的前表面上。1992 年后又有一种 PAR 角膜地形图测绘装置,向角膜表面投射光栅图形。

2. 实时图像监测系统　对投射到角膜上的圆环图像进行实时观察、监测和调整,当角膜表面图形处于最清晰状态时进行摄像并储存于电脑中。

3. 计算机图像分析系统　计算机将储存的图像数字化,并按一定的程序软件进行处理分析。

4. 彩色编码系统　将分析结果(角膜不同的曲率和屈光力总值)转换为编色地形图并显示出来。

二、临床意义

(1) 对角膜曲率的评价更为充分、准确,它可以对角膜中央 3mm 以外及非球面或不规则平面的曲率改变进行检测。不仅获得的信息量大、详尽、准确,而且可以迅速直观编色地形图上区域的变化。

(2) 监测各种类型眼部手术后角膜的变化:如上睑下垂矫正术、翼状胬肉切除术、斜视矫正术、巩膜手术、视网膜脱离的外加压和环扎术、白内障手术、角膜成形术等角膜的前表面曲率均可发生一定的改变。可以多个图形同时显示同一眼手术前后或疾病前后的改变,利于直观比较,有助于手术改进或疗效观察。

(3) 指导角膜屈光手术(包括 PRK、LASIK、LASEK 等):包括对入选患者的筛选,避免在禁忌眼(如圆锥角膜)上手术;根据术前地形图像,设计合理手术方案;术后进行追踪,监测分析地形图可予以适当的补充治疗。不规则散光、角膜移植和外伤后所致的角膜不规则、角膜屈光手术后的偏心等可采用地形图引导的“个体化”准分子切削来矫正。

(4) 研究某些角膜膨隆性疾患的早期诊断特点,如可疑圆锥角膜、早期圆锥角膜、角膜屈光手术后发生的圆锥角膜或角膜后膨隆,其共同特点为:角膜中央曲率增加、下方角膜变陡、角膜中央变薄、双眼角膜曲率及厚度差值增加。观察角膜地形图的改变可深入了解圆锥角膜的发展过程,明确诊断,并可指导治疗。

(5) 设计和指导配戴角膜接触镜和 OK 镜以及评估它们的配戴效果。

(6) 观察干眼症患者角膜表面较差的规则性及使用人工泪液后的改善情况,对于干眼症的程度评估和疗效评估是有量化意义的,并可能在干眼症的用药选择方面有指导意义。

(7) 了解外伤后角膜表面地形的改变及尽可能地恢复其正常形态来提高患者的视力。

三、检查方法

(1) 指导患者检查时要坚持注视 Placido 盘的靶心,否则会出现假圆锥角膜的不对称图像。

(2) 患者坐位,下颌置于托架上,额头顶住头架,分别测双眼。

(3) 选择适宜的角膜镜镜头投影。

(4) 调试焦点,嘱患者眨眼数次后睁大双眼,当监视器屏幕上影像最清晰时摄影。

（5）选用已设定的计算机程序将影像转换为数字，结果可用绝对等级（absolute scale）图和标化等级（normalized scale）图显示地形图形态。

四、结果分析

目前临床上应用的角膜地形图仪有很多种，但以 TMS－1 及 EyeSys 系统为主。TMS－1 可从角膜表面测到 6 400（25 环）或 7 680（30 环）个数据点，EyeSys 从角膜表面可测到 5 760个数据点。它们经计算机处理后，所显示的地形图表现为：

1. 彩色显示　每个角膜以 15 种色泽（或称 15 个级阶）区分其屈光程度，将中数屈光度标为深绿色，陡区（屈光力大者）以暖色（如红、黄色）标示，扁平区（屈光力小者）以冷色（如深浅不同的蓝色）标示。正常角膜彩色编码图从中央到角膜缘颜色由暖色逐渐过渡到冷色。绝对等级图跨越范围从 9D 至 100D，标化等级图的跨越范围从 28D 至 65.5D。Klyce 与 Wilson 设置的标化图间距为 1.5D。

2. 形态识别　角膜地形图的图形可以分为：①圆形。②椭圆形。③对称蝴蝶结形。④不对称蝴蝶结形。⑤不规则形。另外，在 PAR 和 Orbscan 角膜地形图系统中，角膜的高度地形图图形可分为：①对称嵴形。②不对称嵴形。③不完全嵴形。④岛形。⑤未分类。Orbscan 角膜地形图系统的全角膜厚度图形又可分为圆形、椭圆形、偏心圆形及偏心椭圆形 4 种。

3. 其他参数　①图形位置。②最陡点位置。③最平点位置。④散光度及轴向。⑤最陡点距视轴中心距离。⑥K 值等。

4. 角膜表面的分区（4 区划分法）　如下所述。

（1）中央区：为角膜中心 3mm 范围，近似球面，为光学区。

（2）旁中央区（中间区或中周区）：为角膜中央区外 2mm 环形区。

（3）周边区（过渡区）：为旁中央区外 2mm 环形区。

（4）角膜缘区：角膜缘周边 0.5～1.0mm 宽之环形区。

5. 角膜地形图常用的几种描述的含义　如下所述。

（1）SAI（surface asymmetry index，表面不对称指数）：10 环内各环相距 180°的两相应屈光度差值的总和。理论上，正常角膜中央区附近近似球面，屈光力呈高度对称性分布，SAI 应接近于 0 小于 0.3。刘祖国报道我国正常眼为 0.3±0.1。SAI 值愈大表示角膜表面愈不规则，当角膜呈高度不对称性（如圆锥角膜）时，SAI 可达 5.0 以上。

（2）SRI（surface regulating index，表面规则指数）：为 10 环内表面规则情况。理论上亦应接近于 0，SRI 值愈小角膜表面愈规则，刘祖国报道我国正常人为 0.2±0.2。

（3）SimK（simulated keratoscope reading，模拟角膜镜读数）值：为子午线上最大屈光力在第 7、8、9 环上的平均值，以及距离此子午线 90°方向的相同 3 环的平均值，同时标出所在轴向。

（4）MinK（mininum keratoscope reading，最小角膜镜读数）值：为最小屈光度子午线上第 7、8、9 环的平均值以及轴向。

（5）PVA（potential visual acuity，角膜预测视力）：指眼的屈光、视网膜、视神经及屈光间质正常时，此角膜可获得的视力。PVA 与 SAI 和 SRI 明确相关，通过比较 PVA 与患者实际矫正视力，可分辨出视功能障碍是否角膜源性。

6. 正常角膜地形图　正常角膜 Placido 盘检查呈规则的同心圆映像，地形图呈比较均匀的颜色改变，中央屈光度大，周边屈光度小。按照角膜中央颜色划分各种形态图形所占比例为（Bogan）：22.6% 圆形，20.8% 椭圆形，17.5% 对称蝴蝶结形，32.1% 不对称蝴蝶结形，7.1% 不规则形。国人正常角膜（刘祖国）中央曲率为 43.45D ± 1.47D，角膜中央与角膜缘屈光度差值为 1.78D ± 0.89D，与旁中央的差值为 0.65D ± 0.47D，同一个体双眼中央曲率差值为 0.6D ± 0.3D。角膜表面不对称指数（SAI）为 0.247 ± 0.008，角膜表面规则指数（SRI）为 0.194 ± 0.181，绝大多数角膜散光为循规性，逆规性散光较少。角膜顶点的位置在不同的个体不同，多位于视轴的 0.5mm 以内。

五、实用价值

角膜地形图能客观地记录全角膜前表面状态，有助于对某些角膜病的诊断，对角膜接触镜配戴状况的评估、了解各种眼科手术对角膜曲率的影响，尤其是在角膜屈光手术中进行患者的筛选、设计手术方案、追踪评价手术效果、地形图引导 LASIK 手术等方面，都起到重要的作用。目前我国已较普遍地应用于临床。

（刘登云）

第四节　角膜共聚焦显微镜检查

角膜共聚焦显微镜（confocal microscopy through focusing，CMTF）全称为扫描裂隙角膜共聚焦显微镜，简称共焦显微镜，是近年来发展起来的一种活体显微检查技术。

1955 年 Minsky 发明了第一台用于研究脑神经网络的共焦显微镜，Cavanagh 等于 1986 年将其应用于眼科的动物实验，又于 1989 年首次用于活体人眼的观察。此后，共焦显微镜在角膜病的基础研究和临床工作中得到广泛应用，使角膜病的研究和诊断水平向前推进了一大步。

一、基本原理

角膜共聚焦显微镜的原理是利用共轭焦点技术，运用光扫描对活体组织进行三维空间的显示和实时的观察，其获得图像的扫描范围为 $300\mu m \times 400\mu m$，厚约 $5\mu m$，放大倍数 1 000 倍，X、Y、Z 轴由三轴机器杆控制，移动范围可精确到小于 $1\mu m$。与普通的光学显微镜相比，它具有高分辨率和图像高对比度的特点，能够在细胞水平对活体角膜进行无创伤的动态观察。临床主要有两种类型：Tandem scanning 共焦显微镜和 Confoscan 裂隙扫描型共焦显微镜。

目前共焦显微镜已由录像系统转化为数码摄像系统，使图像更为清晰、完整，图片摄取速度更快捷，如 Confoscan 2.0 共焦显微镜。近来，激光角膜共焦显微镜也已用于临床，其图像清晰、分辨率高至 $1\mu m$、可对角膜病变和角膜缘疾病进行多层次立体及连续动态观察。我科首次应用激光共焦显微镜（HRT Ⅱ/RCM）对正常人活体角膜缘和角膜中央组织结构进行了观察，获得了传统光学共焦显微镜无法获得的图像和效果，填补了活体观察角膜缘的空白。

共焦显微镜由三大部分组成：①主机：由一个一维的扫描裂隙装置和一个与图像光路相一致的物体聚集盘组成，在一维的光切面上做三维的点状分层扫描。②光学传输系统：把连续、同步的光扫描信号传到计算机屏幕和录像机磁带上。③计算机分析系统：对记录在录像带上的图像进行分析、处理得到较清晰的图片资料。对角膜的各层细胞数、大小、面积进行统计和数据分析。

二、临床意义

（1）快速无创伤地诊断角膜感染、营养不良、变性等角膜疾病。

（2）观察屈光性角膜手术、角膜缘和角膜移植术后角膜各层细胞和神经纤维等组织结构的变化。

（3）观察泪液膜和角膜各层细胞的变化及角膜缘干细胞是否缺乏。

（4）随访配戴不同接触镜后的角膜结构状态的改变。

（5）观察不同眼药水在角膜各层组织中的渗透。

（6）动态观察新生血管在角膜内的增生变化过程、角膜上皮和内皮损伤的修复。

（7）储存受检者的角膜资料，利于将来的对照观察和研究。

三、检查方法

（1）先行角膜表面麻醉，滴 0.5% 丁卡因 1 ~ 2 次，嘱睁大眼，对配合欠佳者可行开睑器开睑。

（2）摄像镜头用 75% 乙醇浸泡、擦拭消毒，对可疑感染性角膜病变患者要严格消毒，避免交叉感染。

（3）下颌置于托架上，额部顶紧托架上方的头带，保持头与显微镜的镜头相垂直。

（4）镜头上覆以适量的黏弹剂做介质（过多易流失，过少影响图像清晰）。

（5）对准中心区或有选择地对病变处进行扫描。至少测 2 个点，以提高阳性率。

（6）扫描图像通过计算机显示屏幕快速显示，并被记录在录像机或计算机系统（整个过程约 1 分钟）。

（7）结果处理：对角膜各层的细胞形态、神经生长情况、病原体的大小、形态进行计算分析，图像资料可经数字化处理存于磁盘，随时打印。

四、结果分析

1. 正常角膜结构　共焦显微镜下所见到的正常角膜结构分 5 层：上皮细胞、基底上皮、前基质、后基质和内皮细胞层。一般情况下，角膜前、后弹力层不能被显示，前弹力层只见神经纤维丛，呈一白线状。正常人角膜表层上皮为扁平细胞，有高亮度的细胞核。角膜基质细胞在正常条件下仅能见到排列整齐、反光强的基质细胞核，暗背景光下能见到基质细胞的内部联结，前基质较后基质细胞密度高，形态略不规则；内皮细胞则为均匀规则的高反光六角形细胞。

利用 Z - scan 功能，共焦显微镜可测量出角膜厚度、角膜基质的混浊程度和深度以及任一图像的深度。

2. 感染性角膜病的表现　共焦显微镜下，棘阿米巴感染的角膜上皮下和浅基质中可发现棘阿米巴包囊，直径 12 ~ 25μm，圆形白点状，较炎性细胞大，滋养体较难发现，在异常的角膜前基质内留有嵴、沟和腔，一些腔内是单个包囊或多个包囊；真菌性角膜炎的病灶中可清晰地显示出菌丝，综合分析真菌的直径、长度、分支的角度等，可粗略鉴别真菌感染的菌属，谢立信等报道共焦显微镜下真菌性角膜炎的诊断率为98%以上；疱疹性角膜炎的特点是在病毒侵袭的角膜处有比正常扩大的上皮细胞，前基质层纤维化，上皮下神经丛消失，可能与单孢病毒性角膜炎角膜的敏感性下降有关；细菌感染性角膜炎，目前在共焦显微镜下尚不能区别何种细菌感染，可见上皮或基质层感染灶内有大量的炎性细胞聚集，病灶周围角膜基质细胞密度增大。

3. 角膜变性和营养不良的表现　在共焦显微镜下，Fuchs 角膜内皮营养不良可见多种形态的角膜内皮黑区和不规则或扩大的角膜内皮细胞，常伴有不完整的角膜上皮和基质的混浊；地图－点状－指纹状角膜营养不良，可见角膜上皮基底膜有皱褶和代表小囊肿的上皮下的小的高反射圆点；颗粒状角膜营养不良显示角膜基质细胞密度增高，纤维排列紊乱；虹膜角膜内皮综合征发现角膜内皮呈上皮样外观，而且是多层细胞；Meesmann 角膜营养不良仅有点状囊肿样改变；圆锥角膜的后期可见角膜中央表皮脱落，上皮变形，前弹力层下的基质内胶原排列紊乱，深基质可见皱褶，部分区域后弹力层和内皮剥脱。

4. 屈光性手术后共焦显微镜下角膜的特点　PRK 术后角膜变化显示在前基质层，不同时间细胞数目变化不同，1 周内基质细胞明显减少，10 天、1 个月基质细胞数目增加，3 个月减少，6 个月后逐渐恢复正常。共焦显微镜可发现 haze 及亚临床 haze。PRK 术后上皮下的神经再生是从切削区的周边部开始的，术后 1 个月能观察到纤细的少量上皮下神经，术后 6~8 个月神经再生基本停止，但结构仍不正常。

LASIK 术后各时间点角膜细胞及角膜厚度变化很小，上皮细胞层保持完整，基质的反应明显较 PRK 术后轻微，细胞反应主要表现在基质板层切口前后面，并可见层间残留的微小颗粒和杂质。LASIK 术后神经的再生过程基本上同 PRK。

5. 角膜移植术后伤口愈合和神经再生以及免疫排斥反应　Richter 发现 PKP 术后 8 周植片周边可见神经长入，7 个月时角膜中央基质出现粗大的神经干，2 年后分支达到上皮下，3 年时分布尚不正常；移植术后免疫排斥反应的早期可见渗入角膜基质层的白细胞，大部分围绕在缝线和新生血管的周围，并伴有周围角膜基质细胞的减少，这些炎症细胞主要是来自于新生血管的渗出，部分沿缝线来自于植床。角膜上皮排斥线表现为大量的炎性细胞和被破坏的上皮细胞，上皮下浸润表现为细胞外间质大量反光的炎性细胞，在基质排斥中，可见水肿的角膜基质内大量炎性细胞，KP 表现为突出于前房的炎性细胞的积聚，而内皮排斥线则表现为被破坏的、核反光强的内皮细胞和炎性细胞的积聚。出现移植片的混浊，是由于白细胞的浸润，加上角膜基质细胞的变性所致。无论急性或迟发排斥，应用抗排斥药物后，炎性细胞逐渐消失。

五、实用价值

共焦显微镜是提高角膜疾病的基础研究和临床诊断水平的重要工具，是目前其他活体检查技术所不及的。但它也有其不足的方面，如不易获得清晰的图像，强光刺激给患者带来眼部不适感，临床疾病诊断方面也尚需进一步积累资料等。相信随着科技的进步，共焦显微镜对屈光性角膜手术后的观察、角膜缘和角膜移植术后的观察、角膜感染等疾病的无创快速诊断、配戴角膜接触镜后的角膜状态随访等有着广阔的发展前景。

（刘登云）

第五节　角膜测厚检查

随着角膜移植和角膜屈光手术的进展，角膜厚度的精确测量成为临床检查和科研工作中不可缺少的一部分。顾名思义，角膜厚度计（Pachymeter）是用来测量角膜厚度的仪器。1880 年生理学家 Blix 第一次用光学方法测量活体人眼角膜厚度；1951 年 Maurice 和 ciardin 设计了一种安装在 Haag – Streit 360 型裂隙灯的附件装置测量角膜厚度；1952 年，Jaeger 制造出能在 Zeiss 裂隙灯上应用的测厚装置；1966 年 Lowe 将此装置改进后安装在 Haag – Streit 900 型裂隙灯上，即为现在的 Haag – Streit 角膜厚度计，其精确度为 0.02mm。随着科学的发展，超声角膜测厚仪也已普遍应用于临床，其精确度更高。

一、基本原理及检查方法

1. Haag – Streit 角膜厚度计　是目前常用的光学角膜测厚仪，其原理是在显微镜的物镜和角膜之间安装两片平行的玻璃片，下片固定，上片可以转动。当旋转上片玻璃时就出现移动的光学切面，使移动的角膜的内表面和固定的角膜前表面衔接成一直线，根据旋转玻璃片的角度计算出角膜厚度，其精确度是 0.02mm，装置安装在 Haag – Streit900 型裂隙灯上。

测量方法：①将裂隙灯显微镜换上分影目镜。②调整裂隙灯成 40°～50°角；使裂隙光束通过裂隙，聚集于瞳孔中央的角膜表面。③令患者看光，调整裂隙灯显使分裂影像分成相等的两半，且位于瞳孔内，再将刻度表恢复到"0"位。④轻轻转动刻度表，从 0 点开始，使分裂影像的下半的前表面正好与上半的后表面衔接，刻度表的读数，即为角膜的厚度。

该仪器简单、精确、价格低、实用、无须接触角膜，便于普及，临床应用已很久，但由于其固有的缺点已渐被超声测厚仪所取代。由于光学角膜厚度测量仪是一种带有主观因素的测量方法，因而对于同一个被测眼各个测量者和各次测量的结果都有差别。又由于 Kappa 角的原因使左右眼的测量数值常不一致，通常左眼偏高，右眼偏低。另外，这种方法不能进行复制性记录，也不能在手术中应用。

国产光学角膜测厚仪有 Qc – I 型前房深度测量仪，可用于测量角膜厚度、前房深度及晶状体厚度，测量精度为 0.05mm。

2. 超声角膜厚度仪（ultrasonic pachymeter）　以其准确性高、重复性强，检测数据客观不受观察者的个人因素影响，受到眼科工作者的欢迎，超声角膜厚度仪可检测角膜各个部位的厚度，还可以测量混浊的角膜，特殊情况下可在手术中应用。其精确度达到 0.005～0.01mm。

（1）结构原理：当声波脉冲撞击一个界面时，部分声波被反射，另一部分声波则穿透折射界面继续前进，角膜超声测厚仪就是利用声波脉冲从角膜后面反射回来的时间进行角膜厚度测定的。

（2）检查方法

1）被检眼表面麻醉，0.5% 的丁卡因或倍诺喜 1～2 次。

2）患者取仰卧位，注视正上方，检查者一手分开患者眼睑，一手持超声检查探头，测量各点角膜厚度，探头与角膜保持垂直接触，勿对角膜加压，压力过大将导致检测角膜厚度偏薄，过小则不显示结果。

3）根据临床需要测量角膜厚度，一般为 5 个点（中央、上、下、鼻、颞）。

4）所测数据可打印储存，并可重复进行。

5）滴抗生素眼液。

临床常用的超声角膜厚度测量仪有：

Kreme Ⅱ Corneometor，Cilco 55 Villaxenor，Cooper Vision Pachymeter（A/B），Jedmod Pachysonicall Ⅱ，Storz. cs 1000，DGH 1000 等。更先进的测量角膜厚度的激光干涉仪也已用于临床。

二、临床意义

1. 正常角膜厚度　一般中央角膜厚度为 0.510±0.030mm，周边厚度为 0.66±0.070mm。每个人的角膜厚度并不相同，大部分人在 0.48~0.54mm 之间。周边角膜比中央角膜厚，厚度为 0.66~0.76mm，并随年龄增加而减少。角膜厚度与角膜曲率有关，但其影响甚微。

2. 评价角膜内皮细胞损害的程度　如眼内和眼局部用药对角膜内皮细胞的毒性反应。

3. 评价内眼手术的效果　如果角膜中央厚度大于 0.65mm，提示可能内皮功能失代偿。

4. 应用于角膜移植手术　板层角膜移植术前测厚，以制定手术方案；穿透性角膜移植术后观察内皮细胞功能及移植术后内皮型排斥反应。

5. 屈光手术前精确的角膜厚度测量十分重要　放射状角膜切开术（RK）、准分子激光角膜切削术（PRK）及准分子激光角膜原位磨镶术（LASIK）术前必须精确测量角膜厚度，否则将大大影响手术安全性和准确性。

6. 判断眼压测量值的准确性　眼压的测量值与角膜厚度呈正相关，LASIK 术后所测眼压值普遍偏低。

7. 指导早期并发症　角膜厚度测量对于指导配戴接触镜和观察配戴接触镜后的早期并发症有重要意义。

（刘登云）

第六节　印迹细胞学检查

印迹细胞学（Impression cytology）检查是一种简单、无创伤、可重复进行的眼表细胞学检查方法，常代替组织活检来了解疾病的进程，是由 Egbert 等 1977 年发现并介绍的。

一、基本原理

当用一种具有微孔的滤膜贴覆于眼表面片刻后，能够得到杯状细胞、上皮细胞和粘蛋白等的印迹，染色后可以观察细胞和蛋白的变化。印迹细胞学技术是用醋酸纤维素滤纸或生物孔膜获取角、结膜细胞标本，经固定染色或行免疫组织化学染色，来研究细胞形态结构等用以早期诊断眼表疾病的可靠方法。其结果与角结膜活检类似，可称为一种简单的活检。

二、临床意义

（1）主要用于各种干眼病的诊断（敏感度100%、特异性87%）及其病情进展和治疗效果的观察。是诊断干眼病的重要实验室检查方法。

（2）用于一些眼病的辅助诊断，如干燥性角结膜炎、春季卡他性角结膜炎、睑缘炎、眼天疱疮、Steven-Johnson 综合征、Sjögren 综合征（SS）、异位性皮炎、甲亢性眼病等。角膜缘干细胞缺乏症的诊断以角膜表面发现有杯状细胞的存在为依据。

（3）观察一些滴眼液、眼部手术或配戴接触镜对眼表的影响。如用 0.5% 噻吗洛尔一个月后，结膜杯状细胞显著减少。

（4）快速测定眼表病毒感染（HSV、VZV 及腺病毒）。

（5）眼表面肿瘤的活检病理诊断。

三、检查方法

1. 表面麻醉　0.5% 丁卡因或倍诺喜 5min×2 次。

2. 取材　用镊子将修剪好的 4mm×3mm 半梯形、孔径为 0.025μm 的乙酸纤维素滤膜置于眼表，毛面朝下，轻压四角，10~30 秒后揭下，置于含固定液（96% 乙醇）的培养槽中。4℃保存至染色。

3. 记录　记录采集标本的日期、患者姓名、眼别及采集区域。

4. 染色　目前一般有两种染色方法，Nelson 法（即 PAS 法）和 Tseng 法。在染色的全过程中，保证滤纸片毛面完全染色。

5. 镜下观察和临床评定　在光镜下观察杯状细胞密度、上皮细胞核形态、核/浆比例（N/C 值）及胞质颜色等并分级。Nelson 将鳞状上皮化生分为 4 个级别（1989），即 0 级（正常）、1 级（轻度）、2 级（中度）、3 级（重度）。Tseng 将结膜上皮鳞状角质化从 0 到 5 共分为 6 级（1987）。

四、结果分析

Egbert 等发现，人类结膜杯状细胞的密度以鼻侧睑结膜为最高，依次递减为颞侧睑结膜、穹隆结膜、睑裂部球结膜。一般认为球结膜中杯状细胞密度小于 350 个/mm² 时即提示眼表异常。

几种眼表疾病印迹细胞学特点。

1. 干眼病　病变程度与鳞状化生程度一致，与蛇行染色体细胞的量成正比，与炎症反应程度有关。外源性干眼先影响球结膜及角膜，然后是下睑结膜；内源性干眼睑球结膜同时受累。泪液分泌试验结果与鳞状化生程度无关。

2. 干燥性角结膜炎　核/浆比及杯状细胞数量自下睑结膜到上球结膜下降，炎性细胞自上球结膜到下睑结膜下降，上球结膜可出现蛇行染色体细胞，严重病变可出现双核、固缩核及无核细胞。

3. 眼天疱疮　睑缘间结膜、下球结膜核/浆比下降，杯状细胞数下降，下方睑球结膜少量炎性细胞。

4. 局部点眼药　睑裂间结膜、下球结膜核浆比下降，各区域杯状细胞数下降，下方球睑结膜出现炎性细胞。

5. Sjögren 综合征　球结膜区及下睑区出现明显的鳞状上皮化生及杯状细胞数下降。出现蛇行染色体细胞、固缩核细胞、双核细胞、无核细胞及炎性细胞。

6. 其他　维生素 A 缺乏的早期即能引起结膜干燥、杯状细胞减少和上皮细胞鳞状化生；

配戴角膜接触镜患者的结膜印迹细胞学检查结果显示其上皮细胞形态、杯状细胞密度和核染色质均发生了不同程度的改变。

五、实用价值

近年来，印迹细胞学检查技术范围不仅仅限于组化染色，免疫细胞化学染色、免疫电镜技术及分子生物学技术的应用使其研究范围大大扩大。它不仅能协助诊断干眼病等一些眼表疾病，也可快速测定眼表感染的病毒，还可测定结膜细胞的角蛋白表达、结膜上皮细胞的炎性表达及结膜黏液素的表达等。

（刘登云）

第九章 有关青光眼的特殊检查

第一节 昼夜眼压波动检查

（一）适应证

（1）临床怀疑开角型青光眼的患者。

（2）对原发性开角型青光眼与正常眼压性青光眼进行鉴别诊断。

（3）对于确诊的开角型青光眼患者，作为降眼压用药指导。

（二）禁忌证

急性角结膜炎症。

（三）操作方法及程序

（1）在24小时内，定时多次测量眼压。一般选择的时间点为8AM、10AM、12AM、2PM、4PM、6PM、8PM、10PM、6AM。

（2）为操作简便，可选择日间测量4次眼压，一般选择的时间点为8AM、11AM、2PM和5PM。

（3）将测得眼压描绘成以时间为横坐标，眼压值为纵坐标的眼压曲线，并作出分析。

（四）注意事项

（1）患者应在安静环境和自然状态下进行眼压测量，避免干扰因素。

（2）测量眼压者最好为同一个人。

（武海军）

第二节 暗室俯卧试验

（一）适应证

（1）怀疑为临床前期或前驱期的原发性闭角型青光眼者。

（2）周边前房浅，有可能发生前房角关闭者。

（3）已进行激光或手术虹膜周边切除术为证实疗效者。

（二）禁忌证

全身状况不允许俯卧者。

（三）操作方法及程序

（1）试验前让受试者在明室中停留半小时，然后滴用0.5%丁卡因两次，以Goldmann压平眼压计或Perkins手持压平眼压计测量眼压。

（2）进入暗室后嘱受试者坐位，双手掌向下，上下相叠，靠于桌上。然后身体前俯，额部枕于手背上，头部保持俯卧位。或者躺于床上，头部和全身均保持俯卧位。

（3）1 小时后，仍在暗室里微弱红灯光下测量眼压。

（4）如果试验后眼压比试验前升高 8mmHg 或以上，或绝对值高于 30mmHg，判断试验结果阳性。

（5）对于试验结果阳性者应立即在暗室内弱光下检查前房角：如果前房角全部或部分关闭，即可诊断为原发性闭角型青光眼。

（四）注意事项

（1）受试者在试验前不用或停用毛果芸香碱滴眼液 3 日以上。

（2）要求受试者在试验期间睁眼，保持清醒状态。

（3）对于进行 1 小时暗室俯卧试验阴性者，可考虑进行 2 小时暗室俯卧试验。

（4）对于已经确诊为原发性闭角型青光眼者，没有必要因诊断需要进行暗室俯卧试验。

（5）对于结果阳性者，应及时按原发性闭角型青光眼处理。

（武海军）

第三节　新福林－毛果芸香碱试验

（一）适应证

（1）怀疑为临床前期或前驱期的原发性闭角型青光眼者。

（2）周边前房浅，有可能发生前房角关闭者。

（3）暗室俯卧试验结果阴性，但仍高度怀疑为原发性闭角型青光眼者。

（二）禁忌证

对新福林或毛果芸香碱过敏者。

（三）操作方法及程序

（1）试验前先以 Goldmann 压平眼压计或 Perkins 手持压平眼压计测量眼压。

（2）以 2% 毛果芸香碱和 5% 去氧肾上腺素（新福林）滴眼液交替滴眼，各两次，间隔 1 分钟。

（3）半小时后每 15 分钟测眼压一次。

（4）如果眼压比试验前升高 8mmHg 或以上，或绝对值高于 30mmHg，判断试验结果阳性。

（5）对试验结果阳性者应立即检查前房角。如果前房角全部或部分关闭，即诊断为原发性闭角型青光眼。

（四）注意事项

（1）本试验不宜双眼同时进行，以免双眼原发性闭角型青光眼同时急性发作。

（2）试验结果阳性者不宜马上滴用缩瞳剂控制眼压，可用房水生成抑制剂控制眼压，待去氧肾上腺素（新福林）作用明显减弱后再滴用缩瞳剂。

（3）对于已经确诊为原发性闭角型青光眼者，没有必要因诊断需要进行新福林－毛果芸香碱试验。

（武海军）

第四节　计算机辅助的视盘检查

（一）适应证

（1）疑似青光眼患者的视盘检查。

（2）监测青光眼患者的病情变化。

（二）禁忌证

闭角型青光眼未行周边虹膜切除术时，不宜散瞳检查。

（三）操作方法及程序

目前常用的视神经定量测量的仪器有：①扫描激光拓扑仪（scanning laser topography），如海德堡视网膜断层扫描仪（Heidelberg retinal topography，HRT）。②扫描激光偏振仪（scanning laser polarimetry），如德国蔡司 GDx。③相干光断层扫描（OCT）。以 HRT - Ⅱ 为例说明检查的主要方法：

（1）受检者下颌置于托架上，受检眼固视指示灯。

（2）检查者截取视盘图像。

（3）确定参考点位置，勾画视盘边界。

（4）计算机进行视盘形态分析。

（5）读取数据。

（四）注意事项

（1）上述视神经定量测量仪在结果的可重复性、准确性、敏感性及特异性方面均有其各自的特点，应结合临床综合评价。

（2）一般情况下，检查时不需要受检者散瞳。但散瞳可以提高信噪比和图像质量。如果受检者屈光间质混浊，则推荐散瞳。

（武海军）

第五节　视网膜神经纤维层照相

（一）适应证

（1）疑似青光眼患者的视盘检查。

（2）监测青光眼患者的病情变化。

（3）怀疑其他导致视网膜神经纤维层缺损的眼部疾患。

（二）操作方法及程序

摄取眼底黑白或彩色照片，特别应注意颞上、下部位。

（三）注意事项

视网膜神经纤维层缺损分为裂隙状、楔形、弥漫性和混合性几种。应结合视盘形态进行分析。

（武海军）

第三篇　眼科疾病学

第十章　眼睑病

第一节　眼睑充血、出血、水肿

一、眼睑充血

眼睑充血（congestion of the eyelids）可因眼睑皮肤的炎症、睑腺炎症、睑周围组织炎症的蔓延，虫咬、化学物质刺激、物理性刺激，如热、辐射等均可造成。睑缘充血为睑缘炎、屈光不正、眼疲劳、卫生条件差等均可引起。充血一般为亮鲜红色。

暗红色的充血为血液回流障碍，凡是血液回流障碍的疾病均可引起，常同时伴有眼睑水肿。

治疗：根据发病的原因治疗。

二、眼睑出血

眼睑出血（hemorrhage of the eyelids）：造成眼睑出血的全身原因如咳嗽、便秘、高血压动脉硬化、败血症、有出血素质者、胸部挤压伤等，一般出血较局限。

局部原因造成的眼睑出血多为外伤，可以是眼睑直接外伤引起，也可以是眼眶、鼻外伤或颅底骨折引起，出血渗透到眼睑皮下，可以沿着皮下疏松的组织向四周蔓延，一直跨过鼻梁侵入对侧眼睑。严重的是颅底骨折所致的出血一般延着眶骨底部向鼻侧结膜下和眼睑组织渗透，多发生在受伤后的数日。眶顶骨折所致的出血沿提上睑肌进入上睑，眶尖骨折沿外直肌扩散，眶底骨折出血进入下睑。

随血量的多少，出血可为鲜红色、暗红色、紫红色或黑红色。

治疗：

（1）少量浅层出血无须治疗，数日后可自行吸收。

（2）出血多时，于当时立即作冷敷以停止出血，同时可使用止血药物如止血敏、维生素 K、止血芳酸、三七粉或云南白药等。数日后不再出血时可作热敷促进吸收。

（3）用压迫绷带包扎。

（4）有眶顶、眶尖、颅底骨折需请神经外科会诊，治疗。

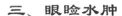

三、眼睑水肿

眼睑水肿（oedema of the eyelids）系眼睑皮下组织中有液体潴留，表现为皮肤紧张、光亮感。

（1）炎性水肿：为局部原因，眼睑炎症或附近组织炎症如眼睑疖肿、睑腺炎、睑皮肤炎、泪囊炎、眶蜂窝织炎、丹毒、严重的急性结膜炎、鼻窦炎等。眼睑皮肤肿、红、局部温度升高，有时有压痛，可伴有淋巴结肿大，严重者全身畏寒、发热。

（2）非炎性水肿：为血液或淋巴液回流受阻。局部原因见眶内肿物。全身病见于心、肾病、贫血，非炎性者皮肤色为苍白。

治疗：根据病因进行治疗。

（王凤丽）

第二节　眼睑皮肤病

一、眼睑湿疹

（一）概述

眼睑湿疹又称眼睑湿疹性皮炎，是由于眼睑部慢性炎症或致敏物质引起的急性或慢性眼睑皮肤炎症。也可为全身或面部湿疹的一部分，可单独出现在眼睑。

（二）临床表现

（1）有致敏物质接触史。

（2）患处奇痒、烧灼感。

（3）急性者眼睑突然红肿，继而出现丘疹、水疱、糜烂、结痂、脱屑等。

（4）亚急性者表现为眼睑皮肤暗红斑块，伴有结痂、鳞屑、少量丘疹、渗出等。

（5）慢性者起病缓慢，眼睑皮肤增厚，表面鳞屑脱落，也可伴有结膜和角膜炎症表现。

（6）多见于过敏体质者。

（三）诊断

根据致敏物质接触史、患处奇痒，及临床表现可以诊断。

（四）鉴别诊断

1. 眼睑疱疹　常发生于感冒、高热或身体抵抗力下降时。病变多发生在下眼睑三叉神经眶下支分布的范围内，患处刺痒和烧灼感，出现多个或成群的针尖大小、半透明的疱疹，结痂脱落后通常不留痕迹。严重者耳前淋巴结肿痛。

2. 眼睑脓疱病　金黄色葡萄球菌或溶血性链球菌感染引起的眼睑皮肤脓疱病。眼睑出现鲜红色丘疹、水疱、黄色脓疱，脓疱破溃后形成一层黄色的痂皮，脱落后不留瘢痕。

（五）治疗

（1）仔细询问病史，寻找致敏原，去除病因，避免接触外界刺激因素。

（2）急性期可应用生理盐水或2%～3%硼酸溶液湿敷，每次30分钟。待炎症控制后改用糖皮质激素软膏、氧化锌油剂或糊剂局部涂用，每日 3～4 次。

（3）全身应用抗组胺药物，如口服苯海拉明、阿司咪唑（息斯敏）、特非那定（敏迪）等，可减轻局部反应。

（4）严重病例可口服或静脉给予糖皮质激素，以便迅速控制症状。

（5）如有继发感染应给予敏感的抗生素治疗。

（六）临床路径

1. 询问病史　注意过敏史、特殊物质接触史。

2. 体格检查　注意眼睑部湿疹形态、分布、大小等。

3. 辅助检查　一般不需要。严重或复发病例可进行过敏源检查。如有继发感染，应进行细菌培养和药物敏感试验。

4. 处理　根据病情及病变严重程度选择治疗，主要措施为避免过敏源、抗过敏治疗，必要时应用糖皮质激素。

5. 预防　积极寻找过敏源。避免接触外界刺激因素。

二、单纯疱疹病毒性睑皮炎

（一）概述

本病是由单纯疱疹病毒感染所引起的眼睑部病变。多发生于感冒、高热或身体抵抗力降低时，易复发，也可并发单纯疱疹病毒性角膜炎。

（二）临床表现

（1）常有感冒发热史。

（2）自觉眼睑患处刺痒和烧灼感。

（3）病变多发生在下眼睑的三叉神经眶下支分布的范围内。

（4）眼睑或睑缘部出现多个或成群的针尖大小、半透明的疱疹，多在 7 日后结痂脱落，通常不留痕迹。

（5）鼻翼皮肤以及口唇部也可出现疱疹。

（6）严重者耳前淋巴结肿痛。

（三）诊断

（1）根据病史和典型的眼部表现，可做出诊断。

（2）实验室检查，如疱液涂片检查、疱液病毒培养与接种、间接荧光抗体检查、血清抗体测定等，有助于诊断。

（四）鉴别诊断

1. 眼睑脓疱病　金黄色葡萄球菌或溶血性链球菌感染引起的眼睑皮肤脓疱病。眼睑出现鲜红色丘疹、水疱、黄色脓疱，脓疱破溃后形成一层黄色的痂皮，脱落后不留瘢痕。

2. 眼睑湿疹　急性或慢性过敏性睑皮炎症。多有过敏史。局部皮肤潮红、水疱、奇痒、皮肤增厚。

（五）治疗

（1）保持局部清洁，防止继发感染。

（2）结膜囊内滴用抗病毒滴眼液如阿昔洛韦。皮损处涂敷更昔洛韦眼膏。

（3）支持疗法。多饮水，适当休息。

（4）可酌情选用干扰素。

（六）临床路径

1. 询问病史　注意眼部症状是否出现于受凉、感冒、上呼吸道感染后。

2. 体格检查　全身检查，尤其是呼吸系统检查。测量体温。注意眼睑的改变。

3. 辅助检查　一般不需要。如不能确定诊断，可进行实验室检查，以便确定是否是单纯疱疹病毒感染。

4. 处理　主要为眼部抗病毒治疗。

5. 预防　预防病毒感染。

三、带状疱疹病毒性睑皮炎

（一）概述

本病是由带状疱疹病毒感染三叉神经半月神经节或三叉神经第一支所致。多见于老年人或体弱者。

（二）临床表现

（1）多有发热、乏力、全身不适的前驱症状。

（2）随后病变区出现剧烈的神经痛和皮肤知觉减退或消失。

（3）数日后可出现相应部位额部和眼睑皮肤潮红、肿胀，出现成簇的透明小泡。小泡基底有红晕，疱疹间可见正常皮肤。随之水疱破溃、结痂、色素沉着及皮肤永久性瘢痕。

（4）病变通常局限于单侧，以颜面正中为分界线。

（5）带状疱疹除侵犯眼睑前额皮肤外，常并发角膜炎、虹膜炎等。

（6）炎症消退后，皮肤感觉数月后才能恢复。

（三）诊断

根据病史和典型的眼部表现，可做出诊断。

（四）鉴别诊断

1. 单纯疱疹病毒性睑皮炎　为单纯疱疹病毒感染所引起的眼睑部病变。多发生于感冒、高热或身体抵抗力下降后。眼睑或睑缘部出现多个或成簇的针尖大小的疱疹，多在7日后结痂脱落，通常不留痕迹。

2. 眼睑湿疹　为急性或慢性过敏性睑皮肤炎症。多有过敏史。局部皮肤潮红、水疱、奇痒、皮肤增厚。

（五）治疗

（1）一般治疗适当休息，提高机体抵抗力，必要时给予镇痛剂和镇静剂。

（2）疱疹未溃破时，局部无须用药治疗。

（3）疱疹破溃无继发感染时，患处可涂敷3%阿昔洛韦眼膏或0.5%疱疹净眼膏。

（4）患处如有继发感染，加用抗生素滴眼液湿敷，每日2~3次。

（5）滴用0.1%阿昔洛韦滴眼液，防止角膜受累。

（6）对重症患者应全身应用阿昔洛韦、抗生素及糖皮质激素。

（7）伴有角膜炎、虹膜睫状体炎患者，除抗病毒治疗外，应滴用睫状肌麻痹剂。

（六）临床路径

1. 询问病史　重点注意全身情况，有无发热、乏力、不适等前驱症状。患处是否有明显的神经痛。

2. 体格检查　患处是否有成簇水疱，是否单侧性，病变是否沿三叉神经分布区域分布。

3. 辅助检查　一般不需要。如对诊断有怀疑，可在皮损处刮片查细胞核内包涵体。

4. 处理　对症处理，以及眼部抗病毒治疗。

5. 预防　增强体质，预防病毒性感染。

四、眼睑丹毒

（一）概述

眼睑丹毒是由溶血性链球菌感染所致的眼睑皮肤及皮下组织的急性炎症。常因眼睑擦伤、伤口感染、面部或其他部位丹毒蔓延而来。常同时累及上下眼睑。

（二）临床表现

（1）眼睑局部剧烈疼痛和压痛。

（2）常有高热、寒战、乏力等全身中毒症状。

（3）眼睑皮肤呈鲜红色，充血、肿胀、隆起、质硬，表面光亮、紧张，病灶边缘与正常组织之间分界清楚，周围有小疱疹包围。严重者皮肤呈黑色，深部组织坏疽。

（4）炎症可向眶内或颅内蔓延，导致蜂窝织炎、视神经炎、海绵窦炎或脑膜炎。

（5）耳前和颌下淋巴结常肿大。

（6）血常规检查可见白细胞特别是中性粒细胞升高。

（三）诊断

根据急性发病过程和临床表现，可以确诊。

（四）鉴别诊断

1. 眼睑麻风　是麻风杆菌感染的眼部表现。皮肤主要累及眉部及眼睑。皮肤涂片可查到麻风杆菌。

2. 鼻窦炎　眼睑丹毒并发有眶蜂窝织炎患者应拍 X 线片除外鼻窦炎。

（五）治疗

（1）积极抗感染治疗，早期、足量、有效使用敏感的抗生素。

（2）眼部热敷或理疗，涂抗生素软膏，局部紫外线照射。

（3）炎症控制 1 周后，皮肤颜色逐渐恢复正常，但仍需继续给药，以防复发或转为慢性。

（4）支持疗法尽量卧床休息，补充维生素。

（5）寻找眼睑附近的原发病灶，如鼻窦炎、咽炎、口腔疾病等进行治疗。

（六）临床路径

1. 询问病史　眼睑有否擦伤和伤口感染，面部或其他部位丹毒史。

2. 体格检查　重点注意眼睑皮肤的改变。

3. 辅助检查　进行血常规检查，可发现中性粒细胞升高。

4. 处理　选择敏感的抗生素进行眼部和全身早期、足量的治疗。

5. 预防　积极治疗眼睑擦伤，防止伤口感染，治疗眼睑附近病灶如鼻窦炎、咽炎、口腔疾病等。

五、眼睑脓疱病

（一）概述

眼睑脓疱病是由金黄色葡萄球菌或溶血性链球菌感染所致的眼睑皮肤脓疱病。病变位于真皮内，为广泛的皮肤表层化脓性炎症。

（二）临床表现

（1）眼睑出现鲜红色丘疹及水疱，水疱很快变成黄色脓疱，破溃后形成一层黄色的痂皮，脱落后不留瘢痕。

（2）新生儿的脓疱病称为新生儿脓疱病，多发生在颜面并常伴有全身症状。

（3）成人眼睑脓疱病常波及眉弓部、面部、头部等。

（三）诊断

根据临床表现可以诊断。

（四）鉴别诊断

1. 单纯疱疹病毒性睑皮炎　是由单纯疱疹病毒感染所致的眼睑病变。多发生于感冒、发热之后。在下睑三叉神经眶下支分布的范围内出现成簇的半透明疱疹，1周左右结痂脱落，不留痕迹。严重者伴有耳前淋巴结肿大及压痛。

2. 眼睑湿疹　是由于致敏物质引起的急性或慢性眼睑皮肤炎症。眼睑红肿、丘疹、水疱、糜烂、结痂、脱屑或眼睑暗红斑块等。

（五）治疗

1. 局部治疗　用3%～4%硼酸溶液或1∶5 000高锰酸钾溶液清洗局部，除去皮痂，涂抗生素眼药膏。

2. 全身治疗　选择敏感的抗菌药物进行治疗。较大的脓疱可切开排脓。

（六）临床路径

1. 询问病史　有无全身或眼睑感染史。有无糖尿病等易导致机体抵抗力下降的疾病。

2. 体格检查　注意眼睑和全身的感染情况。

3. 辅助检查　一般不需要。

4. 处理　选择敏感的抗菌药物进行早期、足量的治疗。

5. 预防　增强体质。

六、眼睑疖

（一）概述

眼睑疖又称毛囊炎，是由葡萄球菌感染所致的眼睑毛囊及毛囊周围的急性或亚急性化脓性炎症。皮肤有轻微擦伤或体质虚弱者容易发生。

（二）临床表现

（1）毛囊口处发炎，其周围逐渐形成硬结。

（2）硬结周围皮肤肿胀充血，数日后疖的顶端形成脓栓。

（3）脓栓和坏死组织脱落、溃疡形成、结疤。

（4）眼睑患病处局部明显触痛。

（5）可伴有全身发热、耳前淋巴结肿大。

（三）诊断

根据临床表现可以做出诊断。

（四）鉴别诊断

1. 单纯疱疹病毒性睑皮炎　是由单纯疱疹病毒感染所致的眼睑病变。多发生于感冒、发热之后。在下睑三叉神经眶下支分布的范围内出现成簇的半透明疱疹，1 周左右结痂脱落，不留痕迹。严重者伴有耳前淋巴结肿大及压痛。

2. 眼睑湿疹　通常有致敏物接触史。急性起病者眼睑突然红肿，继而出现丘疹、水疱、糜烂、结痂、脱屑等。亚急性者表现为眼睑暗红斑块，伴有结痂、鳞屑、少量丘疹、渗出等。

（五）治疗

（1）局部热敷或理疗：大脓点可切开排脓，避免挤压以免感染扩散。局部涂抗生素眼膏。

（2）全身应用抗生素、磺胺药物。

（3）给予支持疗法及局部超短波治疗。

（六）临床路径

1. 询问病史　眼睑局部皮肤擦伤史。

2. 体格检查　毛囊口处发炎、硬结，硬结周围皮肤肿胀充血。

3. 辅助检查　一般不需要。

4. 处理　以抗感染治疗为主。

5. 预防　注意皮肤清洁。

七、眼睑炭疽

（一）概述

眼睑炭疽是炭疽杆菌经损伤的皮肤或黏膜进入眼睑皮下组织所引起的急性、无痛性皮肤坏疽性炎症。患者多为畜牧、屠宰场等工作人员。

（二）临床表现

（1）有畜牧类接触史，潜伏期 2~3 天。

（2）眼睑皮肤炎性丘疹迅速发展为含脓或血的大疱，周围组织红肿，很快中央坏死形成黑色结痂，周围有珍珠样透明紫色水疱。

（3）数日后，轻者水疱结痂、痂皮脱落、遗留瘢痕，重者焦痂腐烂、化脓、肉芽性溃疡，逐渐缓慢愈合，形成较大瘢痕，常导致眼睑畸形、外翻，甚至眼睑闭合不全。

（4）耳前淋巴结肿大、疼痛，发热、乏力等全身不适症状。

（三）诊断

（1）根据畜牧类接触史、发病急和临床表现，可以诊断。

（2）局部病变组织或水疱涂片检查可找到炭疽杆菌。

（四）鉴别诊断

1. 眼睑丹毒　由溶血性链球菌感染所致的眼睑皮肤及皮下组织的急性炎症。眼睑部剧烈疼痛和压痛。常有高热、寒战、乏力等全身中毒症状。眼睑皮肤呈鲜红色，充血、肿胀、隆起、质硬，表面光亮、紧张。严重者皮肤呈黑色，深部组织坏疽。耳前和颌下淋巴结常肿大。血常规检查可见白细胞特别是中性粒细胞升高。

2. 眼睑脓疱病　由金黄色葡萄球菌或溶血性链球菌感染所致的眼睑皮肤脓疱病。病变位于真皮内，为广泛的皮肤表层化脓性炎症。眼睑出现鲜红色丘疹及水疱，水疱很快变成黄色脓疱，破溃后形成一层黄色的痂皮，脱落后不留瘢痕。

（五）治疗

（1）充分休息，隔离治疗。

（2）局部双氧水或 1 ：5 000 高锰酸钾溶液洗涤，以保创面清洁，涂抗生素油膏。

（3）严禁切开、挤压，以防炎症扩散。

（4）全身抗生素治疗，如应用青霉素或磺胺类药物。原则为足量、长期（10 天以上），待全身症状消失且皮肤局部反复查菌阴性后方可以停药。

（5）病情严重者同时可加适量糖皮质激素治疗。

（六）临床路径

1. 询问病史　有无病畜接触史。

2. 体格检查　病变部位多个含脓血的水疱，黑色坏死的溃疡。

3. 辅助检查　病变组织涂片检查找到炭疽杆菌。

4. 处理　清洁皮肤，以药物来清洗。全身应及时、足量应用敏感抗生素。

5. 预防　注意工作环境卫生。早期发现皮肤受损处并及时治疗。

八、眼睑麻风

（一）概述

眼睑麻风为麻风杆菌感染所致的一种慢性全身性传染病的眼部表现，主要累及眉部及眼睑。

（二）临床表现

（1）全身性麻风感染可分为结核样型、界限类偏结核样型、中间界限类、界限类偏瘤型和瘤型五种。

（2）眼睑皮肤出现对称性边界不清的淡色斑或红斑。以后斑疹可转变为浅黄色或浅褐色圆形的疙瘩或肥厚斑块。晚期皮肤增厚，凹凸不平，使面貌丑怪，呈假面具状。

（3）眉毛发白、脱落，甚至脱光。

（4）早期眼睑感觉敏感，晚期感觉消失。

（5）瞬目运动减少。

（6）眼轮匝肌麻痹，眼睑闭合不全，睑外翻。

（7）可发生眼球萎缩。

（8）伴有面神经麻痹时可出现暴露性角膜炎，甚至角膜穿孔等。

（9）眼睑及附近可有粗大的皮神经。

（三）诊断

（1）根据典型的皮肤改变、感觉障碍等临床表现，可以诊断。

（2）皮肤涂片查出麻风杆菌，可以确诊。

（3）组织病理的典型改变及发现麻风细胞。

（四）鉴别诊断

1. 眼睑结核　由结核杆菌感染所引起的慢性眼睑皮肤疾病。溃疡灶直接涂片找结核杆菌。

2. 丹毒　全身症状明显，周围血白细胞增多，周围浅神经不粗大，检查抗酸杆菌阴性。

3. 结节病　无感觉障碍，周围浅神经不粗大，病损处查不到麻风杆菌。

（五）治疗

1. 原则　终止麻风传播，有效治疗，防止耐药，减少复发。

2. 应用抗麻风药物　如氨苯砜、醋氮苯砜、氯苯酚嗪、利福平等，通常两种以上联合用药。

3. 免疫治疗　如麻风疫苗、转移因子等。

4. 局部治疗　清洁眼睑，局部涂抗麻风药物。必要时清创、引流以清除溃疡组织。

5. 面神经麻痹者　应做上下眼睑缝合。

（六）临床路径

1. 询问病史　有否麻风患者或环境接触史。

2. 体格检查　注意全身情况，皮肤结节状或结核样变化。

3. 辅助检查　胸部 X 线检查，皮肤涂片查菌，麻风病免疫学检查。

4. 处理　全身联合抗麻风药物治疗；局部对症处理。

5. 预防　预防为主，避免与麻风病患者及环境接触。

九、眼睑结核及眼睑寻常狼疮

（一）概述

眼睑结核及眼睑寻常狼疮均是由结核杆菌感染所引起的慢性眼睑皮肤疾病。

（二）临床表现

（1）眼睑结核表现为结核性溃疡，多发生于睑缘，呈小结节，逐渐形成溃疡。溃疡底部凸凹不平，疼痛，溃疡逐渐愈合，形成瘢痕，导致睑外翻。

（2）眼睑寻常狼疮初期表现皮肤小而软的结节，红色或褐色，半透明，周围有红圈，表面有细小鳞屑的苹果酱样软性结节。结节逐渐扩大形成狼疮红斑，最终导致严重的瘢痕性眼睑外翻，甚至失明。

（三）诊断

（1）根据其缓慢的病程、典型的临床表现，可以诊断。

（2）溃疡灶直接涂片找结核杆菌。

（3）结核菌素试验阳性可辅助诊断。

（四）鉴别诊断

1. 眼睑麻风 为麻风杆菌感染的眼部表现。皮肤主要累及眉部及眼睑。皮肤涂片可查到麻风杆菌。

2. 睑板腺囊肿 结核性溃疡的初发期眼睑极小的结节，类似睑板腺囊肿。应注意结节周围及全身情况加以鉴别。

3. 睑板腺癌 眼睑结核性溃疡表现为睑缘逐渐扩大的结节及边界不整齐的溃疡，类似睑板腺癌的溃疡，必要时需要溃疡灶直接涂片找结核杆菌进行鉴别。

（五）治疗

（1）全身抗结核药物治疗。

（2）辅助治疗：口服或肌内注射维生素 D，特别是维生素 D_2。可服用钙制剂。

（3）病变周围皮下注射链霉素及普鲁卡因混合液。局部涂抗结核药物如 5% 的链霉素软膏。

（六）临床路径

1. 询问病史 有无眼睑皮肤外伤史，全身其他部位结核病史。

2. 体格检查 注意眼睑皮肤的改变。

3. 辅助检查 拍摄 X 线胸片，进行细菌学检查、结核菌素试验。可应用聚合酶链反应（PCR）鉴别皮肤损伤处结核杆菌的 DNA。

4. 处理 及时、足量、规则、联合、全程抗结核药物治疗。

5. 预防 增强机体抵抗力，预防结核菌感染。

十、眼睑真菌感染

（一）概述

眼睑真菌感染是指由真菌引起的眼睑皮肤病变，由于真菌类型不同，临床表现也有差异。临床上分为浅层型和深层型。浅层感染多由念珠菌、小孢子菌等引起。深层感染多由孢子丝菌引起。

（二）临床表现

（1）有眼部长期应用抗生素、糖皮质激素史或全身长期应用糖皮质激素史。

（2）皮肤表层感染时，表现为睑缘充血水肿、眼睑部皮癣，病变逐渐扩大，病灶互相连接成环行。炎症大多限于表层，个别病例也可由化脓转为溃疡。睫毛脱落，逐渐再生。患处皮肤瘙痒、烧灼感。

（3）皮肤深层感染时，表现为逐渐扩大的炎性结节，肉芽组织增生，溃疡形成。疼痛症状往往不明显。但感染可向深层如眼眶骨、眼球发展。

（4）刮取鳞屑直接镜检可发现大量菌丝。真菌培养可鉴定出菌种。

（三）诊断

根据临床表现和实验室检查，如直接刮片或涂片检查，真菌培养、真菌荧光反应，免疫试验及组织病理检查等，可以诊断。

（四）鉴别诊断

眼睑湿疹是由于致敏物质引起的急性或慢性眼睑皮肤炎症。表现为眼睑红肿、丘疹、水疱、糜烂、结痂、脱屑或眼睑暗红斑块等。

（五）治疗

（1）尽可能停用抗生素及糖皮质激素。

（2）局部涂碘酊及抑制真菌的软膏，0.05%氯己定溶液局部湿敷后以0.01%克霉唑霜涂患处。必要时全身抗真菌治疗，两性霉素B对于念珠菌有较强的抑制作用，伊曲康唑或酮康唑对深浅部真菌都有抑制作用。

（3）支持疗法：加强营养，适当休息，增强抵抗力等。

（六）临床路径

1. 询问病史　有无眼部或全身长期应用抗生素或糖皮质激素史。

2. 体格检查　注意眼睑部皮肤有无鳞屑、癣。

3. 辅助检查　刮片镜检可发现菌丝。

4. 处理　眼睑部抗真菌治疗为主。反复发作的眼睑感染或并发全身症状者可联合全身抗真菌药物治疗。

5. 预防　注意合理应用糖皮质激素。保持皮肤清洁卫生。

十一、眼睑寄生虫感染

（一）概述

眼睑寄生虫感染少见。可通过蚊虫叮咬传播或毛囊蠕螨造成眼睑感染。也可因阴虱侵犯而致眼睑感染。

（二）临床表现

（1）多无自觉症状。但少数患者可有眼睑红肿、奇痒、皮肤丘疹、眦部结膜充血、溃疡或泪道受累等。

（2）病程缓慢。

（3）镜下可见蠕螨或成虫阴虱。

（三）诊断

根据临床表现和镜下可见寄生虫，可以诊断。

（四）鉴别诊断

1. 眼睑湿疹　是由于致敏物质引起的急性或慢性眼睑皮肤炎症。眼睑红肿、丘疹、水疱、糜烂、结痂、脱屑或眼睑暗红斑块等。

2. 睑缘炎　睑缘皮肤、结膜、睫毛毛囊及其腺组织的炎症。睑缘充血、肿胀或肥厚，分泌物增多或糜烂或鳞屑。

（五）治疗

（1）针对感染寄生虫治疗。

（2）去除病因，局部清洁。

（六）临床路径

1. 询问病史　有无寄生虫感染史。

2. 体格检查　局部检查发现丘疹或寄生虫。

3. 辅助检查　病灶组织直接镜检。

4. 处理　注意睫毛根部的清洁，必要时拔掉病变睫毛。针对感染的寄生虫治疗。

5. 预防　讲究卫生。

（王凤丽）

第三节　睑缘炎

睑缘炎是睑缘皮肤、睫毛毛囊及其腺体的亚急性或慢性炎症，为眼科常见的疾患之一。睑缘为皮肤与结膜移行处，富有腺体组织和脂性分泌物，暴露于外界易于沾染尘垢和病菌而发生感染。根据临床特点可分为三型。

一、鳞屑性睑缘炎

1. 病因　鳞屑性睑缘炎（blepharitis squamosa）是由于眼睑皮肤皮脂腺及睑板腺分泌亢进，加上轻度感染，其他如物理、化学性刺激，睡眠不足，屈光不正及不注意眼部卫生都可促使发生。

2. 症状　如下所述。

（1）自觉症状轻微，或有睑缘轻度发痒。

（2）睑缘充血，在睫毛处皮肤表面有头皮屑样的鳞片，由于皮脂的溢出可与鳞屑相混形成黄痂，取去黄痂后露出充血、水肿的睑缘，没有溃疡，睫毛可脱落，但可再生。

（3）病变迁延者留有永久性的水肿、肥厚，丧失锐利的内唇而变得钝圆，下睑可外翻露出下泪小点，引起泪溢及下睑皮肤湿疹。

3. 治疗　如下所述。

（1）病因治疗，预后较好。

（2）局部用3%硼酸水湿敷，去除黄痂，涂以抗生素眼药膏。病愈后至少应继续用药两周，防止复发。

二、溃疡性睑缘炎

1. 病因　溃疡性睑缘炎（blepharitis ulcerosa）系由葡萄球菌感染，附加致病因素同鳞屑性睑缘炎。

2. 症状　如下所述。

（1）炎症与病情均较鳞屑性睑缘炎重，系睫毛毛囊、Zeis 和 Moll 腺化脓性炎症，开始睑缘毛囊根部充血，形成小脓包，继之炎症扩展进入周围结缔组织，皮脂溢出增多，与破溃脓疱的脓性物混合形成黄痂，睫毛被粘成束状，拭之可出血。

（2）移去黄痂，睑缘高度充血，有小溃疡，睫毛可脱落，形成瘢痕。在睑缘有脓疱、溃疡和瘢痕同时存在。愈来愈多的睫毛破坏，形成睫毛秃。个别残留的睫毛由于瘢痕收缩，形成倒睫可触及角膜，引起角膜上皮脱落，甚至发生溃疡，脱落的睫毛不再生长。

（3）睑缘肥厚、水肿、长期不愈留有永久性眼睑变形，上下睑变短不能闭合，形成兔眼及暴露性角膜炎，甚至失明。下睑外翻导致泪溢、眼睑湿疹。

3. 治疗　如下所述。

（1）局部治疗同鳞屑性睑缘炎，因本病较顽固，故治疗必须彻底。为使药物易于吸收，可挑破脓疱，拔除睫毛，清洁溃疡面再上药。

（2）因本病可形成秃睫、倒睫、兔眼、下睑外翻及泪溢等一系列并发症，故预后欠佳，因此早发现早治疗，用能抑制葡萄球菌强效的抗生素药膏来控制本病，会收到较好的效果。

三、眦部睑缘炎

1. 病因　眦部睑缘炎（blepharitis angularis）是由摩 - 阿（Morax - Axenfeld）双杆菌感染所致，体质原因为维生素 B_2 缺乏或营养不良。

2. 症状　如下所述。

（1）眦部发痒，刺痛。

（2）眦部皮肤发红、糜烂，常伴有近眦部的球结膜炎症性充血，也常同时伴有口角发炎。

3. 治疗　0.5% 硫酸锌液为治疗本病的特效药，每日 2～3 次滴眼，眦角可涂以抗生素眼药膏，口服复合维生素 B 或维生素 B_2。

（王凤丽）

第四节　睑腺疾病

睑板腺分泌亢进或皮脂溢是常见的眼病，睑板腺分泌亢进主要症状是睑缘有白色泡沫状分泌物，它好集中于眦角，特别是在早晨。睑板腺分泌亢进可以伴有皮脂溢，在青春期更显著，有时在更年期也可以是孤立的和局部的皮脂溢。分泌物也可变成半固体和奶酪样，黄色油状如脓，患者常有眼痒、磨等不适感。裂隙灯下可见睑板腺开口处隆起，轻挤压有分泌物自开口处溢出。分泌物量大时可挡住角膜造成雾视，眨眼后视物变清楚。严重的病例睑板增生和睑板水肿，而产生皮脂溢性鳞屑性睑缘炎或慢性睑板腺结膜炎，有的病例有慢性感染而恶化。治疗采用睑板腺按摩术。

睑腺疾病指眼睑腺体急性、慢性，化脓或非化脓性炎症。因睑腺位于眼睑组织深部，但开口于睑缘，细菌可通过开口处进入腺体而引起睑腺炎症。睑腺炎有外睑腺炎及内睑腺炎。

一、外睑腺炎

（一）病因

外睑腺炎（external hordeolum）俗称"针眼"，又称睑缘疖或叫外麦粒肿，为睫毛毛囊根部 Zeis 腺急性化脓性炎症。为葡萄球菌感染所致。

（二）症状

（1）自觉眼睑胀痛或眨眼时疼痛，尤其发生在眦角者疼痛更明显。

（2）初起眼睑局限性红肿，如炎症严重可以是上睑或下睑弥漫性红肿，指触有硬结及压痛，发生在眦角者常伴有球结膜水肿。

（3）轻者经治疗消退或未治疗自行消退，或过 3~5 天后硬结变软、化脓，脓头在睫毛根部破溃排脓后红肿、疼痛逐渐消退。

（4）重者伴有耳前或下颌下淋巴结肿大。致病毒力强者或全身抵抗力弱者，可发展成为眶蜂窝织炎，伴有畏寒、发热等全身症状。

（三）治疗

（1）早期用超短波治疗或局部热敷，促进浸润、硬结吸收，或促进化脓。但也有主张用冷敷，局部滴抗生素眼药水及眼药膏。

（2）如已出现脓头，在皮肤消毒后切开排脓，切口应平行于睑缘以免损伤眼轮匝肌，痊愈后瘢痕不明显。如脓腔大未能排净脓液，应放入橡皮引流条，每日换药更换引流条，直至无脓时取去。1~2 天后伤口即可愈合。

（3）局部炎症重者或伴有淋巴结肿大者应全身使用磺胺制剂或抗生素口服或肌内注射，必要时可静脉滴注。

（4）顽固反复发作者，可作脓液培养，结合药敏结果选用敏感的抗生素。

注意睑腺炎未成熟或已破溃出脓，切忌不可挤压，以免感染扩散，引起蜂窝织炎、海绵窦脓栓等严重并发症。

二、内睑腺炎

（一）病因

内睑腺炎（internal hordeolum）为睑板腺（Meibomian 腺）急性化脓性炎症或睑板腺囊肿继发感染。多为葡萄球菌感染。

（二）症状

（1）眼睑红肿、疼痛，由于炎症为致密的睑板纤维组织所包绕，红肿一般较外睑腺炎轻，但疼痛却较之为重，相应的睑结膜面充血明显。

（2）数日后化脓，脓点出现在睑结膜面，并从该处自行穿破，向结膜囊内排脓，也有从睑板腺开口处排脓者。

（三）治疗

（1）同外睑腺炎治疗。

（2）化脓后切开应作在睑结膜面，切口应与睑缘垂直，但注意切开勿达及睑缘，以免愈合后留有切迹。

三、睑板腺囊肿

（一）病因

睑板腺囊肿（chalazion）为睑板腺非化脓性、慢性炎症，本病系由睑板腺排出受阻，分泌物的潴留而形成慢性炎性肉芽肿。

（二）症状

（1）可发生于任何人，任何年龄，尤以儿童更常见，自觉症状很少，常在闭眼时发现囊肿处皮肤隆起，皮肤颜色正常，可单发、多发、单眼或双眼，也有上下睑同时发生的。

（2）囊肿局限于睑板腺内者，仅于皮肤面囊肿处摸到硬结，无压痛，与皮肤不粘连，相应的结膜面为局限性紫红或紫蓝色充血，较小的囊肿如小米粒大小，大的可达豌豆大小。

（3）小的囊肿可自行吸收，大的囊肿可自结膜面脱出，排出半透明的胶样物，该处常留有红色息肉，少数囊肿也可自睑缘或皮肤面脱出，呈一淡红色隆起，该处皮肤极薄，破溃后则肉芽组织突出。

（三）治疗

（1）较小的囊肿可用1%白降汞眼药膏涂于结膜囊内，每日两次，并按摩可帮助吸收。又囊肿内注射地塞米松（5mg/mL）0.1mL或泼尼松龙（25mg/mL）0.1mL有效。国外用地塞米松（24mg/mL）0.1mL注射于囊肿内。

（2）较大的囊肿应手术切除，切除时如不能刮出胶样物质，应考虑有睑板腺癌的可能性，应切除一块送病理检查以进一步确诊，尤其是老年患者更应送活检。

（3）眼睑皮下脱出或睑缘脱出的肉芽组织可手术治疗，但因皮肤破溃，切除肉芽组织后皮肤极脆，难于对合，缝合易豁开。如取冷冻治疗，选择合适大小的冷冻头，待出现冰霜时，将冷冻头压在肉芽肿上，持续2~3分钟，待肉芽肿全部变白，取下冷冻头，待其自行复温。如上两个冻融周期，间隔2~3周后，再行第二次冷冻，一般冻2~3次，愈后不留瘢痕，但该处睫毛会脱落，而不再生。

（祝东升）

第五节　眼睑位置异常

正常眼睑位置：眼睑应紧贴眼球表面，上下睑缘垂直，与眼球保持一相适应的弯曲度，上睑睫毛向外上，下睑睫毛向外下，且弯曲，睫毛不致触及眼球，睁眼时睑裂开大，上睑缘应遮盖上角膜缘2mm，不影响注视，闭眼时上下睑缘应紧密闭合，不暴露角膜。保持眼球湿润，眼睑内面与眼球表面形成一窄的间隙——结膜囊，泪液在结膜囊内自颞上向鼻侧泪湖部流动。

一、上下睑保持位置正常的因素

1. 睑板起到支架作用　睑板的疾病如肥厚、变形，则会影响眼睑的位置，睑板或睑缘的瘢痕可致倒睫、内翻等。

2. 内外眦韧带　内外眦韧带分别附着于前后泪嵴及颧骨的眶结节，如韧带断裂或松弛则引起睑裂横径变短或下睑外翻。

3. 眼轮匝肌作用　眼轮匝肌作用是闭合眼睑，如肌肉麻痹可引起眼睑闭合不全，造成兔眼和引起暴露性角膜炎，如肌肉抽搐则产生眼睑紧闭（睑痉挛）。

4. 提上睑肌作用　提上睑肌作用是提举上睑，如发育不良、麻痹、外伤可造成上睑下垂。此外眼球突出，眼球萎缩不能在后方支撑眼睑，也可造成眼睑位置异常，如产生内翻、倒睫、外翻、眼睑塌陷等。

二、倒睫

倒睫（trichiasis）是指睫毛的位置不是向外下或外上，是向后方生长，可以刺激角膜及眼球造成损伤，不规则的乱生则称为乱睫。倒睫可以一根、数根或多数，细而短小的需仔细检查才能发现。

1. 病因　沙眼、睑缘炎、睑外伤、皮肤及结膜瘢痕等。

2. 症状　如下所述。

（1）自觉畏光、流泪、异物感。

（2）睫毛刺激角膜可引起外伤性浅层点状角膜炎，角膜上皮脱落，荧光素染色可见点状着染，长期摩擦刺激角膜，可出现角膜混浊或继发感染形成角膜溃疡、血管新生、角膜角化等。

3. 治疗　如下所述。

（1）少数倒睫可作电解术。单纯拔除倒睫可再生，新生长的倒睫刺激可能更明显。

（2）有多数倒睫者需手术矫正，有内翻者可作内翻矫正术，靠近外眦部无内翻者，可自灰线切开将倒睫作一皮瓣转移手术。

（3）用冷冻方法破坏毛囊，倒睫不会再生。

三、睑内翻

1. 病因　睑内翻（entropion palpebrate）是指睑缘方向向后转，睫毛随之而内翻刺激角膜。

根据病因可分为：

（1）痉挛性睑内翻（spastic entropion）：由于眼轮匝肌痉挛，主要发生在下睑，由于结膜炎、结膜异物、角膜炎的刺激而引起，长期包扎绷带也是诱因。又无眼球、小眼球、眶内脂肪不足和眼睑皮肤松弛者容易发生，老年人皮肤松弛、眶组织萎缩、脂肪减少、眼睑后面缺乏足够的支撑而致痉挛性睑内翻称为老年性痉挛性睑内翻。

（2）瘢痕性睑内翻（cicatricial entropion）：由于睑结膜睑板瘢痕收缩，主要见于沙眼、结膜烧伤、天疱疮等引起，常伴随倒睫。

（3）先天性睑内翻（congenital entropion）：少见，发生在下睑，通常伴有其他异常，如睑板发育不良、小眼球，它可以与先天内眦赘皮或下睑赘皮同时存在。

2. 症状　如下所述。

（1）自觉症状同倒睫，但较之为重。

（2）睑缘常钝圆，睫毛后卷刺激角膜，引起外伤性浅层点状角膜炎，甚至角膜溃疡、血管新生、角膜混浊、瘢痕性者睑结膜可见瘢痕形成。

3. 治疗　如下所述。

（1）根据原因治疗：痉挛性睑内翻为暂时缓解刺激症状，可用胶布将下睑牵拉。老年性可作缝线术或眶部轮匝肌折叠术，无眼球者可安装义眼，由包扎绷带引起者可去除绷带。

（2）瘢痕性睑内翻作睑内翻矫正术。

（3）先天性内眦赘皮所致者可先作眼睑按摩，在发育过程中常可自行消失，不能恢复者作内眦赘皮成形手术或缝线术。

四、睑外翻

1. 病因　睑外翻（ectropion palpebrae）指眼睑向外翻，下睑比上睑更常见。轻者睑缘后唇离开眼球，外翻如涉及内眦侧泪点外转则引起泪溢，重者睑结膜暴露，甚至眼睑闭合不全。

临床上可分为：

（1）痉挛性睑外翻（spastic ectropion）：眼睑皮肤紧张而眶内容又充盈的情况下，眶部轮匝肌痉挛所致。见于青少年，特别是在患泡性角膜炎及眼球突出的患者可见。

（2）老年性睑外翻（senile ectropion）：为常见病，见于下睑。睑部轮匝肌及睑外眦韧带松弛所致，加之泪点外转产生泪溢，频频擦拭泪液加重外翻及泪溢程度。

（3）瘢痕性睑外翻（cicatricial ectropion）：眼外伤、睑皮肤溃疡、丹毒、骨髓炎穿破皮肤形成瘢痕，而瘢痕收缩所致。

（4）麻痹性睑外翻（paralytic ectropion）：见于下睑，面神经麻痹，眼轮匝肌弛缓，由于下睑的重力使之外翻。

2. 症状　如下所述。

（1）轻度外翻产生泪溢，眦部皮肤湿疹，重度者睑结膜暴露，充血、粗糙、干燥、肥厚。

（2）眼睑闭合不全者可使角膜暴露、充血、干燥、上皮脱落，引起暴露性角膜炎。

3. 治疗　如下所述。

（1）根据原因治疗：痉挛性睑外翻可用绷带包扎，使眼睑恢复原位。

（2）老年性睑外翻：教会拭泪方法（向上拭或横向拭泪），严重者可作 Kuhnt – Szyman-oski 术矫正或 Snellen 缝线法。

（3）瘢痕性睑外翻：小的下睑瘢痕可取 V 字切开，Y 字缝合手术（参见眼成形术）。大片的瘢痕需切除瘢痕作皮肤移植术。

（4）麻痹性睑外翻：首先治疗面神经麻痹，为防止发生暴露性角膜炎，可作外眦部睑缘缝合术。

不论何种原因造成的睑外翻，在未矫正外翻前均应注意保护角膜，涂大量眼药膏，睡前可将患眼遮盖。

五、上睑下垂

1. 病因　上睑下垂（blephroptosis）是由于提上睑肌或 Muller 肌功能不全或丧失，以致上睑不能提起，而使上睑呈下垂的异常状态。遮盖部分或全部瞳孔，可能引起视力障碍。

临床上分为先天性与后天性两大类

（1）先天性上睑下垂（congenital ptosis）出生即有，多为双侧，也可为单侧，有遗传性。为第三神经核发育不全所致。提上睑肌发育不良者上睑下垂可伴有也可不伴有上直肌功能不全，但单纯先天性上直肌麻痹者可产生假性上睑下垂。

（2）后天性上睑下垂（acquired ptosis）根据病因不同可分为

1）动眼神经麻痹性上睑下垂：因动眼神经麻痹所致，多为单眼，常并发动眼神经支配的其他眼外肌或眼内肌麻痹，可出现复视。

2）交感神经麻痹性上睑下垂：为 Muller 肌的功能障碍，或因颈交感神经节受损所致（多见于颈部手术、外伤等）。

3）肌源性上睑下垂：多见于重症肌无力患者，常有全身随意肌疲劳现象，但也有单纯出现于眼外肌而长期不向其他肌肉发展的病例。

4）机械性上睑下垂：由于眼睑本身的重量引起上睑下垂，如重症沙眼、淀粉样变性、眼睑肿瘤、组织增生等所致。

5）其他：如外伤伤及提上睑肌引起的外伤性上睑下垂。此外小眼球、无眼球、眼球萎缩等及各种原因导致眶脂肪或眶内容物减少，而引起假性上睑下垂，另外还有癔症性上睑下垂。

2. 症状 如下所述。

（1）先天性上睑下垂：睑裂变窄，如压迫眉弓阻断额肌的作用时，上睑部分或完全不能上举，所以需要皱缩额肌以提高眉部使睑裂开大，因此常呈现耸眉皱额现象，额部皱纹明显。单眼或双眼发生，如为双眼，患者常需抬头仰视。先天性上睑下垂常并发其他先天异常，如内眦赘皮、斜视、小睑裂及眼球震颤等。

（2）动眼神经麻痹性上睑下垂：常可伴有其他动眼神经支配的眼外肌麻痹，因而可产生复视。

（3）颈交感神经受损的上睑下垂：可同时出现同侧瞳孔缩小（瞳孔开大肌麻痹）、眼球内陷（眶内平滑肌麻痹）、颜面无汗、皮肤潮红、温度升高称为 Horner 综合征，滴可卡因加肾上腺素可兴奋交感神经使睑裂开大。

（4）肌源性上睑下垂：一般早晨症状轻、下午重，休息后好转，连续眨眼后立即加重，用甲基硫酸新斯的明（prostigmin）0.3～0.5mg 皮下注射后 15～30 分钟症状明显减轻或缓解可作出诊断。

3. 鉴别诊断 Marcus – Gunn 综合征（下颌瞬目综合征）为一种特殊的、单侧性、先天性、部分性上睑下垂，当患者咀嚼或张口时，患侧上睑突然开大，出现比对侧眼位置提举还高的奇特现象。可能是动眼神经核与三叉神经核外翼部分或下行神经纤维之间发生联系所致。

先天性上直肌麻痹性假性上睑下垂健眼注视时，患眼上睑下垂。用麻痹眼注视时睑裂开大为正常，下垂消失，而健眼位置上升。

4. 治疗 如下所述。

（1）先天性上睑下垂不伴有上直肌麻痹者（即闭眼时眼球能上转，称为 Bell 现象阳性）需手术治疗。儿童手术视下垂程度而决定手术时间，如因上睑下垂遮盖瞳孔，足以引起弱视者宜早手术。或为美容早手术，但因幼小需全身麻醉，否则可待年龄稍长大在局部麻醉下进行手术。手术可采用提上睑肌缩短术，或借助于额肌提举上睑的弗–盖术，采用额肌悬吊材料有丝线、阔肌膜，也有人用新的悬吊材料如经扩张的四氟乙烯条状或带状植入，此物生物相容性好，无毒、无抗原性，用于重度上睑下垂患者。

（2）神经麻痹性上睑下垂应根据原因治疗，加用神经营养药物如维生素 B_1、B_{12}、ATP（三磷腺苷）等肌内注射，如无效，待病情稳定后再考虑手术。单纯上直肌麻痹的假性上睑下垂不能错作提上睑肌手术，而应作眼外肌手术使两眼位于同一水平才能矫正上睑下垂。

（3）重症肌无力者宜用新斯的明治疗，不宜手术治疗，口服吡啶新斯的明60mg，每日2～3次。

（4）机械性上睑下垂者应切除病变组织，外伤性者早期可能找见提上睑肌进行修复。

六、眼睑闭合不全

1. 病因　眼睑闭合不全又称兔眼（lagophthamus）是指睑裂不能完全闭合，可暴露出部分或大部分眼球。可由于：

（1）面神经麻痹而致眼轮匝肌麻痹。

（2）睑外翻、眼睑皮肤瘢痕眼睑缩短、先天性眼睑缺损。

（3）严重眼球突出，如眶内肿物、甲亢、牛眼等。

（4）重症昏迷患者及全身麻醉时眼睑不能完全闭合。

又如有的正常人睡眠时，睑裂不能完全闭合，暴露出下部的球结膜，称为生理性兔眼症，无临床意义。

2. 症状　如下所述。

（1）轻度眼睑闭合不全闭眼时有窄的裂隙，但用力闭时尚能闭合眼睑，或睡眠时暴露下部球结膜，由于Bell现象，角膜一般不致受累。

（2）重度眼睑闭合不全暴露的球结膜充血、干燥，睡眠时因眼睑不能闭合，角膜因而干燥、混浊、发生暴露性角膜炎，继发感染发生角膜溃疡，甚至角膜穿孔。

3. 治疗　如下所述。

（1）首先保护好眼球，涂以大量的油膏或戴以湿房或戴亲水角膜镜。

（2）按原因治疗，重症者可作睑缘缝合术。

（3）皮肤瘢痕所致者应切除瘢痕组织进行植皮术或眼睑再造术。

（祝东升）

第六节　眼睑痉挛

一、概述

眼睑痉挛是指眼轮匝肌的痉挛性收缩，是一种不随意的不断重复的闭眼。眼睑痉挛时常伴有眉弓下降，称为Charcot征。引起眼睑痉挛的原因有多种，眼病性痉挛是常见的一种，患者可因倒睫、结膜炎、角膜炎、眼外伤、电光性眼炎等疾病引起眼睑痉挛；特发性痉挛一般见于老年人，双眼受累，痉挛逐渐加重、持续时间逐渐延长，精神紧张可使痉挛加剧；反射性痉挛，也称Fisher征，是脑干质束损害的释放现象；脑炎后痉挛，为有意识闭眼引起的非意识性、双侧性眼睑严重痉挛；周围性面神经刺激性痉挛，为眼睑及面部阵发性痉挛，患者可伴有基底动脉瘤、岩骨椎部肿瘤及面神经管内肿瘤等，也可见于无明显原因的中年女性。

二、临床表现

（1）不能自控的眨眼、眼睑颤搐、闭眼，伴有视力下降，常双眼发生。

（2）眼轮匝肌非自主的间断性收缩。

（3）睡眠时眼睑痉挛可消失。

（4）可伴有不能自控的颜面、头部和颈部的运动。

三、诊断

根据临床表现可做出诊断。

四、鉴别诊断

1. 半侧颜面肌痉挛　单侧全脸部肌肉痉挛，睡眠时不会消失。最常见的原因是脑干水平第Ⅶ颅神经损伤。小脑脚磁共振（MRI）检查可除外是否肿瘤引起本病。

2. Tourette 综合征　多发性强迫性肌痉挛，并有奇异的发音或污秽语言。

3. 三叉神经痛　第Ⅴ颅神经分布区域急性阵发性疼痛，常引起抽搐和痉挛。

4. 迟发性运动障碍　脸部肌肉运动障碍，伴有躯干及肢体无休止的肌张力障碍性运动。

5. 眼睑肌纤维颤搐　眼睑抽搐，与精神压力大或咖啡因有关。

五、治疗

（1）治疗引起眼部刺激的眼病。

（2）针对病因治疗。

（3）可试用复方樟柳碱2号注射液，双侧颞浅动脉旁皮下注射，每日1次，15次1个疗程。

（4）如果眼睑痉挛严重，可考虑对眼轮匝肌内注射肉毒杆菌毒素治疗。

六、临床路径

1. 询问病史　注意是单眼或双眼发病，有无其他眼病或全身疾病史。

2. 体格检查　可观察到眼睑痉挛性收缩。

3. 辅助检查　一般不需要。必要时进行头颅部CT、MRI检查，以便了解病因。

4. 处理　针对病因进行治疗。

5. 预防　积极治疗各种眼病或全身疾病。

（祝东升）

第七节　眼睑先天性异常

一、内眦赘皮

（一）概述

内眦赘皮是遮盖内眦部垂直的半月状皮肤皱褶。是一种比较常见的先天异常。在所有种族的3~6个月胎儿中常见。有些民族中在胎儿出生前即已消失，但在有些民族中持续存在。可能的病因是因颅骨及鼻骨发育不良，使过多的皮肤形成皱褶。本病为常染色体显性遗传，但有的病例无遗传关系。

（二）临床表现

（1）常为双侧性，两侧可不对称。

（2）患者的鼻梁低平。

（3）内眦赘皮的形态分为

1）眉型：赘皮起自眉部，向下延伸至泪囊区或鼻部。

2）睑型：赘皮起于上睑的睑板上区，向下延伸至眶下缘处。

3）睑板型：赘皮起自上睑，向下延伸至内眦稍下处。

4）逆向型：赘皮起自下睑，向上延伸至上睑。

（4）本病常并发上睑下垂、睑裂缩小、内斜视、眼球向上运动障碍及先天性睑缘内翻。少数病例泪阜发育不全。

（三）诊断

根据临床表现，可以诊断。

（四）鉴别诊断

共同性内斜视：皮肤皱褶可遮蔽内眦部和泪阜，使部分鼻侧巩膜不能显露，常被误认为共同性内斜视，须用交替遮眼法仔细鉴别。

（五）治疗

（1）轻者及年幼者无须治疗。

（2）如有美容要求可行整形手术。

（3）如并发其他先天异常者应酌情手术矫治。

（六）临床路径

1. 询问病史　一般无特别的主诉。注意内眦赘皮发生的时间。

2. 体格检查　注意内眦部皮肤皱褶的改变。

3. 辅助检查　不需特殊辅助检查。

4. 处理　一般无须特殊处理。可考虑美容手术。

5. 预防　无有效的预防措施。

二、双行睫

（一）概述

双行睫为正常睫毛根部后方相当于睑板腺开口处生长另一排多余的睫毛，也称副睫毛。为先天性睫毛发育异常，可能为显性遗传。

（二）临床表现

（1）副睫毛少则 3~5 根，多则 20 余根。

（2）常见于双眼上下睑，但也有只发生于双眼下睑或单眼者。

（3）一般副睫毛短小细软，且色素少，但也有与正常睫毛相同者。

（4）如果副睫毛细软，对角膜的刺激并不重。如果副睫毛较粗硬，常引起角膜刺激症状，裂隙灯检查可发现角膜下半部荧光素着染。

（5）副睫毛排列规则，直立或向后倾斜。

（三）诊断

根据临床表现可做出诊断。

（四）鉴别诊断

1. 内翻倒睫　指眼睑，特别是睑缘向眼球方向卷曲的位置异常。因此睑内翻和倒睫常同时存在。

2. 倒睫和乱睫　倒睫指睫毛向后生长，乱睫是指睫毛不规则生长。两者都致睫毛触及眼球的不正常状况。

（五）治疗

（1）如副睫毛少和细软，触及角膜不多，刺激症状不重者，可常涂用眼膏或戴软角膜接触镜以保护角膜。

（2）如副睫毛多且硬，可电解其毛囊后拔除，或切开睑缘间部加以分离，暴露副睫毛毛囊后，在直视下逐一拔除，再将缘间部切口的前后唇对合复位。

（六）临床路径

1. 询问病史　有无角膜刺激症状。
2. 体格检查　重点注意睫毛的情况。
3. 辅助检查　不需特殊的辅助检查。
4. 处理　根据副睫毛的细软程度而采取不同的治疗。
5. 预防　无有效预防措施。

三、先天性睑裂狭小综合征

（一）概述

本症的特征为睑裂狭小，是一种先天性异常，常为常染色体显性遗传，可能为胚胎 3 个月前后由于上颌突起发育抑制因子的增加与外鼻突起发育促进因子间平衡失调所致，因此本症还有两眼内眦间距扩大，下泪点外方偏位。

（二）临床表现

（1）睑裂左右径及上下径与正常相比明显变小。有的横径仅为 13mm，上下径仅为 1mm。

（2）同时有上睑下垂，逆向内眦赘皮、内眦距离过远、下睑外翻、鼻梁低平、上眶缘发育不良等一系列眼睑和颜面发育异常，面容十分特殊。

（3）偶有并发不同程度的智力缺陷或侏儒症。

（三）诊断

根据临床表现可做出诊断。

（四）鉴别诊断

1. 上睑下垂　为提上睑肌和 Muller 平滑肌的功能不全或丧失，导致上睑部分或全部下垂。轻者影响外观。上睑下垂可以是先天性的或获得性的。它无先天性睑裂狭小综合征的特殊面容。

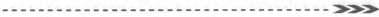

2. 眼睑痉挛　为眼轮匝肌的痉挛性收缩，是一种不随意的不断重复的闭眼。睑裂也显得较小。但眼睑痉挛消失时睑裂可恢复正常。

（五）治疗

（1）睑裂过小或并发上睑下垂影响视功能者可分期进行整形手术，如外眦切开或外眦成形术、上睑下垂矫正术。

（2）并发小眼球者应做眼部全面检查，以尽可能地保护其视功能。

（六）临床路径

1. 询问病史　睑裂缩小是否自幼发生。

2. 体格检查　面容是否特殊，睑裂是否明显改变。

3. 辅助检查　不需特殊的辅助检查。

4. 处理　可考虑施行整形手术。

5. 预防　无有效预防措施。

四、先天性眼睑缺损

（一）概述

本症为少见的先天发育异常，大多与遗传无关。怀孕妇女在孕期受 X 线照射及注射胆碱或萘，第二代发生眼睑缺损、先天性白内障及小眼球的可能性大。有的患者家族有血亲结婚史。

（二）临床表现

（1）多为单眼，发生于上睑者较多见。

（2）缺损部位以中央偏内侧者占绝大多数。

（3）缺损的形状多为三角形，基底位于睑缘。但也有呈梯形或横椭圆形者。

（4）眼睑缺损的大小很不一致，轻者仅为睑缘一小的切迹，严重者可累及大块组织而暴露角膜，引起暴露性角膜炎。

（5）常伴有眼部或全身其他先天异常，如睑球粘连、角膜混浊、白内障、小眼球、虹膜与脉络膜缺损、颌面部畸形、唇裂、腭裂、并指（趾）、智力低下等。

（三）诊断

根据临床表现可做出诊断。

（四）鉴别诊断

外伤或手术后眼睑缺损　有外伤或手术史。

（五）治疗

手术修补可达到保护角膜或改善面容的目的。

（六）临床路径

1. 询问病史　是否自幼发生眼睑缺损，有无眼睑外伤或手术史。

2. 体格检查　重点注意眼睑的改变。

3. 辅助检查　不需特殊的辅助检查。

4. 处理　手术修补眼睑缺损。

5. 预防　无有效预防措施。

（祝东升）

第八节　眼睑外伤

眼睑位于面部的上方，眼球的前方，分为上下眼睑。组织学上共有五层：皮肤、皮下组织、肌肉、睑板、睑结膜等。它的位置及结构决定其具有二大功效：美容与保护作用。眼睑在面部的美容中占有重要的作用，睑裂的大小以及重睑是美容的重要标志，眼睑皮肤裂伤缝合的好坏直接与美容效果相关。眼睑为眼的第一道防线，眼部的外伤常常先累及眼睑，具有弹性的皮肤以及硬实的睑板可以抵挡一定程度累及眼球的眼外伤。眼睑皮肤薄弱而松弛，也是体表皮肤最薄弱的地方，其厚度仅有 0.4mm，眼睑组织的出血水肿可使眼睑高度肿胀。

一、眼睑挫伤

（一）原因

钝器如铁锤、石头、拳头等直接作用眼睑，导致上、下眼睑的皮下组织血管破裂或渗出，血液或组织液集聚于松弛的皮下组织而使眼睑不同程度肿胀；挫伤引起的眼眶骨骨折以及颅底骨骨折，也可导致骨折破裂部位出血，血液经眶内间隙流出沉积于疏松的眼睑组织，这是一种假性的眼睑挫伤。

（二）临床表现

眼睑肿胀，程度不一，呈暗红色或青紫色，严重时可出现眼睑的高度肿胀，其至导致眶压及眼压增高。由于眼睑组织结构疏松，可集聚大量的血液及液体，导致眼睑肿胀青紫，俗称"黑眼"（Black eye）或"熊猫眼"（Panda eye）由于眼睑肿胀，遮盖眼球等结构可影响眼内检查。大面积出血沿着皮下疏松组织向周围蔓延和渗透，其至可越过鼻梁到对侧眼睑。眼眶及颅底骨折与眼睑出血的位置有一定的解剖关系，也具一定的临床意义。一般在眶顶处骨折时，血液沿提上睑肌前行至上眼睑；颅底骨折所引起的眼睑出血常在受伤数小时或数日后才出现，出血多渗至下眼睑；眶尖处骨折时，则血液沿外直肌前行，扩散至眼睑外侧。如果伴有副鼻窦的损伤，尤其鼻腔筛骨纸板破裂，通过无意识的擤鼻等动作，气体通过破裂的筛骨纸板进入眼睑皮下组织，其至眼眶内，造成眼睑皮肤高度肿胀，触之有捻发感；进入眼眶内的气体可致眼球突出甚至挤压视神经出现视力下降。此外严重的眼睑挫伤还可伴有泪小管、提上睑肌等邻近组织的损伤。临床上对于眼睑挫伤的病例应常规行 CT 及 B 超检查，排除眶骨骨折及颅底骨折以及眶内血肿等。

（三）治疗

轻度眼睑肿胀青紫无须治疗，临床观察即可，一般一周至半个月逐渐消失。中度或重度眼睑肿胀青紫，早期可使用冷敷防止进一步出血，给予止血祛瘀药物，如止血敏、氨甲苯酸，田三七、云南白药等；中晚期可使用热敷促进出血吸收。对于眶壁骨折如眶底或颅底骨折引起的眼睑肿胀，应行 CT 检查了解骨折的情况，并请相应专科会诊及处理。眼睑气肿处理的关键是嘱患者勿吸气擤鼻，必要时眼睑加压包扎。对于邻近组织的损伤如泪小管断裂等也应进行相应的处理如泪小管插管术。

（四）预后

单纯眼睑出血可以完全吸收，不会造成任何后果，预后好。

二、眼睑皮肤裂伤

（一）原因

各种原因如钝器或锐器均可引起眼睑皮肤裂伤：钝器如拳头、砖头、木头等，锐器如匕首、铁屑等。此外爆炸还可引起多处眼睑皮肤裂伤。

（二）临床表现

根据皮肤伤口的形态分为纵形伤口、横行伤口以及不规则形伤口。纵形伤口由于与皮纹肌肉垂直，伤口愈合后眼轮匝肌以及皮纹的牵拉收缩可导致明显瘢痕，影响美观（图10－1A）。而横形伤口由于平行于皮纹肌肉方向，不受肌肉及皮纹的纵向牵拉作用，伤口愈合后形成的瘢痕细而且不明显（图10－1B）。

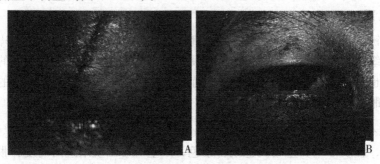

图 10－1 眼睑皮肤的纵形和横形伤口

眼睑裂伤可分为单纯的眼睑皮肤裂伤，以及并发有眶骨骨折，泪小管断裂和眼球挫伤等的复合性眼睑皮肤裂伤。单纯的皮肤裂伤经缝合即可，而复合性外伤则需要经过多部位或多次的手术和处理。如图10－2为铁块击伤4h患者，视力光感，诊断眼睑裂伤并发泪小管断裂，眼内出血。图A显示下睑内侧的眼睑皮肤裂伤并发泪小管断裂伤（伤口已缝合）；图B显示CT结果，有玻璃体积血，眶内侧壁骨折；图C显示B超结果，有玻璃体混浊及局限性视网膜下出血。

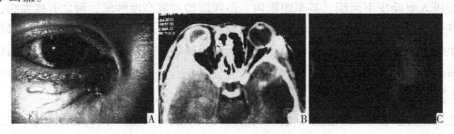

图 10－2 眼睑皮肤裂伤并发复合性眼外伤

三、治疗

眼睑皮肤裂伤的治疗原则是缝合伤口，预防感染。由于眼睑皮肤有裂伤口，通常需要注射破伤风抗毒素预防破伤风感染。

眼睑的皮肤菲薄，缝合时需用细针细线缝合，使用5-0至8-0尼龙线、丝线或可吸收缝线，使形成的瘢痕尽可能小。应尽可能保留眼睑组织，伤口不整齐或皮肤撕裂破碎者，应尽可能细心对齐缝合，不要轻易剪去皮肤组织。因为眼睑的血供丰富，易于修复愈合。如果并发邻近组织的损伤，像泪小管、泪囊和内眦韧带的损伤，以及提上睑肌断裂时应及时一并修复。

在眼睑皮肤裂伤缝合时，有两个重要的原则需要遵循，即眼睑皮肤三层缝合以及睑缘三针缝合的原则。

（1）眼睑皮肤的三层缝合原则：眼睑组织解剖上分为5层，但在缝合上有临床意义的层次为3层；即睑板、眼轮匝肌以及皮肤。如图10-3，先缝合睑板（图B），然后肌肉（图C），最后眼睑皮肤（图D）。只要伤及全层的眼睑，不管是纵形或横形伤口，分别缝合3层是非常重要的。否则的话，尤其在纵形伤口，缺失一层的缝合将导致眼睑的明显畸形。缝合时要由内向外，即先缝合睑板，睑板的缝合可使用8-0可吸收缝线，可间断缝合，也可连续缝合；从朝向皮肤面的睑板而不是结膜面的睑板进针，穿过睑板的2/3而不是穿透睑板全层以及结膜层；缝线结扎于皮肤面的睑板面，使睑板的结膜面保持光滑。眼睑肌肉的缝合采用间断缝合，使用8-0可吸收缝线。皮肤面的缝合则采用5-0或6-0的丝线或尼龙线间断缝合。

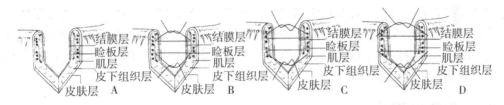

图10-3　眼睑皮肤的三层缝合

如果眼睑的皮肤裂伤仅伤及眼睑皮肤层，单纯的对缝即可；如果伤及眼睑皮肤及肌肉层，而睑板完整，可分别缝合肌层及皮肤。

（2）睑缘的三针缝合原则：正常的睑缘为自然弧形，如果伴有睑缘的裂伤，恢复睑缘的自然弧形状态对恢复眼睑的美容效果非常重要。睑缘缝合第一针应是灰线处，然后睑板面，最后是睫毛根部的皮肤面。如图10-4，数码1、2、3代表缝合的先后顺序，分别为灰线处、睑板面及睫毛根部。可做直接的间断缝合，也可以使用褥式缝合。缝合的对接面应该稍隆起，因为愈合后瘢痕的牵拉会使局部变平，以免出现伤口部位凹陷急性。

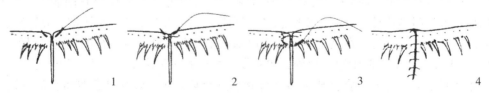

图10-4　睑缘的三针缝合

（祝东升）

第十一章　泪器病

第一节　泪腺病

一、急性泪腺炎

急性泪腺炎（Acute dacryoadenitis）较少见，侵犯睑部较眶部为多，也有两者同时受累，多数为单侧发病，原发性者感染系由腺体开口处上行感染。继发性者来自于周围邻近组织炎症的蔓延或各种急性传染病。睑部泪腺炎有泪腺部疼痛、上睑外侧水肿，同时有炎症性上睑下垂。病初起流泪，近泪腺部球结膜水肿、充血，如抬高上睑，眼球下转，则肿胀的泪腺可自外上方结膜囊膨出，耳前淋巴结肿大、压痛、全身不适，体温可上升。2～3周后可有脓性分泌物在结膜囊内出现，排脓后疼痛减轻。眶部泪腺炎除以上症状外，还可见眼球向内下方突出，向外上转动受限，复视，症状类似眶蜂窝织炎，化脓后排脓从皮肤面穿破，可形成泪腺瘘。治疗上全身用抗生素，局部热敷，滴抗生素眼药水，化脓则需切开，睑部者从结膜面切开，眶部则从皮肤面切开。

二、慢性泪腺炎

慢性泪腺炎（Ehronic dacryodenitis）可由急性泪腺炎转来，但原发者多见或有全身性疾病如结核等。临床上见上睑外上方肿胀，一般无疼痛，但可有触痛，仅在上睑外侧眶缘摸到一团块，呈分叶状，可移动，伴有上睑下垂。病程进展缓慢，多为双侧发病。睑部慢性泪腺炎在举起上睑可见肿大的泪腺，眶部慢性泪腺炎则使眼球被推向鼻下方，眼球运动受限，复视。治疗应针对病因，有时难于确诊需切除送活检以进一步确定病因。

三、眼干燥症

眼干燥症（Dry eye disease）是以泪液减少，泪膜稳定性降低而导致眼表损害的疾病。眼干燥症是眼科门诊常见的疾病，影响患者生活质量。症状以疲劳、眼干涩、异物感、眼红及疼痛。特别是在科学迅速发展的今天，用电脑的工作者和经常看电视的人更多因眼干而就诊。另 Lasik 术后可能有眼干感。此外，更年期妇女也有主诉眼干，但无唾液分泌异常。

临床上眼干燥症可分为质脂缺乏型（睑板腺功能障碍）、水液缺乏型和黏蛋白缺乏型。脂质缺乏型如睑缘炎，睑板腺分泌减少或异常而造成泪液稳定性下降，蒸发过强。水液缺乏型是由于泪液分泌不足，或是由于蒸发过强，两者需在临床上予以鉴别，门诊最简便的方法是通过 Schirmer 试验（吸墨试验）测泪液分泌量，和用荧光素染色在裂隙灯下查泪液稳定性（泪膜破裂时间）。如能做试验室检查，如溶菌酶检查，可测定泪液蛋白分析。泪液蕨样结晶的检查对干眼症有特异性及敏感性。为查眼表疾病可采用苯酚红染色。更进一步如做结膜细胞印迹细胞学检查上皮细胞形态与杯状细胞密度更有益于诊断。黏液缺乏型为杯状细胞减少或消失。

治疗方法：

（1）补充泪液：是眼干燥症的治疗目前最常用的方法。是使用接近正常人泪液，有着同样的 pH，黏稠适度，不含有害的防腐剂及无不良反应的人工泪液。最理想的是还能具有对眼有营养成分的合成的人工泪液制剂。多年来临床上一直使用医院制备的人工泪液，各国厂家不断推行出新的产品，如"潇莱威"、"瑞新"、Tear natuale forte 等，不胜枚举。每日数次点眼，也有晚间用的药膏。也有使用水性喷雾状的产品可以穿透质脂层到水液层补充泪液，可多次使用，无化学成分。目前有些研究证明泪膜的高渗透性对眼表产生不利，导致干燥性角结膜炎，建议用低渗透性人工泪液如 Thera Tears，其内添加有亚麻子油、鱼油、维生素 E 的 $\Omega-3$ 型等营养物以改善泪膜营养成分。

（2）对睑板腺功能障碍者要消除睑缘炎；由于睑板腺其他原因者有用亚麻子油（含 $\Omega-3$ 脂肪酸）治疗，症状得以改善，延长泪膜破裂时间。

（3）近来有研究干眼症患者泪腺组织内活化 T 细胞增多以至泪腺组织凋亡，治疗上采用 0.05% 环孢霉素乳剂（有人认为它可恢复自身健康泪液的能力），2 次/d 滴眼，配合人工泪液，经组织学查淋巴细胞总数 CD_3 减少，杯状细胞密度增加。Schirmey 试验显示有显著改善，从而改善患者症状和生活质量。环孢霉素乳剂在眼表面可停留 2.5~3h，很少穿透角膜进入眼内，无不良反应。

（4）置入泪点或泪小管栓子：使生成的微量的泪液或滴入的人工泪液不致由泪道排出。栓子一般置入下泪点或下泪小管水平部（即植入至少 3~5mm），由胶原蛋白制成的暂时性栓子置入泪点或泪小管水平部后，7~10d 完全溶解，通过暂时性栓子可知其疗效，再决定是否用硅树脂永久性栓子。此外还有智能性栓子（聚丙烯酸多聚体制成），室温下坚硬，插入泪小管后变柔软能依据泪管形状而固定，不易脱出。

用栓子前要测量泪点大小，有不同大小规格的栓子，用大小合适的栓子置入不易脱出或损害组织。栓子为不透明体，形态有多种，如伞状、锥状、杆状、螺旋状等。如植入下泪点未能解决问题，可再植入上泪点内。

（5）做 Lasik 手术前如有眼干燥，应先治疗眼干燥后再手术。

手术并发症为栓子脱出落入泪囊或鼻泪管，引起泪小管炎、泪囊炎、泪道肉芽肿。必要时要取出，采用水冲洗法或挤压出，甚至需做泪小管切开术取出。栓子移位常与揉眼有关。

国内有人用下颌下腺植入于严重的干眼症患者取得良好效果，但不适于 Sjögren 综合征，极严重者也可做睑缘缝合术，从空隙处滴入人工泪液。轻症者，嘱操作电脑或看电视时多次眨眼（正常人应眨眼 10 次/min）。

四、Mikulicz 综合征

Mikulicz 综合征又称为泪腺涎腺肿大综合征，临床上分为 Mikulicz 病和 Mikulicz 综合征。Mikulicz 病特点为原因不明的双侧泪腺、唾液腺慢性炎症所致泪腺、腮腺、颌下腺肿大。泪腺肿大一般为缓慢发生，有时也有突然急性发生。开始可以是单侧，以后双侧对称性出现肿大，不伴有局部疼痛或全身不适，肿大的腺体软有弹性，在皮下可以移动，以后数周、数月或数年后双侧腮腺、颌下腺肿大，唾液分泌减少或缺如，使口腔、咽喉干燥，多在 30 岁以后发病。如并发有白血病、淋巴肉瘤、结核、肉样瘤、贫血、关节炎或网状内皮组织病时，则称为 Mikulicz 综合征。针对病因治疗，也可用抗生素配以激素或使用放射治疗。

五、特发性泪腺萎缩

特发性泪腺萎缩即 Sögren 综合征。表现为泪液减少，伴有口腔、鼻、咽喉干燥，故又称干燥综合征（Sicca syndrome）。原因不明，目前认为是自身免疫性疾病，涉及腺体和身体其他组织的炎症。多发于 40~60 岁女性绝经后，能引起眼、口腔和呼吸道感染的并发症。唾液腺活检能帮助诊断。

临床表现：患者有畏光、异物感、眼干燥，分泌物为黏稠胶样，用镊子可拉出呈细条。泪液减少，Schirmer 试验滤纸条长度不足 5mm（正常人 5min 10~30mm），甚至为 0。在哭泣或激动时也无泪液。泪膜破裂时间（Tear break up time，BUT）在 10s 以内，角膜点染，吞咽有异物感，甚至进食较干的食物吞咽困难，唾液腺流量检查在正常值以下。有些患者常并发伴有全身结缔组织病，如结节性动脉炎、类风湿、系统性红斑狼疮、硬皮病等。治疗主要用保护角膜的药物，如人工泪液、重组牛碱性成纤维细胞生长因子滴眼液、羟丙基甲基纤维素，为预防感染可滴用抗生素眼药水、软膏或带软角膜镜辅以人工泪液、环孢霉素眼药点眼以减少泪腺炎症。为减少泪液的排出，可烧灼封闭泪小点，或用栓子拴在泪小点或泪小管内，如有结缔组织病可用激素或免疫抑制剂治疗。

六、泪腺脱垂

泪腺脱垂（Prolapse of the lacrimal gland）自发性脱垂是由于支持泪腺的组织薄弱所致。本病常见为双侧对称性脱垂，女性多于男性，发生于年轻人，也有的有家族史。表现为在上睑外上方有隆起，触之在皮下可活动无粘连，可压回泪腺凹的组织，翻转眼睑可见从外上穹隆部向下突出，在结膜下有明显的分叶状，不引起眼干燥。一般可不予以治疗，为美容目的可推回脱出的泪腺，加强眶隔，缝合于眶骨膜上。

（武海军）

第二节　泪道病

泪液分泌过多，而泪道系统排出正常，以致泪液溢出眼外者称为"流泪"。泪液分泌正常，由于泪道疾病引起泪液排出障碍而流出眼外称为"溢泪"。引起泪溢的疾病有泪小点外翻、泪道功能不全、泪道狭窄或阻塞、泪道炎症等。溢泪是常见病，通过滴荧光素溶液在结膜囊内或冲洗泪道可了解泪道排出能力。

一、下泪点外翻

下泪点外翻（Eversion of the lower punctum）是常见病，下泪点、下泪小管对排出泪液起重要作用。正常泪点紧贴眼球表面，当眼球上转时从正面看不到泪点。泪液借毛细管作用和泪囊的负压而被吸进泪囊，当下泪点外翻时则产生溢泪。凡能造成下睑外翻的疾病都可引起下泪小点外翻，如老年性、麻痹性、瘢痕性睑外翻。老年人由于拭泪不当更加重睑外翻，治疗下睑外翻或结膜面电凝以矫正泪点位置。

二、泪道功能不全

泪道功能不全是指有泪溢症状，但无泪道器质性病变。临床检者冲洗泪道通畅，在结膜囊内滴入荧光素溶液在鼻腔内不能查出。

（一）泪囊功能不全

眼轮匝肌在引流泪液进入泪囊上起重要作用，当眼轮匝肌收缩或闭合眼睑时，泪小管被压迫和缩短，而肌肉放松、开睑时泪小管扩张产生负压，泪液从结膜囊吸入泪小管内。眼轮匝肌纤维附着于泪囊壁的方式有着同样的机械作用。轮匝肌收缩时，泪囊上部扩张，下部压缩，泪液从泪小管进入泪囊，当轮匝肌放松（开睑时），泪囊上部塌陷，下部扩张，迫使泪液向下进入鼻泪管，在眼轮匝肌功能不足或麻痹时，这种机械作用减弱或消失，产生泪溢。泪囊功能不全需鉴别于泪道狭窄或泪道阻塞，可通过冲洗泪道证明通畅，本病不少见，严重者可做结膜囊泪囊吻合术。

（二）瓣膜功能不全

在正常情况下，在鼻腔内鼻泪管下口处有一跨越管口的黏膜活瓣，名 Hasner 瓣，对鼻泪管起活门作用，当瓣关闭时能阻止鼻腔空气流至泪囊。如果此瓣膜先天薄弱或细小，则瓣膜关闭不全，空气上行至泪囊，由于空气在泪囊内使泪囊壁弹性减低，以致引起泪溢。当触及泪囊时有捻发音。

三、泪道阻塞

（一）泪点阻塞

可以是先天性泪点缺如，外伤、炎症后瘢痕形成或泪点息肉。息肉为泪溢常见的原因，息肉似一小盖将泪点部分或全部遮盖，息肉有一蒂，蒂端连于泪小点开口，有一束血管随之进入息肉内，如推开息肉冲洗泪道通畅。息肉的治疗需用微型剪、镊在显微镜下剪除，对泪溢有效。泪小点狭窄者可先用泪小点探针扩大泪点，如不能维持通畅可作泪小点三角形切除以增大泪小点。如泪点完全闭塞，可从相当于泪点开口的突起处中央，用探针刺入，并用线状刀切开泪小管或做泪小点三角形切除。

（二）泪小管阻塞

泪小管阻塞（Dacryogogatresia）可以是部分的（泪小管狭窄），也可以是完全性的。泪小管管口阻塞可见有睫毛插入或异物堵塞，也可为真菌菌丝所致。泪小管阻塞常见在靠近泪囊端，用探针或冲洗泪道针头可探知阻塞的位置，病因有先天畸形、泪小管及其周围组织炎症后瘢痕、外伤泪小管断裂未得到适当处理。

治疗方法很多，泪小管口为异物堵塞则取出异物；如瘢痕性阻塞在泪囊端，如外端尚留有 8mm 正常泪小管，可考虑切除阻塞部，作泪小管泪囊吻合术；如阻塞在泪囊端及外伤泪小管断裂缝合后通畅再次阻塞，都可用 Nd – YAG 激光（倍频掺钕 – 钇铝石榴石激光）通过光导纤维击射阻塞部位有效。阻塞过长则可做泪湖部结膜泪囊吻合术。

（三）鼻泪管阻塞

常发生在泪囊与鼻泪管连接部，也可位于鼻泪管下口处，多由于沙眼、炎症性阻塞，也可以是先天性异常、外伤、肿瘤压迫等。鼻泪管阻塞是引起泪囊炎的重要原因。

治疗方法颇多，如探通后放入义管，义管有多种，如丙烯酸酯、硅胶等做成，也有用理化性质稳定的金属物质，但都有义管脱出的危险性。在无分泌物的鼻泪管阻塞，有条件的可用 YAG 激光治疗，治疗后用抗生素加少量激素冲洗，效果好。在有脓性分泌物的慢性泪囊炎则应作泪囊鼻腔吻合术。

泪道阻塞用冲洗泪道可做出粗略的评估。

（1）冲洗液自下泪点注入仅有部分液体进入鼻咽部，而部分液体从上泪点反流者为泪道狭窄。

（2）冲洗液全部由上泪点反流为泪总管泪囊端阻塞或鼻泪管阻塞，如有大量的黏液性或脓性分泌物冲出为鼻泪管阻塞慢性泪囊炎。

（3）冲洗液全部由下泪点返回，冲洗时阻力大，应再从上泪小点冲洗，如泪道通畅，则为下泪小管阻塞，如上泪点冲洗也从原上泪小点反流则为泪总管（上下泪小管汇合处）阻塞。

（4）冲洗时眼睑发生肿胀，既不从泪点反流，鼻腔、口腔也无液体，说明冲洗针头进入周围皮下组织，应立即停止冲洗，并给以抗生素以防止发生感染。

精确判断阻塞部位可采用泪道注入碘油，做 X 线照片。

四、泪道炎症

（一）泪小管炎

多见于泪小管鼻侧端阻塞或慢性泪囊炎伴有泪小管炎。也可见于沙眼，有的由于链丝菌或放线菌所致。可用抗生素冲洗，若做泪囊摘除时，应同时摘除一段泪小管或刮除泪小管内壁，并缝合泪小点开口。

（二）慢性泪囊炎

为常见病。主要由于鼻泪管阻塞，泪液潴留，细菌在泪囊内繁殖，多见于沙眼及泪道形成瘢痕，其次见于外伤。

临床上患者主诉泪溢、眼分泌物增多，外观皮肤正常或内眦部皮肤湿疹，泪阜、半月瓣及内眦部结膜充血，泪囊部无压痛，挤压泪囊部有黏液性、黏液脓性或脓性分泌物自泪小点溢出，细菌培养多为肺炎链球菌或葡萄球菌。

慢性泪囊炎的危害在于角膜受外伤如角膜擦伤、角膜异物等，可引起匐形性角膜溃疡，甚至角膜穿孔造成失明。如做内眼手术则可引起眼内炎、全眼球炎而失明。因此不论做外眼手术或内眼手术时都必须冲洗泪道，证明泪道通畅，无分泌物溢出，这是必不可少的程序。如有慢性泪囊炎应先做泪囊手术，痊愈后始可做眼的其他手术。又有时由于分泌物的聚集，泪囊丧失张力，在皮肤表面可看到泪囊部有一半球形隆起，皮肤颜色正常，按之较硬，但用力挤压后有大量黏液性分泌物自泪小点溢出，称为泪囊黏液性囊肿，可手术治疗。

治疗：慢性泪囊炎需手术治疗。首选泪囊鼻腔吻合术或在鼻窥镜下做泪囊鼻腔造孔置管术，手术成功后可无泪溢。在条件不允许下可做泪囊摘除术，术后仍有泪溢但较术前减少，也有用溶菌酶冲洗泪道或插义管等，但均不如泪囊鼻腔吻合术好。用 YAG 治疗慢性泪囊炎不如治疗泪道阻塞无脓者效果好。

（三）急性泪囊炎

急性泪囊炎（Acute dacryocystitis）可因慢性泪囊炎急性发作，或因细菌毒力强或身体抵抗力弱，也可以无泪溢史突然发作者。临床上为泪囊区红肿，严重者可波及上下睑、鼻根部，状如丹毒，局部压痛，全身不适、体温升高、白细胞增高、耳前淋巴结肿大，数日后脓肿形成，局部有波动感，可自行穿破，排脓、脓排出后症状减轻，但局部会形成瘘管，瘘管闭合后又引起急性发作。

治疗：早期热敷，全身用抗生素促使炎症消退。如脓肿已形成则切开排脓，放入引流条，待急性炎症已经完全消退后可做泪囊鼻腔吻合术。有瘘管者剔除瘘管或做泪囊摘除术。急性炎症期不可做泪道冲洗，以免炎症扩散。

（四）新生儿泪囊炎

新生儿泪囊炎（Neonatal dacryocysitis）以慢性泪囊炎为多见，主要为鼻泪管下端先天Hasner膜出生时未吸收阻塞鼻泪管所致，也可由于结膜炎、炎性分泌物堵塞鼻泪管。一般为出生后数日或数周，亲属发现患儿泪溢或伴有分泌物多。检查时压迫泪囊即可见有黏液脓性或脓性分泌物自泪小点溢出。

治疗：早期发现应即施行泪囊按摩术。用示指自泪囊上方向下方（鼻泪管方向）挤压，同时压住泪小管部使分泌物向下冲破先天残膜，挤压后滴入抗生素眼药水，经一到多次按摩绝大多数均能获得成功，未能成功者在 9~12 个月可用加压冲洗或全身麻醉下行泪道探通术，有人主张探通的导管顶端有一气球，探通后充气加压较单纯探通效果好。探通时要特别慎重，避免造成假道。

五、泪道先天异常

（一）先天性泪点闭缩

泪点开口甚小或表面为上皮遮盖，泪小管可正常。泪点开口小者可用泪点扩张器扩张泪点，泪点闭缩者该突起中常有一小凹，可以从此凹进行探通或切开。

（二）双泪小点及双泪小管

有时在眼睑有两个泪小点及泪小管分别进入泪囊，可不予治疗。

（三）先天性泪囊瘘

可为单侧或双侧，开口于鼻外侧，内眦韧带下方，与泪囊相通，常流出透明液体（泪液），可烧烙封闭或手术剔除。

（武海军）

第三节 泪器肿瘤

一、泪腺多形性腺瘤

（一）概述

泪腺多形性腺瘤又称泪腺混合瘤，是泪腺的良性肿瘤。它由上皮和间质成分组成。多数来源于泪腺的眶叶，也可来源于泪腺睑叶。

（二）临床表现

（1）多见于青壮年，单侧发病，病程进展缓慢。

（2）患侧眼眶前外上方相对固定、无压痛的包块。

（3）眼球向前下方突出，向颞上转动受限。

（4）患侧上睑肿胀，沿眶外上缘下可扪及肿物，质地有软有硬，或呈结节状，无明显压痛。

（5）肿物压迫眼球，可引起屈光不正，或视网膜水肿、脉络膜皱褶，视力下降。

（6）影像学检查：CT扫描显示泪腺窝内有近圆形、边界清楚、均质或不均质的高密度团块影，可被增强剂增强，可发现泪腺窝有压迫性骨凹陷及眼眶扩大。B超检查可见近圆形病变区，边界清楚，中等或强回声，透声性较强等典型声像。X线平片可见眶外上方软组织密度增加，眼外上角变锐并向外上方隆起。

（三）诊断

根据缓慢发病史、肿物部位、没有疼痛、眼球运动障碍和骨质破坏，以及影像学检查结果，可作诊断。

（四）鉴别诊断

1. 慢性泪腺炎　X线检查泪腺区可发现钙化液化等病灶区。其影像学特征与泪腺混合瘤明显不同。

2. Mikulicz综合征　除慢性泪腺炎外还伴有唾液腺炎症。

3. 甲状腺相关眼病　常双眼发病，大多有甲状腺功能的改变。

4. 泪腺囊肿　多为单侧，触之软，有波动，穿刺可抽出液体。

5. 泪腺脱垂　上睑外半皮肤饱满，眼睑皱褶消失，上睑轻度下垂。在皮下可触及一较硬如杏仁大小分叶状、可移动肿物。可用手还纳到泪腺窝内，但松手后又自动脱出。

（五）治疗

（1）对无明显眼球突出和眼球运动障碍、视力正常者可临床观察。

（2）对有明显临床症状和骨质破坏者，做完整的肿瘤切除并做病理检查。

二、泪腺多形性腺癌

（一）概述

泪腺多形性腺癌又称泪腺恶性混合瘤，是泪腺的一种原发性恶性上皮癌。

（二）临床表现

（1）多见于青中年患者。

（2）可由泪腺多形性腺瘤转化而来。常为泪腺多形性腺瘤不全切除后复发，或泪腺区肿胀多年、近来短期内症状体征明显加重。

（3）肿瘤生长较快。

（4）单侧进行性眼球突出，上睑下垂和复视。

（5）肿瘤生长使眼球向内下方突出。

（6）颞上方眶缘处可触摸到坚硬的肿块，压痛。

（7）肿瘤可向颅内或淋巴结转移。

（8）影像学检查：CT 扫描可见肿物形状不规则，边界不清楚，不均质的眶骨破坏，肿物向鼻窦、颞窝或颅内扩展。X 线检查可见骨质破坏。

（三）诊断

根据泪腺多形性腺瘤不全切除后复发，或泪腺区肿胀多年、近来短期内症状体征明显加重的病史，以及临床表现，影像学检查所见，可以诊断。

（四）鉴别诊断

（1）泪腺多形性腺瘤：一般无眶骨骨质的破坏。

（2）慢性泪腺炎：X 线检查泪腺区可发现钙化、液化等病灶区。其影像学特征与泪腺腺样囊性癌明显不同。

（3）Mikulicz 综合征：除慢性泪腺炎外还伴有唾液腺炎症。

（4）甲状腺相关性眼病：常双眼发病，大多有甲状腺功能的改变。

（五）治疗

（1）一经确诊立即行眶内容摘除术根治。
（2）切除受累的眶骨。
（3）术后辅以放射治疗。

三、泪腺腺样囊性癌

（一）概述

泪腺腺样囊性癌又称泪腺圆柱瘤，是泪腺原发性上皮性肿瘤之一。其高度恶性，易向周围骨质、神经及软组织浸润生长。易于复发，预后差。

（二）临床表现

（1）多见于青中年女性。
（2）发病缓慢。
（3）常有眼部疼痛，头痛等。
（4）肿瘤生长使眼球向前下方突出，眼球运动受限。
（5）颞上方眶缘处有坚硬的实体固定肿块，局部有压痛。
（6）影像学检查：CT 扫描可见泪腺负密度影不规则、边界不清、质地不均，骨质有破坏。X 线平片可发现泪腺窝骨质破坏。超声显示病变区内为不规则回声，透声性较差。

（三）诊断

根据患侧泪囊区坚硬、固定的肿块，眼球向前下方突出和运动受限的临床表现，以及影像学检查所见，可以诊断。

（四）鉴别诊断

（1）泪腺的良性肿瘤：一般无眶骨骨质的破坏。
（2）慢性泪腺炎：X 线检查泪腺区可发现钙化、液化等病灶区。其影像学特征与泪腺腺样囊性癌明显不同。

（3）Mikulicz综合征：除慢性泪腺炎外还伴有唾液腺炎症。

（4）甲状腺相关性眼病：常双眼发病，大多有甲状腺功能的改变。

（五）治疗

（1）一经确诊立即行眶内容摘除术根治。

（2）术后加局部放射治疗，防止复发。

（3）术后选择敏感的抗肿瘤药物化疗。

四、泪囊肿瘤

（一）概述

泪囊肿瘤多为原发性，以恶性居多，多见于中老年，易扩展到周围组织。也可继发于邻近的睑结膜、眼睑、眼眶等组织器官。良性泪囊肿瘤较少见。

（二）临床表现

（1）溢泪。

（2）内眦部或泪囊区肿块，一般较硬，不可压缩，无触痛。但泪囊恶性肿瘤后期可有疼痛、鼻出血、眼球突出或全身症状。

（3）冲洗泪道通畅、部分通畅或可以探通，可伴有血性或黏液性分泌物反流。

（4）泪囊挤出分泌物后仍饱满，有弹性和波动感。

（5）如泪道阻塞后继发感染，可表现为急性泪囊炎或泪囊脓肿。

（6）影像学检查：X线平片及泪道造影均显示泪囊不规则扩张、充盈、缺损、泪囊囊壁变形，周围骨质有破坏。

（三）诊断

泪囊肿瘤生长缓慢，初期常误诊为慢性泪囊炎或急性炎症。如抗炎治疗无效、可触及肿块时应怀疑为泪囊肿瘤。泪囊造影可有助于诊断。活组织病理检查可提供可靠的诊断依据。

（四）鉴别诊断

（1）慢性泪囊炎：泪囊肿瘤的早期可有慢性泪囊炎的表现，容易误诊。泪囊造影可有助于鉴别诊断。X线平片可显示泪囊周围的骨质破坏。

（2）泪小管肿物：泪点肿物位置偏向外侧。

（3）内眦部炎性病变：P有急性炎症的表现，但无溢泪。

（五）治疗

（1）对良性肿瘤可手术切除，行泪小管鼻腔吻合术或泪囊单纯切除术，后期再行泪道重建手术。

（2）对恶性肿瘤应尽可能完全切除瘤体。手术后辅以放射治疗加化疗。

五、泪小管肿瘤

（一）概述

临床上泪小管肿瘤极少见，可分为良性肿瘤和恶性肿瘤。在良性肿瘤中以乳头状瘤最常见，其次是血管瘤。恶性肿瘤多为邻近组织扩散而来。

（二）临床表现

（1）溢泪，血泪。

（2）肿瘤可见有细蒂连接泪小管内，菜花状，呈红色或粉红色。

（3）泪小管睑缘部肿胀可触及肿物，质地柔软。

（4）冲洗泪道早期通畅，晚期狭窄阻塞有分泌物。

（5）晚期可向周围组织浸润转移。

（6）X线泪道造影检查　泪小管占位性扩张，或狭窄、阻塞，管壁粗细不均。

（三）诊断

根据临床表现可以诊断。泪道影像学检查有助于诊断。

（四）鉴别诊断

（1）泪道狭窄阻塞：有溢泪，但无肿瘤可见。

（2）慢性泪小管炎及泪囊炎：有炎症的表现，有时可见泪点充血，凸起，肿胀外翻，类似肿瘤，但是挤压泪囊区会出现脓性分泌物或结石溢出，触诊无实体感。

（五）治疗

（1）良性肿瘤：一般行手术切除治疗，术中尽量避免泪小管、泪点损伤。

（2）恶性肿瘤：要根据肿瘤的类型、有无扩散转移等决定治疗方法。对较局限的可手术切除治疗；对周围浸润较大的肿瘤，不宜手术治疗，可采用直接放射治疗或术后放射治疗加化疗。

（武海军）

第四节　泪道冲洗术

一、适应证

（1）溢泪。

（2）慢性泪囊炎。

（3）内眼手术前、泪道探通术前、泪道激光治疗前的术前准备。

（4）泪囊鼻腔吻合术前、后检查。

二、禁忌证

（1）急性泪小点炎症。

（2）急性泪囊炎。

三、术前准备

无特殊准备。

四、麻醉

局部表面麻醉：用消毒棉签蘸表面麻醉剂0.5%丁卡因，放于上下泪点之间，请患者闭眼夹持棉签 1～3min。

五、操作方法及程序

（1）用装有生理盐水的泪道冲洗针管冲洗泪道，先将针头垂直插入下泪点中 1～2mm，然后转向水平位进入泪小管 5～6mm，将生理盐水慢慢注入泪道。

（2）若冲洗液全部顺利进入鼻咽部，则表示泪道畅通，否则可根据冲洗液从上下泪点反流时有无分泌物的情况，判断泪道阻塞的部位。

（3）上下泪小点均应冲洗，通常我们习惯于冲洗下泪小点，但是有可能遗漏上泪小管阻塞的情况。

六、术后处理

滴用抗生滴眼液 1 次。

七、注意事项

（1）冲洗泪道仅是判断泪道有无阻塞的定性检查。

（2）操作时要仔细稳准，切勿粗暴强通，以免造成假道。

（3）若泪点较小者，先用泪点扩张器将其扩大。

（4）对泪道阻塞者，可根据病情做进一步检查诊治。

（武海军）

第五节　泪囊摘除术

一、适应证

（1）慢性泪囊炎，泪囊造影显示泪囊甚小，或有严重的萎缩性鼻炎，年纪大体弱，不宜施行泪囊鼻腔吻合术者。

（2）泪囊肿瘤。

（3）结核性泪囊炎。

（4）因病情需要，如严重角膜溃疡、眼球穿通伤以及需要做内眼手术者。

二、禁忌证

（1）泪囊有急性炎症。

（2）适合做鼻腔泪囊吻合者。

三、术前准备

（1）对鼻及鼻窦情况进行检查。

（2）挤压泪囊，如分泌物量少，应进行泪囊造影，明确泪囊的大小及位置。

（3）术前滴用抗生素滴眼液。

四、麻醉

（1）局部浸润兼神经阻滞麻醉。进针时先沿皮肤切开线注射麻醉剂，然后再在内眦韧带附近处注射，深达骨膜。

（2）做眶下、滑车下及筛前神经阻滞麻醉。

五、操作方法及程序

（1）距内眦 3～5mm 及内眦韧带上方 3～5mm 开始，平行于泪前嵴做稍向颞侧的弧形皮肤切口，长约 15mm。

（2）钝性分离皮下组织，暴露内眦韧带，为了暴露清晰，可剪断内眦韧带。识别和分离泪前嵴。自内眦韧带下沿泪前嵴颞侧，分开眼轮匝肌，暴露泪筋膜。

（3）用闭合剪刀纵形分开泪筋膜，即可见到泪囊。钝性分离泪囊颞侧，接着分离其鼻侧，上至泪总管，下至骨性鼻泪管上口。

（4）用血管钳提起泪囊向前内牵引，剪断泪总管。接着牵引泪囊向前下，从泪囊后面分离，至泪囊下端剪断鼻泪管。检查摘除的泪囊是否完整。如不完整应该清除残存的黏膜组织。

（5）用刮匙伸入骨性鼻泪管，将管内黏膜刮除干净，并用 2.5% 碘酊棉签烧灼鼻泪管和泪囊窝空腔。

（6）切开泪小管，用碘酊或者刮匙将黏膜完全破坏，使泪小管完全闭锁。

（7）冲洗创面用生理盐水及抗生素液充分冲洗创面。

（8）缝合切口。分别缝合内眦韧带和皮肤切口。结膜囊内涂抗生素眼药膏。创面加一小纱枕后用敷料后加压包扎。

六、术后处理

（1）术后 24～48h 常规换药，以后每日 1 次。保留纱枕至术后第 5d。

（2）第 7d 可拆除皮肤缝线。

（3）可适当服用抗生素。

七、注意事项

（1）术中勿穿破眶隔在分离泪囊颞侧壁时，切勿过分向外分离和剪切，否则眶部脂肪会疝入泪囊窝。如已发生，应该回纳脂肪组织，缝合眶隔。

（2）勿残留泪囊组织、泪小管黏膜。否则出现黏液脓性分泌物，需再次手术清除。

（3）如为肿瘤应尽量多切除鼻泪管，并做冰冻切片。如为恶性，必须清除干净。

（4）可术前在内囊内注入亚甲蓝溶液，并挤出多余的溶液，使泪囊染色，则术中更容易辨认泪囊。

（5）术中亦可使用泪道探针探入泪囊内，感知泪囊的位置，避免盲目操作。

（武海军）

第六节　泪囊鼻腔吻合术

一、适应证

（1）慢性泪囊炎。

（2）泪囊黏液肿。

（3）鼻道术后导致的下泪道阻塞。

二、禁忌证

（1）泪囊急性炎症。

（2）泪囊造影显示泪囊甚小。

（3）严重的萎缩性鼻炎。

（4）年纪大体弱，全身状况不允许施行泪囊鼻腔吻合术者。

（5）泪囊肿瘤。

（6）结核性泪囊炎。

三、术前准备

（1）对鼻及鼻窦情况进行检查，可请耳鼻喉科医师会诊。

（2）挤压泪囊，观察分泌物的量。常规应做泪囊造影检查。

（3）术前滴用抗生素滴眼液。

四、麻醉

（1）中鼻道和鼻甲放置以1%~2%丁卡因、1：1 000肾上腺素浸湿的棉片，并计棉片数目。

（2）局部浸润兼神经阻滞麻醉，进针时先沿皮肤切开线注射麻醉剂，然后再在内眦韧带附近处注射，深达骨膜。

（3）做眶下、滑车下及筛前神经阻滞麻醉。

五、操作方法及程序

（1）皮肤切口：距内眦3~5mm及内眦韧带上方3~5mm开始，平行于泪前嵴做稍向颞侧的弧形皮肤切口，长15~20mm。分离皮下组织，直达泪前嵴鼻侧骨膜。于皮肤切口两侧缝牵拉缝线，牵开切口，或使用扩展器牵开切口。

（2）分离皮下组织和轮匝肌，避免损伤内眦静脉。于泪前嵴鼻侧0.5mm沿泪前嵴切开并分离骨膜，范围上达内眦韧带，下达鼻泪管口，后达泪后嵴。

（3）将泪囊推向颞侧，用11号刀片或蚊式钳将薄的泪骨骨板捅破，造成一个小骨孔。用小咬骨钳将小骨孔的边缘咬掉，逐渐扩大骨孔。骨孔以泪嵴为中心，下达鼻泪管上端，上下为15~20mm，前后12~15mm。

（4）骨孔形成后，就可见鼻黏膜。从暴露的鼻黏膜中央稍偏鼻侧用刀片纵行切开鼻黏膜，上、下两端加横切口，使鼻黏膜的切口呈"工"字形，切开的鼻黏膜分成前、后唇。

（5）从泪囊内侧壁纵行剪开泪囊壁，下方至鼻泪管口，上方至泪囊顶部，并在上方加一横切口，使泪囊壁也分为前、后唇。将泪道探针从泪点插入泪囊，证实泪囊已全层剪开。

（6）将鼻黏膜和泪囊后唇相对间断缝合两针。

（7）以两针8字悬吊线缝合鼻黏膜、泪囊前唇和皮肤切口。进针方向：从鼻侧皮肤面进针，穿过泪囊前唇、鼻黏膜前唇和颞侧皮肤。

（8）加缝皮肤切口缝线。

（9）冲洗泪道，确定吻合口通畅。

（10）清洁伤口后以无菌纱布遮盖。

六、术后处理

（1）术后隔日换药一次。

（2）皮肤线5d拆除；悬吊线一周后拆除。

（3）新霉素麻黄素滴鼻液滴鼻，每日3~4次。

七、注意事项

（1）皮肤切口可一次性深达骨膜，有利于定位和获得整齐切口。分层切开费时，并有增加出血的可能。

（2）内眦韧带的处理。大部分患者无须切断或者只需部分切断。如需切断最好用缝线做好标记。吻合泪囊鼻黏膜后将其复位。

（3）咬骨钳咬骨孔时要注意保护好鼻黏膜。将咬骨钳顺骨壁滑向开口处，可以达到推开鼻黏膜的作用。咬骨时要干脆，切忌拉撕。

（4）遇到筛泡过度向前发育，有时误认为到鼻腔，可用探针探查，确实是否到达鼻黏膜。若为筛泡，用刮匙将黏膜刮出。

（5）术后鼻腔可有出血。如量少，无须特殊处理。如量大，应在鼻腔放置油纱条止血。

（武海军）

第十二章　结膜病

第一节　结膜炎

结膜炎（conjunctivitis）类型繁多，致病原因较繁杂，可分为许多类型，通常可分感染性和过敏性。

临床上各型各类结膜炎的共同特点是结膜充血和分泌物增多。充血在程度上和分布上可有不同，分泌物的性质和量亦有差异。

结膜炎诊断通常是根据发病急缓，临床表现。但要确定病原诊断则需要做细菌学检查、分泌物涂片、结膜上皮刮片、血清学检查来确定，尤其在特殊感染中，细胞学检查更为重要。

一、临床表现

根据结膜充血、结膜局部病变、分泌物、症状和邻近组织改变，通常可以明确诊断。

（一）眼睑

各类急性结膜炎都伴有眼睑充血、水肿，严重者甚至上睑不易翻转。睑缘变化对某些结膜炎的病原诊断可有参考价值。溃疡性睑缘炎者或曾患过睑腺炎者常表明为葡萄球菌感染。并发有眦部睑缘炎的慢性结膜炎通常是摩－阿（Morax－Axenfeld）双杆菌感染，睫毛粘着脂溢性鳞屑者可能为睑腺分泌过多性结膜炎，结膜炎并发面部皮肤脓疱病者可能是葡萄球菌感染，口、鼻、眼睑有疱疹者表明其结膜炎可能为疱疹病毒感染。

（二）结膜

急性结膜炎充血、水肿明显，慢性结膜炎则程度轻。除充血、水肿外，结膜改变主要有乳头增生、滤泡形成、分泌物增多、假膜形成、出血、溃疡、瘢痕等。

1. 结膜炎的充血水肿　轻者和慢性时充血水肿多局限于睑及穹隆结膜。急性者睑及穹隆结膜一片赤红，由于水肿渗出而失去透明度，球结膜周边充血水肿。淋菌性结膜炎，球结膜水肿可覆盖角膜周边部，甚至突出于睑裂之外。

2. 乳头增生、滤泡形成　乳头由结膜上皮细胞增生及炎性细胞为淋巴细胞。浆细胞、嗜酸性细胞浸润形成，中央有血管通过。乳头多位于睑结膜睑板上缘和近内、外眦部的睑结膜，呈红色天鹅绒状，细小隆起。多见于慢性单纯性结膜炎、沙眼。春季卡他结膜炎的乳头为乳白色，大而扁，呈多角形。滤泡是由淋巴细胞集聚而成。较乳头大，位于睑结膜者较小，呈微黄色，位于穹隆结膜者大而呈圆形或不规则形，不透明。多数滤泡可互相融合呈岗状，见于沙眼、各类病毒性结膜炎、一些特殊综合征和细菌感染。

正常小儿有时在穹隆部可以有少量小滤泡，但滤泡出现于睑结膜者则为异常。沙眼的滤泡多见于穹隆部及睑结膜。而先生在小儿的结膜滤泡症通常都在下穹隆部。

3. 结膜下出血　结膜炎早期在网状充血之间有小点状、片状结膜下出血，炎症增重充血明显时，在穹隆部及球结膜下可有大片状出血。柯－魏双杆菌感染时，常可见点状、小片状出血，流行性出血性结膜炎时常伴有大片结膜下出血。

4. 分泌物　分泌物可为水样（浆液）、黏液、黏液脓性和脓性。水样分泌物状如泪液，见于麻疹等急性热性传染病引起的结膜炎之早期，病毒性结膜炎的分泌物量中等，多为黏液性，较稀。细菌性感染时分泌物量多且黏稠，为黏液脓性或脓性。葡萄球菌感染时分泌物呈淡黄而稠的脓性。分泌物呈乳白色者见于春季结膜炎。

5. 膜和假膜　结膜表面的假膜在很多情况下都可发生。由炎性渗出纤维蛋白沉积形成。春季卡他结膜炎在扁平的乳头表面可以形成假膜，膜薄而白，易消失。肺炎球菌，柯－魏杆菌性急性结膜炎也常形成假膜，特点是色灰白而不透明，易剥离，消失快。真膜厚而污秽，灰白，不易剥离。见于白喉杆菌性结膜炎。

6. 结膜瘢痕　弥漫性结膜瘢痕见于膜性结膜炎（白喉杆菌性）、类天疱疮、多型性红斑、严重化学及热烧伤之后。沙眼瘢痕多发生在上睑结膜及穹隆部，呈线状、网状和片状。

（三）耳前淋巴结

急性滤泡性结膜炎，伴有肿大、质软、无压痛的耳前淋巴结时是病毒性感染的特征，这种情况很少见于细菌性感染。在疱疹病毒和腺病毒感染时耳前腺压痛。结膜结核、梅毒感染的耳前腺肿大、压痛，有时可形成瘘管。

（四）并发症

结膜炎多属于良性、自限性眼病，通常并发症不多，且多不影响视功能。也有些类型结膜炎可并发有眼睑、角膜、前葡萄膜、眼肌等的损害，造成不同程度的视力受损。急性细菌性结膜炎在角膜缘内可有细小点状、灰白色浸润点，排列成行，小点状浸润相互融合，形成线形，平行角膜缘的浅层溃疡，主要见于柯－魏杆菌感染。流行性出血性结膜炎角膜多并发浅层点状上皮炎，发病率高。流行性出血性结膜炎可并发前葡萄膜炎、眼肌麻痹和神经系统损害。流行性角结膜炎的角膜病变为浅点状角膜炎，点状浸润波及上皮细胞及上皮下组织，呈大小不一的混浊，多集中在角膜中央部，持续数月或经数年后方消失，视力影响不大。沙眼的角膜并发症主要是血管翳前端新月形溃疡，血管翳之间的小圆形溃疡和角膜中央部的浅层圆形溃疡。角膜血管翳、睑内翻倒睫可造成角膜混浊、视力影响严重。

二、结膜炎的细胞学

结膜炎细胞学检查有分泌物涂片、结膜刮片及滤泡挤压物涂片等。可以用来作为区别细菌性、病毒性或过敏性疾患的重要参考。

正常结膜刮片中上皮细胞的胞核较大，位于中央，胞质颗粒纤细。结膜炎之刮片中则可见到许多炎性渗出细胞，包括多形核白细胞、淋巴细胞、嗜酸性粒细胞、嗜碱性粒细胞、浆细胞以及渗出纤维和黏液。刮片中还可见到一些特殊细胞如杯状细胞，上皮细胞内包涵体。下述细胞学所见是值得注意的。

（一）多形核白细胞

见于急性细菌性感染。亚急性期则相对减少，同时出现单核细胞，分泌物中黏液增多，纤维素减少。

（二）单核细胞

病毒性感染疾患的刮片中，以出现大量单核细胞为特点。在慢性感染性炎症和慢性刺激性炎症，结膜刮片中淋巴细胞增多。

（三）嗜酸性粒细胞

变态反应性结膜炎，如春季卡他性结膜炎，多出现大量嗜酸性粒细胞。但在细菌性过敏和泡性眼炎时则不见。

（四）浆细胞

除了在沙眼刮片中可见到较多的浆细胞外，其他类型结膜炎中很少见到。

（五）上皮细胞的变化

1. 角化　在维生素 A 缺乏的结膜干燥症刮片中，上皮细胞角化明显。上皮细胞质染为淡红色，含有角蛋白颗粒、胞核变性或消失。长期暴露的结膜干燥症刮片中，也能见到上皮细胞角化。

2. 变性　上皮细胞扁平，形状不规则，细胞核染色不良，见于沙眼和一些慢性结膜炎。

3. 多核上皮细胞　是病毒性感染的表现，疱疹病毒感染时尤为显著，而细菌性感染中则见不到这种变化。

（六）滤泡挤出物涂片

滤泡挤出的内容物涂片对鉴别沙眼和滤泡性结膜炎很有价值。沙眼滤泡中多为未成熟的淋巴母细胞，少量淋巴细胞、浆细胞和巨噬细胞，细胞有变性和坏死的变化。结膜炎的滤泡中为淋巴细胞，没有巨噬细胞，也没有细胞变性和坏死。

细胞内包涵体对沙眼、包涵体结膜炎诊断有重要价值。

三、预防和治疗

结膜炎多为传染性炎症，加强预防工作，对于避免发病和控制蔓延流行十分重要。微生物感染性结膜炎的传播方式是接触传染。要控制并消灭传染源和加强个人卫生，切断传播途径是最重要的方法。在结膜炎暴发流行的情况下，特别要对公用服务事业（浴池、理发店、游泳池、公用车辆等）加强卫生管理和流通货币的消毒处理。以及加强个人卫生等是十分重要的，具体措施在各论中叙述。

预防为主和积极治疗患者是控制结膜炎蔓延，解除患者痛苦，相辅相成的两个方面，缺一不可。治疗是消灭传染源的重要手段。

结膜炎的治疗主要是局部用药治疗，严重或特殊感染的情况下需要全身用药。局部药物有滴剂、眼膏、冲洗溶液等。

滴剂有各种抗生素和磺胺类药的溶液。抗菌药物应选用对微生物针对性强，敏感度高者。但在通常情况下，临床上很少做细菌学检查，故以选用广谱抗生素或磺胺类药物为佳。皮质激素药物对变态反应性结膜炎效果较好。对于细菌性结膜炎可以与抗生素合并应用，以减少炎症渗出，降低炎症反应。对于病毒性结膜炎不用或慎用。

眼膏剂所含的药物与滴剂相同，作用较缓而较持久。宜于每晚睡前使用，除抗菌作用外，同时还可避免分泌物使上下睑及睫毛粘在一起。

四、细菌性结膜炎

细菌性结膜炎是指结膜因遭受致病细菌感染而致。从临床观点可分为急性、亚急性和慢性三种。

（一）急性卡他性结膜炎

急性卡他性结膜炎（acute catarrhal conjunctivitis）是常见的细菌感染性眼病。特点是明显结膜充血，脓性或黏液脓性分泌物，有自发痊愈趋势。

1. 病因　传染来源各有不同，多以手帕、毛巾、手、水等为媒介。在集体单位、公共场所、家庭之中不讲究卫生的情况下最易蔓延，尤以春秋两季为甚。在这两季节中由于呼吸道流行病较为普遍，所以患急性卡他结膜炎者，同时也可能患有呼吸道流行病。在鼻腔分泌物中也可能含有与结膜炎相同的细菌，借助咳嗽、喷嚏传播。

通常最常见的细菌有四种。即柯－魏杆菌、肺炎球菌、葡萄球菌和流感杆菌。这些细菌在发病三四日内繁殖旺盛，晚期则不易找到。柯－魏杆菌性结膜炎多在春季发生，而肺炎球菌者以冬季为多。

2. 临床表现　本病发病急速，可单发，有时引起暴发流行。初起感干涩、痒感、异物感。病变发展、眼部灼热感、眼睑沉重、异物感加重和畏光。异物感和分泌物于清晨较轻，由早至晚逐渐加重，晚间尤甚。本病对视力无影响，但当分泌物附着在角膜表面时，也可视物模糊，如将分泌物除去，则视力立即恢复。

发病初期和轻型者，眼睑轻度充血、水肿。睑及穹隆结膜充血呈红色、网状，球结膜轻度周边充血。角膜、前房正常。结膜囊有少量浆液或黏液性分泌物。较重者眼睑红肿明显，睑及穹隆结膜充血一片赤红，球结膜中度周边充血，分泌物为黏液性，量较多。严重者眼睑水肿，充血显著。睑及穹隆结膜血管高度扩张充血。由于充血、水肿、渗出，使其失去透明度，不见正常纹理。球结膜重度周边充血及水肿。肺炎球菌、柯－魏杆菌感染者，穹隆部及其附近球结膜下常见有点、片状结膜下出血。分泌物量增多，为黏液脓性，分布在结膜囊、内眦部及睑缘。有时分泌物黏附于角膜表面瞳孔区，以致一时影响视力，因分泌物的三棱镜作用使患者在夜晚看灯光周围有虹晕围绕。这种虹晕应与青光眼所致者有所区别。分泌物经一夜的蓄积，在睑缘、睫毛处变干，结成黄痂，使患者在翌晨醒来时上下眼睑黏合在一起。

肺炎球菌感染的结膜炎通常水肿更为明显，结膜表面可形成假膜。本病多为双侧性，双眼同时或先后发病，轻症和无角膜并发症者，通常在3～4天内发展到最高峰，8～14天消退。肺炎球菌所致者，持续8～10天开始消退，而后立即好转。重者为柯－魏杆菌所致，潜伏期36小时，3～4天达炎症高峰。葡萄球菌所致者常侵犯下睑及角膜下部点状染色，伴有睑缘炎或睑腺炎，易复发或转为慢性。急性结膜炎重要的并发症是角膜溃疡，其主要症状为疼痛和畏光。开始在角膜缘内侧出现灰色小点状混浊，排列成行，名为卡他性点状角膜浸润。数日后灰色浸润点增大，互相融合，最后表面坏死脱落，形成新月形浅层溃疡，这种溃疡称为卡他性角膜溃疡，为结膜卡他的特殊病变。若及时治疗可迅速痊愈，仅留一弓形角膜云翳。肺炎球菌性结膜炎如果发生角膜损害，可能发展成为前房积脓性角膜溃疡。

婴幼儿有时并发泡性结膜炎，多见于葡萄球菌感染者。

3. 预防　本病虽然预后良好，但传染性极强，常造成广泛流行，所以预防工作十分重要。一旦发现患者，个人和集体单位都要作好严密消毒隔离工作。本病通过接触传染，所以对患者日常用品如毛巾、手帕、脸盆、玩具、文化用品等应予消毒。医务人员接触患者后及检查用具都应注意消毒，以免扩散传染。

4. 治疗　急性发作较重者可用冷敷以减轻不适症状。脓性分泌物较多者可用3%硼酸溶液或生理盐水眼浴法或冲洗法除去。眼部严禁包扎，以利于分泌物排出。如畏光可带黑色眼镜。

最重要的治疗是选用药物控制感染。最理想的有效方法是选用细菌敏感的抗菌药物局部滴用。由于需要作细菌敏感试验，这在临床上难以做到。最常用的是选 2~3 种广谱抗生素，同时交替频繁滴用。晚间结膜囊内涂用眼膏，这可保持结膜囊内药物浓度，又预防分泌物存留，免除上下睑被粘在一起而睁眼时有疼痛之苦。

在急性期过后，要继续滴用抗菌眼液，直至结膜逐渐恢复正常状态，以避免迁延成慢性。治疗细菌性结膜炎的常用抗菌眼液有 10%~15% 磺胺醋酰钠、0.1% 利福平、0.25% 氯霉素、0.2% 庆大霉素、0.3% 环丙沙星（CPLX）、诺氟沙星（NFLX）、氧氟沙星（OFLX）等。

（二）膜性结膜炎（membranous conjunctivitis）

又称白喉性结膜炎（diphtheritic conjunctivitis）。病原为白喉杆菌。在我国由于白喉疫苗的广泛接种，本病目前已极为少见。特点是急性化脓性结膜炎，结膜表面覆盖灰白色不易剥脱的厚膜。患者多为儿童。

1. 临床表现　为急性化脓性炎症，似淋病性结膜炎。通常双眼发病。患者体弱不安，多并发鼻、咽部白喉。有体温升高和昏迷等全身中毒症状。

临床分为深、浅或轻、重二型。

轻型：眼睑轻度充血水肿，分泌物为黏液脓性，翻转眼睑后可见睑结膜表面有一层灰白色膜覆盖，此膜与睑结膜浅层组织粘连，较易剥脱。膜下面结膜充血水肿，无组织缺损及出血。此膜约在发病 1~2 周后逐渐消退，而结膜仍显充血水肿等炎症反应。愈后不留瘢痕。此型很少造成角膜损害。

重型：病变侵犯结膜深层组织。表现为眼睑高度充血水肿、硬韧、难以翻转。睑及穹隆结膜表面覆以灰黄色类固体的厚膜，此膜与其下结膜、结膜下组织连接牢固，不易分离，强行剥离则造成组织损伤及出血，此膜部分或全部覆盖睑结膜，通常起始于睑缘部，很少见于球结膜。由于炎症浸润渗出深及睑板，且渗出物在组织内凝结，眼睑变硬，压迫血管，更兼白喉毒素造成血管栓塞，妨碍正常血液供应而使结膜、角膜坏死。

约在发病 6~10 天时，角膜形成溃疡，且多伴继发感染。大约在此时膜开始脱落，分泌物增多。结膜呈鲜红色，愈后结膜瘢痕形成，且易发生睑球粘连。

2. 治疗　此病为法定传染病，要及时作传染病报告。严格消毒隔离，单眼患者应特别注意防止另眼发病。

治疗要局部和全身治疗并重。局部可按急性卡他结膜炎、淋病性结膜炎治疗方法。更需要涂较大量抗菌眼膏，以预防睑球粘连及保护角膜。有角膜并发症时应滴阿托品散瞳。此外，眼局部滴白喉抗毒血清。全身疗法应注射抗白喉血清，用药愈早效果愈好，血清用量宜大，以减少角膜受损害的危险性。轻者可注射 2 000 单位，严重病例首量用 4 000 单位、6 000 单位，甚至 10 000 单位，且于注射 12 小时后重复给药。同时局部全身联合应用抗生素。

（三）假膜性结膜炎

假膜性结膜炎（pseudo - membranous conjunctivitis）是以在睑结膜、穹隆结膜表面形成灰白色不透明假膜为特点的急性化脓性结膜炎。假膜易剥离。多见于学龄前儿童及青年人，新生儿及老年人少见。

病原菌主要是肺炎球菌、链球菌、葡萄球菌、柯 - 魏杆菌，常为混合感染。链球菌中溶血性链球菌为病原菌、非溶血链球菌为腐生菌。链球菌性假膜性结膜炎是非常严重型，主要发生在伴有麻疹、猩红热、百日咳等热性传染病的小儿。老年人多见于面部、眼睑皮肤丹毒者。非微生物感染原因可见于化学物质，如氨、石灰、硝酸银等腐蚀，以及热、创伤、手术等，假膜只在上皮细胞缺失处形成。

本病自觉症状与急性卡他性结膜炎相似，除结膜充血水肿、分泌物外，在睑及穹隆结膜附有一较薄的灰白色假膜，此膜由渗出的纤维蛋白、黏液、炎性细胞等组成，易于剥离，但假膜又迅速形成。炎症约在第5天达高峰，2～3周后消退。链球菌性结膜炎常引致角膜感染坏死，造成视力损害。

治疗与急性黏液脓性结膜炎相同，但需要局部和全身联合应用抗生素，按细菌敏感度来选用抗生素。

（四）淋菌性结膜炎

淋菌性结膜炎（gonococcal conjunctivitis）是急性化脓性结膜炎，是急性传染性眼病中最剧烈的一种，病情严重，常造成严重视力危害。

病原菌是奈瑟淋球菌，为面包型双球菌，在结膜上皮细胞、炎性细胞内存在。革兰染色阴性，形态上与脑膜炎球菌不易区分，二者需通过凝集试验鉴别。

1. 成人淋病性结膜炎 淋球菌直接来自性器官或通过传染的手或衣物等作为传染媒介间接传播到眼部。男多于女，右眼多先发病。潜伏期从几小时到三天。初起眼睑和结膜轻度充血水肿，继而症状迅速加重。眼睑高度水肿、痉挛。睑及球结膜高度水肿充血，有小出血点及薄层假膜。高度水肿的球结膜可掩盖角膜周边部。分泌物初起时为血水样，耳前淋巴结肿大，3～4天后眼睑肿胀渐消，但分泌物剧增，呈黄色脓性，不断从结膜囊排出，俗称脓漏眼。2～3周后分泌物减少转为亚急性，1～2月内眼睑肿胀消退。睑结膜充血肥厚，表面粗糙不平，呈天鹅绒状，球结膜轻微充血，持续数月之久，此时淋菌仍存在。

角膜并发症常导致失明。最初角膜表面轻度混浊，继则形成灰色浸润，迅即变灰黄，坏死，破溃，穿孔。角膜溃疡可发生在角膜各部位，由角膜上皮坏死，细菌直接侵入引起。最终形成粘连性角膜白斑、角膜葡萄肿或全眼球脓炎。淋菌性关节炎、败血症、心内膜炎也是重要并发症。

细菌学检查对诊断十分重要。在分泌物涂片和结膜刮片中可见到上皮细胞内外聚集成对的革兰阴性（红色）奈瑟淋球菌。

本病为接触传染。患淋病性尿道炎者尤应注意保持清洁，经常用肥皂洗手，对用品消毒，并积极治疗尿道炎。倘一眼已罹病，必须设法避免波及健眼和传染他人。在为患者检查治疗时应戴防护眼镜，接触患者后应认真消毒双手。用以拭眼的棉花纱布等物须焚毁，脸盆毛巾等煮沸消毒。发现淋病患者应进行病源追查，对传染源给予抗淋病治疗。

治疗要局部与全身用药，以下药物可供选用，青霉素钠盐或氨苄青霉或阿莫西林，肌内或静脉给药。近年抗药菌株较多疗效欠佳。先锋霉素Ⅳ（cephalexin）、先锋霉素Ⅴ（cephazoline）每日2g，肌内注射，头孢曲松（ceftriaxone）0.5g肌内注射。大观霉素（spectinomycin）2g肌内注射，伴服丙磺舒1g。有良好疗效。

局部用1：10 000高锰酸钾、氯己定、生理盐水等冲洗结膜囊。用2 000～5 000单位/mL青霉素液、氯霉素，杆菌肽眼药，红霉素、四环素眼膏。

2. 新生儿眼炎　原因是胎儿出生时被患淋菌性阴道炎的母体分泌物污染，也有时被污染淋菌的纱布、棉花等所污染。

潜伏期一般少于48小时，双眼发病，轻重程度不同，症状与成人淋病眼同，但不像那样猛烈。特点是球结膜高度水肿，脓性分泌物中常有血，有些结膜有假膜形成。角膜并发症发生较迟而轻，但多发生在角膜中央，严重影响视力。

诊断可根据产妇的淋病史，典型脓漏眼症状及结膜刮片细菌检查而确诊。

新生儿眼炎，除淋菌性外，也可有衣原体、链球菌、肺炎球菌或其他微生物引起，通常较轻。由于新生儿出生后无泪液，当新生儿出生后第一周内任何眼部分泌物都应怀疑有新生儿眼炎。

对于全部新生儿应常规滴用1%硝酸银溶液（Crede法）或2 000～5 000单位/mL青霉素眼溶液预防。治疗与成人淋病相同，全身用药按体重计算。有报道用头孢噻肟（cefotaxime）效果良好。

3. 转移性淋病性脓漏眼　患淋病性尿道炎数月后，双眼突然发炎，睑结膜球结膜充血水肿，分泌物为黏液性或脓性。此病为淋球菌通过血行转移到眼部，患者常伴有淋病性关节炎。无并发症时1～2周可痊愈。治疗与成人淋病脓漏眼同。

五、滤泡性结膜炎

结膜上发生滤泡不论是急性、亚急性、慢性都是结膜病最常见体征。滤泡形成是由于炎症刺激在结膜上皮下、腺层有淋巴细胞集聚。小儿出生后2～3个月内，由于淋巴系统不健全，所以不发生滤泡，而只发生乳头性结膜炎。临床很多情况下可发生。

（一）急性滤泡性结膜炎

这是指由一组各种原因引发的急性结膜炎，同时，在睑、穹隆结膜出现滤泡。这种情况最常见的原因见于单纯疱疹病毒、腺病毒感染。某些化学品或毒素刺激也可产生滤泡，最常见于长期局部应用毒扁豆碱、阿托品，而毛果芸香碱和异氟磷（DFP）则相对较轻。起病急，多同时或稍先后侵犯双眼。眼灼热感、异物感、眼睑沉重、有大量黏液脓性分泌物。有些病例伴有耳前腺肿大，压痛不明显。

眼部改变除充血、水肿、分泌物增多等急性结膜炎体征外，结膜有滤泡形成。滤泡大小不一，呈圆形或不规则形，不透明，凸起于结膜面，数量一般较多，可互相融合排列成行，以下睑结膜及下穹隆部为多。滤泡由淋巴细胞组成，有少量多形核白细胞、单核细胞。结膜复原后滤泡也随之消散，不留痕迹。微生物感染者应给予抗感染的药物治疗。由于阿托品等药物所致者，应立即停止用药，局部用3%硼酸水湿敷，滴用可的松、地塞米松等眼药水。

（二）Beal综合征

又称Beal型急性滤泡型结膜炎，是Beal（1907）首先提出的。其特点是起病急，症状

轻、耳前腺肿大、滤泡很快完全吸收等。

本病多侵犯成年人，先单眼发病，2~5天内另眼发病。眼睑充血、水肿，下睑较显著。球结膜轻度周边充血，穹隆部充血较重。滤泡形成，下穹隆部较上穹隆之滤泡数量多且大，睑结膜滤泡较小而少。泪阜部也有滤泡形成。分泌物少，为浆液纤维素性，常在睑结膜表面形成假膜。分泌物中含有多量单核细胞。病变3~6天达最高峰，2~3周内完全吸收，不留瘢痕。在结膜炎的同时，耳前腺无痛性肿大。部分病例并发有角膜损害及虹膜炎。有时因呼吸道感染引起发热及全身不适。

本病可能是病毒感染，临床上颇似单纯疱疹病毒和腺病毒感染。可滴用抗病毒药物，如磺苷、盐酸吗啉胍和阿糖胞苷等，同时应用广谱抗生素以预防继发感染。

（三）Parinaud 眼－腺综合征

本病甚为少见，由 Parinaud 在 1889 年首先描述，并认为是动物传染所致。特点是单眼发病，有急性滤泡性结膜炎，耳前淋巴结和腮腺肿大。

临床主要症状为眼睑肿胀而硬，睑结膜和穹隆结膜有大而密集的滤泡，初为半透明，继则混浊，形成浅灰色溃疡。分泌物为黏液纤维素性。初期就有耳前淋巴结和腮腺红肿，可延及颈部。有不规则体温升高。睑结膜病变约在4~5周自行消退。但淋巴结肿大发展成为化脓性炎症，可迁延达数月之久。

六、病毒性结膜炎

（一）流行性角膜结膜炎

流行性角膜结膜炎（epidemic keratoconjunctivitis）是一种曾在全世界广泛流行的眼部传染病。散发病例遍及世界各地，也常造成流行。临床特点是急性滤泡性或假膜性结膜炎及角膜上皮细胞下浸润。

1. 流行病学　本病由腺病毒感染所致，目前世界各地所分离出的腺病毒已有数十种，其中以腺病毒Ⅷ最多，常造成暴发流行。其他型者多为散发病例。通过接触传染，在家庭、学校、工厂很易流行，在医疗单位通过医务人员的手传染者也非罕见。

发病多见于20~40岁的成人，男多于女。除腺Ⅶ型常见于夏季外，无明显季节性差异。

2. 临床表现　潜伏期为5~12天，以8天为最多。常双眼发病，开始单眼，2~7天后另眼发病。初起结膜突然充血水肿，特别在半月皱襞处更为明显，有异物感、烧灼感和水样分泌物。通常在发病第三天睑结膜出现滤泡，迅速增加，以上、下穹隆部为最多，有时由于结膜表面覆有薄层假膜而不能看清。此时耳前淋巴结肿大，有压痛，甚至颌下腺和锁骨上淋巴结也被侵犯。结膜炎发病8~10天后，出现角膜损害并伴有明显畏光、流泪和视力模糊。

角膜病变为浅层点状角膜炎，侵及上皮细胞及上皮下组织。点状损害数量多少不等，多位于角膜中央部，少侵犯角膜周边部，故对视力有不同程度的影响。混浊点大小不等，腺Ⅶ型病毒所致者较大，可达0.4~0.7mm，呈圆形或多角形。偶尔病变较深，引起后弹力层皱褶，虹膜充血，但无虹膜后粘连。角膜不形成溃疡，无新生血管翳。角膜知觉减退。角膜损害可持续数月或数年后消失。较重患者可遗留圆形薄层云翳，对视力影响不大。

3. 预防和治疗　同流行性出血性结膜炎。

（二）咽－结膜热

本病多为急性高度传染性结膜炎。特点有三：发热、咽炎和非化脓性急性滤泡性结膜炎。可同时发病或单独出现。多伴有耳前淋巴结病变。常流行发病，侵犯年轻人和小儿。病原主要是腺Ⅲ型病毒。

潜伏期5~6天。直接接触传染，也可由游泳传染。

发病可逐渐或突然开始。体温升高，可突然升高达39℃以上，约持续3~7天。伴有肌肉酸痛、头痛、胃肠不适或腹泻。咽炎的特点是咽部不适、咽后壁充血、散在透明滤泡。有无痛性淋巴结肿大。

发病最初几天传染性最强。可单眼或双眼同时发病，有痒感、烧灼感和流泪。结膜充血、弥漫性水肿，以下穹隆部尤为明显。滤泡形成主要在下睑及下穹隆部结膜，可融合成横行堤状。分泌物为典型浆液性，很少为黏液脓性。本病有时并发角膜炎，开始为浅层点状，最后可扩展到上皮细胞下组织。病程一般2~3周，平均7~10天。连同角膜损害逐渐消失，预后良好。

预防和治疗与流行性出血性结膜炎同。感染有免疫作用。

（三）流行性出血性结膜炎

流行性出血性结膜炎（epidemic hemorrhagic conjunctivitis）是一种暴发流行的、剧烈的急性结膜炎。1971年曾在我国流行。特点是发病急、传染性强、刺激症状重、结膜滤泡、结膜下出血、角膜损害及耳前淋巴结肿大。

1. 临床表现　本病潜伏期短，根据国内（北京、上海）外的观察，接触传染源后，大部分在24~48小时内发病。起病急速，有时在稍感眼部不适1~2小时内就开始眼红。自觉症状明显，有剧烈异物感、刺痛以及畏光、流泪和分泌物。

本病多同时侵犯双眼，也可先后发病。主要表现为眼睑红肿、睑及球结膜高度充血、水肿，球结膜水肿严重时可高出于角膜面，睑及穹隆结膜有大量大小不等的滤泡，尤以下睑结膜及穹隆部较多，大约80%的患者发病第一天即有结膜下出血。发病早期裂隙灯下即可观察到细小点状出血，继之结膜下出血扩大呈点、片状，严重者可遍及全部球结膜。角膜损害发病率高，早期即可出现，最常见的是上皮细胞点状脱落，荧光素染色后裂隙灯下为绿色细小点，呈散在、群集或排列成线状和片状。重症病例可发生小片状上皮细胞下及实质浅层混浊。个别严重病例也可发生轻度前色素膜炎。此外可有病毒性上呼吸道感染和神经系统症状。多伴有耳前或颌下淋巴结肿大。

根据病情严重程度和病程长短，可分为轻型、中型和重型。轻型病程约一周，无角膜损害，中型病程约1~2周，角膜有少许浅层点状染色，角膜损害常与结膜炎同时消退。重型病程在2周以上，症状重，角膜损害广泛而顽固。在结膜炎消退后，角膜损害仍持续数月或一二年，且常复发，但最终痊愈不留瘢痕。

2. 预防　预防的原则是控制传染源，切断传染途径。前者在于早期发现、严格隔离、积极治疗患者。后者应加强公共场所的卫生管理，禁止患者到公用浴池、游泳场所，加强个人卫生，不用手揉眼，不用公共面具及经常洗手等。集体单位如托儿所、学校、工厂等，不宜采用集体滴药方法预防。

3. 治疗　以局部用药为主。病情重、伴全身症状者加用系统给药。常用局部抗病毒药有：4%吗啉胍、0.2%阿糖胞苷、安西他滨、0.5%阿昔洛韦、0.1%磺苷等，每30分钟~1小时用药一次。可选用2~3种药物交替滴用，直至炎症消退。为预防继发细菌性混合感染，也可适当加用抗细菌类药物滴眼液。口服药如吗啉胍、阿昔洛韦、板蓝根冲剂等。根据病情酌情给予。

（四）急性疱疹性结膜炎（acute herpetic conjunctivitis）

为疱疹感染的原发表现。通常见于小儿，接触了病毒携带者而感染。可能伴有颜面部水疱性损害。耳前淋巴肿大。眼部表现为急性滤泡性结膜炎，滤泡通常较大。可能并发角膜损害，常见的是树枝状角膜炎，伴有角膜知觉减退。

（五）单纯疱疹性结膜炎（herpes simplex conjunctivitis）

常呈典型急性滤泡结膜炎改变，但通常不伴有颜面、眼睑、角膜损害，临床表现似流行性角膜结膜炎，结膜损害的另一特点是在靠近睑缘内侧有针尖大小的局限性溃疡，荧光素染色可以见到。角膜可有小的树枝状损害。角膜知觉减退，角膜可有血管翳。

本病临床上在无角膜损害时难于与流行性角膜结膜炎区别，化验室试验上皮内病毒抗原只能通过荧光抗体测定或发病后 1~2 周时血清抗体滴度升高及病毒分离来证明。

（六）牛痘疫苗性结膜炎（vaccinial conjunctivitis）

本病系由减毒牛痘疫苗引起。在接种牛痘过程中疫苗溅入眼部或通过手指将疫苗带入眼部而发病。由于各人对天花病毒免疫力不同，局部反应不一。未接种过牛痘及多年前接种过牛痘，对天花病毒免疫力低下者都可能发病。

潜伏期约为三天。绝大多数患者伴有眼睑、睑缘部牛痘疱疹。眼睑水肿、充血。睑结膜充血，有多发性小溃疡，溃疡表面覆以坏死性假膜，边缘绕以增生的肉芽组织。病变约 7~10 天愈合。

发生角膜病变者预后较差。轻者出现浅层点状角膜浸润。重者可发展成树枝状、地图样、环形或盘状角膜炎，造成视力损害。

预防在本病发生中十分重要，防止被接种牛痘疫苗之婴幼儿搔抓接种部位。医务人员在接种过程中应戴眼镜。一旦疫苗溅入结膜囊，应立即冲洗，并滴用抗病毒药物。

治疗应尽早。局部滴抗病毒类眼液或天花免疫血清。全身治疗以注射抗天花病毒效价高的免疫血清最佳。丙种球蛋白、干扰素等亦有良好疗效。

（七）艾滋病患者结膜炎

获得性免疫缺陷综合征（acquired immuno deficiency syndrome AIDS）是由人类免疫缺陷病毒（HIV）引致的性传播疾病。眼部受侵可出现在本综合征各期，由于患者免疫系统受损，抵抗力极度低下，导致最易发生各种机会性感染。病原体为巨细胞病毒（CMV），单纯疱疹病毒（HSV），带状疱疹病毒。多种细菌，多形体原虫、霉菌等，以及由于营养吸收障碍和消耗而引起的营养缺乏病变，并可发生 Kaposi 肉瘤等恶性肿瘤。

结膜的改变主要是非特异性结膜炎，大约 10% 的 AIDS 患者有非化脓性结膜炎，10%~15% 的患者有干燥性角膜结膜炎，也有发生 Reiter 病和淋巴肉芽肿性结膜炎的报道。结膜也可发生 Kaposi 肉瘤。

多数 AIDS 患者结膜有微血管改变。表现为毛细血管阶段性扩张，各段管径不一，血管呈逗号状或球形血管瘤样改变，这些变化常出现在狭窄的结膜血管两端或一侧，由于血球凝聚力增加，血纤维蛋白原水平增高，结膜血流淤滞呈球样外观或血柱消失，呈线状。

七、衣原体性结膜炎

（一）沙眼（trachoma）

沙眼最初源于埃及，后流传于中东和欧洲，现今广泛流行于世界各地，特别是亚洲各国及太平洋诸岛及南美各国。它不是种族民族性疾病，是由于沙眼衣原体引起的传染性眼病。其传播与环境卫生不良、居住拥挤、通风不良、尘埃、营养欠佳、医疗条件差等因素密切相关。所以在发展中国家和地区此病多盛行。

沙眼在我国曾广泛传播，发病率高而并发症亦多，新中国成立前是我国致盲的主要原因之一。新中国成立后由于经济发展，人民生活水平不断提高，居住条件改善，医疗卫生条件逐步改善，人民政府的重视，以及广大医务人员的努力，沙眼这一严重危害劳动人民健康的疾病，得到了有效的控制，发病率显著下降。

沙眼二字是以结膜表面的粗糙状态而得名，中医称为粟疮，英文名 trachoma，是由希腊字 trachys 而来，都是粗糙不平之意。病变侵犯结膜角膜。结膜有乳头增生和滤泡形成。这两种病变逐渐消失形成瘢痕而自愈。但也可引起各种并发症和后遗症，造成视力减退甚至失明。

1. 临床表现　沙眼的自觉症状一般轻微，甚至无何不适，仅于体检时才被发现。少数病例有痒感、异物感、烧灼和干燥感等症状。当并发有睑内翻、倒睫、角膜溃疡时，则出现明显刺激症状。视力也可同时减退。

沙眼自然感染起始于儿童时期，表现为急性、亚急性过程，以浸润、滤泡为主。通常临床所见者为慢性炎症过程。表现为弥漫性睑及穹隆结膜充血，乳头肥大，滤泡形成，瘢痕和角膜血管翳。

（1）乳头增生肥大：乳头的形成是由于慢性炎症刺激，使上皮细胞增生，淋巴细胞质细胞浸润，其下有扩张的新生毛细血管及少量结缔组织，呈细小颗粒状、成簇聚集，外观呈天鹅绒状。好发于睑结膜近穹隆部及内外眦部。此种改变任何慢性炎症刺激均可发生，非沙眼所特有。

（2）滤泡形成：滤泡是由结膜上皮细胞下，淋巴细胞、浆细胞浸润而成，滤泡中央部变性坏死呈胶样。发生在睑结膜处的滤泡较小。轻微隆起；发生在穹隆部者一般较大，呈圆形或椭圆形，色黄红，外观呈胶状不透明。滤泡多时，可互相融合呈平行岗状。多见于上下穹隆部。滤泡见于多种结膜炎，亦非沙眼的特异性病变。乳头、滤泡均为沙眼的活动性病变。

（3）瘢痕：沙眼是一种自限性传染性眼病，在炎症过程中，伴随有修复退行、瘢痕形成。沙眼瘢痕呈线状、网状、片状。灰白色线状、网状瘢痕穿行于乳头、滤泡之间，将其分割成岛状，是典型Ⅱ期沙眼的特有临床表现。瘢痕广泛者，呈白色片状，炎症消退，血管中断。由于瘢痕收缩，使穹隆部变浅，称为睑球后粘连。睑结膜、睑板纤维化，瘢痕收缩变形，使睑板呈舟状畸形，睑缘钝圆、内翻。睫毛毛囊处瘢痕使睫毛位置变化，形成倒睫，是沙眼重要并发症。

（4）角膜血管翳：沙眼性血管翳是沙眼衣原体侵犯角膜造成的原发损害，为沙眼特异性改变，具有诊断意义。新生血管形成开始于角膜上缘，呈垂帘状。位于角膜透明部分浅层，众多新生血管停留在同一水平线上。血管之间有细胞浸润，使角膜失去透明度。有时在血管翳之间形成小的隆起滤泡，这些滤泡经粗糙的上睑结膜机械性摩擦破溃形成浅的溃疡。当上皮修复后呈小凹状，称 Herbert 小窝。

角膜血管翳因其长入角膜的长短、伸入方向、充血浸润程度不同可分为血管性血管翳、肉样血管翳、干性血管翳等。因其侵入角膜范围不同，可分为 4 级。将角膜水平分为 4 等份，侵入上 1/4 以内者为（+），达到 1/4～1/2 者为（2+），达到 1/2～3/4 者为（3+），超过 3/4 者为（4+）。血管翳侵及部分或全部角膜，角膜混浊明显，可导致视力极度下降。

2. 沙眼分期　在国际上有多种分期法，现仅介绍 MacCallan 分期法，我国现行（1979年）分期法及世界卫生组织分期法：

（1）MacCallan 分期法：分为四期

第Ⅰ期（浸润初期）：睑及穹隆结膜充血、红肿、组织混浊粗糙。有乳头增生及胚胎滤泡，有短而稀疏的角膜血管翳。此期诊断的主要依据是穹隆部结膜血管模糊，睑结膜表面粗糙，有短小角膜血管翳。轻者可自行消退，多数转入第Ⅱ期。

第Ⅱ期（浸润进展期）：结膜充血，混浊增厚，乳头增生显著，结膜血管不复能见，同时滤泡形成。乳头多位于睑结膜，滤泡多见于穹隆部。乳头占大多数者称为乳头型沙眼（papillary trachoma），滤泡占多数者称为滤泡型沙眼（follicular trachoma），如果两者数量相近则为混合型（mixed trachoma）。

第Ⅲ期（瘢痕形成期）：沙眼活动病变部分被吸收、破坏变为瘢痕。瘢痕可为白色线状、网状或片状。瘢痕之间仍有活动病变。

第Ⅳ期（痊愈期）：活动病变消失，完全结瘢呈淡灰白色，无传染性。

（2）1979 年 11 月，中华医学会眼科学会决定将沙眼分为三期（表 12-1）。

表 12-1　中华医学会眼科学会沙眼分期（1979 年）

期别	依据	分级	活动病变占上睑结膜总面积
Ⅰ	上穹隆部和上睑结膜有活动病变（血管模糊，充血，乳头增生，滤泡形成）	轻（+）	<1/3
		中（++）	1/3～2/3
		重（+++）	>2/3
Ⅱ	有活动性病变，同时出现瘢痕	轻（+）	<1/3
		中（++）	1/3～2/3
		重（+++）	>2/3
Ⅲ	仅有瘢痕，而无活动性病变		

（3）世界卫生组织（WHO）沙眼分期标准

1）滤泡性沙眼（TF）：上睑结膜有 5 个以上滤泡，其直径 ≥0.5mm。

2）浸润性沙眼（TI）：上睑结膜水肿、肥厚、弥漫性浸润，半数以上血管模糊不清。

3）瘢痕性沙眼（TS）：睑结膜出现瘢痕。

4）沙眼性倒睫（TT）：至少有一根倒睫摩擦眼球，包括新拔除者。

5）角膜混浊（CO）：混浊侵及瞳孔区，且视力低于 0.3 者。

（4）新标准意义

1）TF 表明有沙眼性炎症和近期有感染，应采用局部治疗。

2）TI 表明有严重的沙眼性炎症和有严重的近期感染，并有形成瘢痕的危险，需采用局部加全身治疗。

3）TS 表明患者有或曾经有沙眼。

4）TT 表明患者可能出现角膜混浊和视力损害，需进行睑内翻矫正术。

5）CO 表明此患者有视力损害或已失明。

（5）新标准对评估沙眼严重性的关键性指标

1）TF 和 TF＋TI 在 10 岁以下儿童中所占比例表明沙眼在该地区感染的广度。

2）TI 和 TF＋TI 在 10 岁以下儿童中所占比例表明沙眼在该地区的严重程度。

3）TS 所占比例表明过去该地区沙眼是否常见。

4）CO 在人口中所占比例表明该地区中由沙眼造成的视力损坏情况。

3. 诊断　典型的沙眼在临床上很容易作出诊断。轻型早期病例则较为困难，因为乳头滤泡并不是沙眼的特异性改变，在其他的结膜病中也可出现。按照中华医学会眼科学会（1979 年）决定，沙眼诊断依据为：

（1）上穹隆部和上睑板结膜血管模糊充血，乳头增生或滤泡形成，或两者兼有。

（2）用放大镜或裂隙灯角膜显微镜检查可见角膜血管翳。

（3）上穹隆部或（和）上睑结膜出现瘢痕。

（4）结膜刮片有沙眼包涵体。

在第一项的基础上，兼有其他三项中之一者可诊断沙眼。

疑似沙眼：上穹隆部及毗邻结膜充血，有少量乳头或滤泡，并已排除其他结膜炎者。不作统计。

4. 预防　沙眼发病率高，是我国主要致盲原因之一。必须采取以预防为主，防治结合的方针，争取早日消灭沙眼。

（1）在各级党政机关的领导和支持下，依靠群众，采用各种宣传手段，广泛进行卫生宣传教育。专业人员要大力开展沙眼普查和防治工作。特别对有传染性的沙眼和后发病要抓紧治疗，是防盲工作的重要一环。如能与治疗各种眼病相结合，则收效更大。

（2）加强公用事业、集体生活单位的卫生管理，搞好家庭和个人卫生。洗脸用具分开或用流水洗脸等，理发店、浴池、旅店的面巾、浴巾，用后应严格消毒。医务人员于治疗检查沙眼患者后应彻底洗手。养成良好卫生习惯，注意经常洗手，不用手揉眼，不使用别人的毛巾等。

5. 治疗　有些药物局部和系统用药对沙眼有效，但到目前为止尚无理想的抗衣原体药物。

（1）药物疗法：以局部用药，坚持长期用药为主，严重浸润性沙眼要局部与系统给药。

1）局部用药：红霉素、四环素、利福平、氯霉素及磺胺类药物，能抑制微生物生长繁殖。临床效果尚佳。常用滴眼液有 10%～15% 磺胺醋酰钠、0.25% 氯霉素、0.1% 利福平、0.5% 红霉素等，眼膏剂主要是四环素族的各种眼膏。眼液每日 4～6 次，睡前涂眼膏于下穹隆部结膜囊内。

局部用药需坚持每日滴用，连续 2～3 个月，根据病情变化延长滴用时日。

局部结膜囊下注射给药法，只适用于严重浸润性沙眼，一般每周注射一次。

2）系统给药：四环素、红霉素、利福平、磺胺类制剂，在系统给药时有效。不幸的是每种药均有不良反应。除特殊情况外，应避免全身用药。

（2）手术疗法：睑及穹隆结膜滤泡大而密集者，宜采用手术疗法，滤泡挤压术，清除所有滤泡，以促使修复。乳头较多者可用摩擦术或冷冻治疗。不论滤泡挤压还是摩擦术、冷冻治疗后，都应继续药物疗法，直至病变消失。

（二）包涵体性结膜炎

包涵体性结膜炎（inclusion conjunctivitis）是一种性源性（venereal origin），急性或亚急性滤泡性结膜炎。特点是主要在下睑及下穹隆结膜有滤泡形成，几周后吸收消退，不留瘢痕，无角膜血管翳。组织学检查很像早期沙眼。病原分离可发现有和沙眼衣原体形态，生物特性都相同的衣原体。所以多数学者认为两者都由 TRIC（trachoma inclusion conjunctivitis）衣原体引起。只是在抗原性上有所不同。沙眼是 TRIC 的眼型，包涵体结膜炎是从泌尿生殖器到眼的传染。包涵体性结膜炎有两种类型：

（1）新生儿包涵体脓漏眼：为轻型、良性、病程有一定限度的新生儿眼病。本病系婴儿出生时眼部被母体非淋菌性阴道炎排泄物侵入，而这些分泌物中含有 TRIC 衣原体而致病。结膜刮片瑞氏或吉姆萨染色可找到与沙眼包涵体相同的细胞内包涵体。此病潜伏期比淋菌性脓漏眼长，多数为一周以上。通常为双眼病。睑结膜充血，穹隆结膜水肿。由于新生儿淋巴系统尚未发育成熟，无滤泡形成。分泌物为黏液脓性。结膜病变持续数周后逐渐转入慢性结膜炎状态，结膜于 3~6 个月即恢复正常，仅重症患儿有时遗留细小瘢痕。本病确诊前应按淋菌性脓漏眼处理，确诊后按沙眼药物治疗。

（2）成人包涵体性结膜炎：也称为游泳池结膜炎。临床特点是眼睑水肿，结膜显著充血水肿，睑结膜滤泡形成，有黏液脓性分泌物，耳前淋巴结肿大和结膜刮片有上皮细胞内包涵体。

传染途径可由于患者本身患有 TRIC 衣原体尿道炎、子宫颈炎，通过污染的手或毛巾等直接传染到眼，也可由游泳池水不洁而污染，传染到游泳者的眼。

潜伏期 3~4 天，常单眼先发病，在 2~3 周内另一眼也受染发病。最初结膜微充血，眼睑略水肿，并有畏光等刺激症状，耳前淋巴结肿大。3~4 天后结膜极度充血水肿，粗糙不平，组织不清，有黏液脓性分泌物。7~10 天后滤泡开始出现，3~4 周后急性症状逐渐消退，但睑结膜肥厚和滤泡仍继续存在 3~6 个月之久才恢复正常。在发病过程中大约 50% 可发生浅层点状角膜炎，角膜上皮细胞下实质层浸润等并发症。治疗和沙眼用药相同。口服四环素 0.25g 每 6 小时一次，共服 14 天，有较好疗效。

八、几种慢性结膜炎

（一）慢性卡他结膜炎

慢性卡他结膜炎（chronic conjunctivitis）致病因素有多种，包括细菌感染，急性结膜炎治疗不彻底，不良工作居住环境，空气污浊、粉尘、有害气体、风沙、照明不足、强光、过度饮酒、吸烟、睡眠不足等。局部因素有慢性泪囊炎、睑腺炎、睑缘炎、睑内、外翻、屈光不正、隐斜视等。

临床症状轻微或无症状。主要有瘙痒、异物感、眼干涩、视疲劳等。睑及穹隆结膜充血，乳头增生，表面粗糙，穹隆部血管走行清楚，无中断现象，无瘢痕形成。球结膜不充血，角膜无血管翳。分泌物少量，为黏液性，有的患者晨起时在内眦部有黄白色或在外眦部有白色分泌物。慢性结膜炎病因比较复杂，除局部用抗菌眼液治疗外，还要找出病因，采取相应治疗措施。

（二）睑腺性结膜炎

由于睑腺体分泌物分解后的产物，刺激睑腺本身及结膜，引起睑板、结膜充血、水肿、乳头增生等慢性炎症反应。本病常见于睑腺分泌旺盛者，如酒糟鼻患者。治疗同上。

（三）眦部结膜炎

眦部睑缘炎（angular conjunctivitis）蔓延扩及结膜。在靠近眦部的皮肤脱屑、潮红、充血，结膜充血局限在近眦部的睑及球结膜，分泌物亦集中于眦部。病原菌为摩-阿双杆菌，有时为葡萄球菌，在 B 族维生素缺乏时亦可有类似症状。本病突出症状是痒。0.5%硫酸锌眼液、氧化锌眼膏效果甚佳。

（四）泪道阻塞性结膜炎

泪道阻塞、慢性泪囊炎时，分泌物中细菌、毒素不断释放排入结膜囊中，刺激结膜造成慢性炎症反应，具有结膜充血乳头增生等慢性结膜炎改变，在近内眦部、泪阜处充血明显。本病常为单侧性，除滴抗菌眼液治疗外，应以各种措施（如手术）解除泪道阻塞。

九、皮肤黏膜病有关的结膜炎

（一）眼-尿道-滑膜综合征（Reiter 病）

本综合征包括急性卡他或黏液脓性结膜炎、尿道炎和多发性关节炎。

多见于 19~38 岁的青壮年，其他年龄组发病较少。发病期间有轻度体温升高，白细胞总数升高，血沉增快等。约 3/4 的患者以尿道炎，1/4 的患者以结膜炎为先导。大多数患者在 1~5 周内这三种症状都将出现。

眼部症状多轻而短暂。常表现为黏液脓性结膜炎。持续 2~8 天，但也有迁延数周者。结膜急性充血、水肿。如果炎症持久则可有滤泡形成。痊愈后不留瘢痕。可伴有睑缘炎及角膜损害。后者主要是周边部浅层上皮糜烂或前弹力膜下点状浸润。巩膜炎、虹膜炎、视神经乳头炎等极为少见。

治疗效果差，多为对症治疗。可局部和全身联合应用抗生素和大剂量皮质激素。除了关节炎影响关节活动之外，本病为良性自限性。

（二）良性黏膜类天疱疮（benign mucosal pemphgoid）

又称瘢痕性天疱疮，本病原因不明，可能是自身免疫性疾病。除眼结膜外，可侵犯鼻、咽、口、肛门、生殖器各处黏膜组织。由于多侵犯眼部，故亦名眼天疱疮。多侵犯 60 岁左右的老年人，双眼先后发病。本病初期表现为单纯性卡他性结膜炎，以后结膜发生多数水疱，疱壁甚薄，易破溃出血，形成结膜糜烂，糜烂面覆以白色、黄白色假膜，假膜脱落后，形成瘢痕。由于病变反复发作，破坏了结膜分泌腺及结膜瘢痕收缩，造成穹隆变浅、结膜干燥、角膜混浊。约 1/4 患者导致失明。本病无特效疗法，局部滴用或结膜下注射皮质激素有助病情缓解。环磷酰胺、硫唑嘌呤的应用可能有益。

（三）酒糟鼻

多发于中年人，女性较多，但男性患者病变多较重。表现为颜面中部弥漫性皮肤潮红，有丘疹、脓疱及毛细血管扩张。病因尚不清楚，与多种因素有关。在皮脂溢出基础上，血管舒缩神经失调，毛细血管长期扩张。毛囊虫感染是致病的重要因素。胃肠障碍、饮食不节、长期便秘、嗜酒、精神因素等都与发病有关。

酒糟鼻患者几乎都有眼部病变，且均为双眼。最多见者为睑缘炎、结膜炎、角膜炎，偶有浅层巩膜炎、虹膜炎。

结膜炎为慢性、亚急性。较多者为弥漫性结膜炎，睑及球结膜血管扩张、充血、迂曲。睑裂部及下部较重，分泌物为水样，伴继发感染时为黏液或黏液脓性。结节性结膜炎较少，在睑裂部球结膜及下部角膜缘有似泡性眼炎之小结节，可互相融合并形成溃疡，结节的出现与消失均快。溃疡处有袢状血管翳长入。

治疗要纠正胃肠功能，调节内分泌，避免过冷过热，精神紧张，忌酒及辛辣食物。服用维生素 B_2、B_6、Bco，甲硝唑 0.2g 每日三次，连服二周后改为每日二次，服一月。局部滴用可的松眼液有效。为预防继发感染滴用抗菌眼液。

（四）眼带状疱疹

眼带状疱疹的病因为带状疱疹病毒感染半月神经节或三叉神经分支。三叉神经节一、二分支感染者影响到眼部，皮肤出现剧烈烧灼痛、刺激、潮红、肿胀、小疱疹，单侧发病。病变只局限在三叉神经分布区。病变愈后留有色素沉着及瘢痕；眼部改变为结膜充血、水肿，有时可见滤泡，分泌物为浆液性，量少而稀。本病除结膜炎外，易并发角膜炎、虹膜睫状体炎、青光眼、视神经炎，视网膜损害及眼外肌麻痹者很少。

十、发热性传染病的结膜炎

（一）麻疹

麻疹潜伏期约 10 天，在潜伏期内，眼部即有充血、流泪、畏光等症状。表现为睑、球结膜充血，分泌物初为水样，后为黏液性。有时结膜下有出血。结膜炎常并发有肺炎球菌、葡萄球菌等细菌性混合感染。结膜炎症加重，分泌物变为黏液脓性或脓性，有时结膜面有假膜形成。个别病例早期在泪阜处可出现麻疹斑（koplik 斑）。并发症有浅层点状角膜炎、疱疹性角膜炎、化脓性角膜炎。这种患儿由于消耗过多，常发生维生素 A 缺乏引起的结膜、角膜干燥和角膜软化，要引起警惕。

（二）流行性感冒

结膜炎可发生在流感早期，结膜表现充血、水肿，分泌物一般较稀薄、黏液性，有滤泡形成。结膜下点状出血。结膜炎常并发细菌性感染，单孢病毒感染或并发角膜炎。

（三）流行性腮腺炎

结膜炎表现为充血、水肿，分泌物为浆液性，量少，有时伴结膜下出血。严重病例可并发弥漫性浅层巩膜炎、浅层点状角膜炎、角膜溃疡、深层基质性角膜炎。

（四）猩红热

结膜炎多出现在发疹期，脱屑期加重，结膜炎为急性卡他性，多为细菌感染或细菌毒素刺激所致。易伴发泡性结膜炎，或发生假膜性结膜炎。

十一、变态反应性结膜炎

常见的结膜变态反应有三种类型，即普通型急性亚急性变态反应性卡他型结膜炎、泡性眼炎－内源性过敏源特异反应、春季卡他结膜炎－外源性过敏源特异性反应。

（一）急性、亚急性变态反应性卡他结膜炎

这一类结膜炎分为即刻过敏反应和迟缓型过敏反应。前者常由某些花粉引起。后者多为局部接触药物、化学物质引起。

1. 枯草热结膜炎（hay fever conjunctivitis） 是最常见的急性型结膜炎，过敏源可能是各种植物花粉。由空气传播，有明显季节性发病特点，多发生于干草收割季节，故称为枯草热。除眼部病变外，同时伴有哮喘、血管运动性鼻炎。这些都表明呼吸道黏膜上皮细胞对植物花粉的变态反应。患者有过敏体质，且有时有遗传倾向。有时也在春末夏初发病，特别在富有花粉地区发病。随年龄增长有自然脱敏现象，过敏反应程度减低或消失。

眼部典型症状是，突然发病，双眼睑可在几分钟内突然水肿、结膜水肿、充血，有浆液性分泌物。自觉症状较重，主要是难以忍受的瘙痒及烧灼感、流泪。同时伴有鼻炎，泪液血浆中IgE升高。如果将过敏源去除，数小时内反应即可消退，不留遗迹。再次接触过敏源时以上症状又立即出现。直到花粉季节过后为止。

如能找到致敏物质，作脱敏治疗或避免接触即可取得治本的效果。局部滴用皮质激素及血管收缩药物可减轻症状。

2. 接触性变态反应性结膜炎 由于长期局部应用某种药物引起的迟发型结膜变态反应是临床上最常见的接触性结膜炎。因常伴有眼睑皮肤的变态反应，而表现为接触性皮肤结膜炎。常见的致敏药物有阿托品、青霉素、毛果芸香碱、毒扁豆碱、汞剂和可卡因，以及一些化妆品、染发剂、眼睫毛染料等。变态反应与药物直接刺激引起者不同，作为过敏源第一次应用时不引起结膜反应，多次反复应用才产生过敏反应。

各种药物引起的变态反应性结膜炎，症状及局部病变相同。眼睑、结膜极度瘙痒并有烧灼感和刺激症状。眼睑潮红、水肿、湿润或湿疹样损害。病变多于眦部开始，迅即遍及上下睑，下睑多较显著。睑结膜充血水肿，有乳头增生及多数排列成行的滤泡。球结膜轻度充血，水肿较重呈粉红色隆起。有少量浆液或黏液性分泌物。角膜炎不常见，为上皮或上皮下损害，极个别严重病例可发生角膜实质层损害及虹膜炎。有时伴有变态反应性鼻炎。停用致敏药物后症状和体征可在较短期内消退，不留遗迹。如再次接触致敏药物则症状又复出现。根据长期用药史、局部改变、极度瘙痒，停药后症状自行消退、细菌学检查阴性、结膜刮片有嗜酸性粒细胞等即可做出正确诊断。

3. 通过口服或注射用药引起的结膜变态反应 致病作用与接触性变态反应性结膜炎不同。药物作用如同变态反应原（allergen）（不是抗原），而没有循环抗体，产生不同程度的过敏性（sensitivity）。皮肤敷贴试验阳性。比较常见的有磺胺类药、青霉素、巴比妥类药物。反应多局限在皮肤，可引起剥脱性皮炎。眼睑皮肤也不例外。严重病例偶引起结膜炎，如磺胺类药物引起膜性结膜炎、鼻炎及咽炎。严重者可引致结膜干燥症。

全身应用金和砷制剂可产生严重的角膜结膜炎。结膜呈天疱疮样改变，角膜可发生溃疡，急性坏死穿孔或慢性血管性实质层角膜炎。金制剂引起的结膜炎可伴有边缘性角膜溃疡。

4. 微生物性变态反应性结膜炎（microbial allergic conjunctivitis）　为结膜对微生物蛋白质的迟发型变态反应，通常在鼻咽腔、扁桃体存在有感染灶。以溶血性葡萄球菌为最多。细菌产生的外毒素（蛋白质）数量虽少，但反复感染，毒素不断释放，使黏膜、结膜产生高度敏感性，而出现变态反应。有时这种结膜炎也可能由霉菌或寄生虫等引起。

临床上结膜炎为慢性过程，逐渐发病。睑及球结膜水肿、充血。有少量浆液性分泌物。球结膜充血在睑裂暴露部位更为明显。睑结膜常有乳头增生，滤泡形成。有间歇性浅层点状角膜炎，多在角膜下部。自觉症状以瘙痒和干燥感最为显著。可因过度用眼而加重。

总的治疗原则为：①首先停用致敏药。如病情需要，可选用作用相似而化学结构不同的药物代替。如用毒扁豆碱代替毛果芸香碱，以后马托品、东莨菪碱代替阿托品等。②局部滴0.5% 可的松眼药水、0.1% 肾上腺素。3% 硼酸水湿敷。口服氯苯那敏、曲比那敏等抗过敏药物。小儿常有过敏反应与细菌性混合感染，所以应局部加用抗菌药物。③为了消灭致敏细菌可局部及全身应用抗菌药物。也可选用混合疫苗或自身疫苗作脱敏治疗。

（二）泡性眼炎

泡性眼炎是一种特异性内源性变态反应病。根据病变发生部位不同，临床上将其分为泡性结膜炎、泡性角膜、结膜炎和泡性角膜炎。

1. 泡性结膜炎（phlyctenular conjunctivitis）　单纯泡性结膜炎自觉症状较轻。病变可发生在结膜各部，多发于球结膜部分，尤其是睑裂部分的球结膜。病变初期呈圆球形隆起结节，不透明，色灰红，直径 1～4mm，四周局限性球结膜充血，此期很短暂，临床上不易见到。病变进展，在结膜中央顶部组织坏死、脱落，形成火山口状溃疡，初时溃疡底部脏污，荧光素染色呈黄色，继而四周有上皮细胞长入，修复愈合，愈后局部不留瘢痕。整个病变过程约 8～10 天，但此病变常多发，且结节出现时间不一，故可此起彼消，病程延续数月或终年。有时病变直径较大达 4～5mm，病变可深及巩膜浅层，称为巨泡或坏死性泡性结膜炎，这种情况病程较长。泡性病变发生在睑结膜及睑缘者较少，病变通常较大，隆起不明显，溃疡呈灰白色，愈后常留瘢痕。

2. 泡性角膜结膜炎（phlyctenular kerato conjunctivitis）　由于病变侵及角膜，刺激症状明显，畏光症状严重。流泪、眼睑痉挛等症状明显。泡性病变位于角膜缘处，形态、病变过程与泡性结膜炎相似。泡性病变一般 1～2mm，可单发或多发，位于角膜部分病变荧光素呈绿色，位于结膜部分呈黄色。痊愈后角膜部分留有瘢痕，结膜部分无瘢痕，使角膜缘呈虫蚀状不齐。有时病变直径小于 1mm，几个或十几个沿角膜缘排列，称为粟粒型泡性角膜结膜炎。此类病变有时未形成溃疡即吸收消失，或互相融合呈溃疡。粟粒型者刺激症状及局部充血明显。

泡性眼炎治疗应局部全身并重。本病可自限、易复发，所以改进全身状况、清除致敏原以预防复发很重要。

以往曾用汞剂（氧化汞）有效。0.5% 可的松眼水或地塞米松眼水对减轻充血，缩短病程效果好。为预防继发感染应同时滴用 0.1% 利福平等抗菌眼液。

全身用药主要是补充各种维生素、钙剂，调节饮食成分，增加蛋白质，减少淀粉类食物的摄入，参加户外运动，提高身体素质，增强体质，对预防本病复发有助。

（三）巨乳头性结膜炎（macropapillary conjunctivitis，又称 giant papillary co-njunctivitis，GPC）

见于长期佩戴软性、硬性角膜接触镜，白内障术后和角膜移植术后保留缝线者，或长期佩戴义眼者。此病并非是结膜组织对接触镜、义眼制作材料的过敏反应，而是附着在接触镜、义眼表面的细菌蛋白质及其他蛋白质颗粒，作为抗原进入上睑结膜淋巴组织内，发生免疫反应，释放出免疫介质，产生新的胶原蛋白，使嗜酸性粒细胞、嗜碱性粒细胞、肥大细胞增生和组胺释放。通过刺激导致黏液性分泌物增加，沉淀物增加和结膜乳头增生。

眼部症状和病变损害与春季卡他结膜炎相似，有扁平、巨大、形状不规则，外观似铺路石子样的乳头。病变久者可出现 Trantas 点或结节。

（四）春季结膜炎（vernal conjunctivitis）

又称春季卡他性结膜炎或结角膜炎。是一种复发性、双侧性、增生型变态反应性结膜炎。此病好发于儿童、少年。发病特点是季节性发病，见于春夏季，秋冬季缓解。主要症状是眼部奇痒，病变特点是睑结膜上有巨大、形状不规则，扁而平的乳头增生。分泌物呈乳白色，量少而黏，内含大量嗜酸性粒细胞。

本病是对外源性过敏源的高度过敏反应。过敏源通常是花粉，尤其是禾本植物花粉。患者家族中常有同样疾病或其他变态反应性疾病患者。本病双眼发病，见于年轻人，通常是小儿，发病季节性强，天气热的季节症状加重，夏季多于春季，至凉爽寒冷季节逐渐平息下来。尽管病变损害仍然存在，眼部烧热、奇痒、轻度畏光、流泪等症状消失。次年天热时症状又复出现，反复多年，但有脱敏趋势，反复数年后症状可缓解或消失。此病可发生于各阶层人中，散发，无传染性。

有三种类型：①睑结膜型；②球结膜或角膜缘型；③混合型。

1. 睑结膜型　病变位于上睑结膜、一般不侵犯穹隆部结膜、下睑结膜很少受侵，如有病变亦很轻微。病变损害为结膜充血，在上睑结膜发生扁平、肥大，地图样、形状不规则，硬韧的乳头。乳头色粉红，颇似铺路石子样外观。

组织学上结膜下有淋巴细胞、浆细胞、嗜酸性粒细胞浸润、胶原纤维增生、上皮细胞增生，细胞层增多，毛细血管增生，形成乳头而非滤泡。初起时乳头较小，众多小乳头增大，簇拥在一起形成典型的扁平巨大乳头。分泌物量较少，色乳白、黏稠，可拉成丝状，内含大量嗜酸性粒细胞及嗜酸性颗粒。

2. 球结膜型　或称角膜缘型。初始病变发生在上方角膜缘附近。球结膜增厚呈胶样，病变可扩展波及整个角膜缘，增厚的球结膜绕角膜形成环状隆起岗。在增厚隆起的胶状结膜内出现多个黄白色结节。在病变区内有时出现小的灰白小点，称为 Homor-Trantas 点。在病变附近结膜轻度充血，通常以上方及睑裂部明显。

3. 混合型　同时兼有以上两种病变，刺激症状明显。

本病季节性强，随着秋冬季节的到来，症状和病变会自行缓解消失。从来不发生并发症，预后良好。春夏到来病变复发，可反复数年症状逐渐减轻，最终将平静消失。由于过敏源难以确定，即使确定也难以避免接触过敏源，所以治疗完全是症状性，目的在于减轻患者痛苦。

局部滴用激素类药对减轻症状有帮助，用激素与抗生素混合剂，对减轻症状，减少黏液性分泌物有益。0.5%硫酸锌9mL加0.1%肾上腺素1mL滴眼也可减轻症状。增生病例在2～3月份使用β线局部照射或冷冻疗法，对预防复发有价值，但不能治愈此病。

2%～4%色甘酸钠对消除瘙痒、畏光症状有明显疗效。但病变可能无明显消退。此药长期使用亦无不良反应。色羟丙酸钠能阻止钙离子进入肥大细胞，稳定肥大细胞膜，阻止过敏应介质释放，达到抗过敏作用。此药是一种无激素作用的抗过敏药，滴眼液浓度为2%。症状严重者可加用0.1%肾上腺素、皮质激素药物。西咪替丁全身应用短期疗效较好。

（王凤丽）

第二节 结膜变性及色素性变

一、结膜结石

结膜结石（conjunctival concretion）是在睑结膜上的单发或多发性坚硬的黄点，这是上皮细胞堆积和黏液浓缩压入的变性产物，从不钙化，实为结膜凝集物，故结石一词实属不当。此物位较深时无不适，当突出于结膜面时刺激角膜产生异物感，甚至角膜擦伤糜烂。在表面麻醉下。以尖刀或异物针剔除之。本病多见于成年人、老年人及沙眼和慢性结膜炎患者。

二、睑裂斑

睑裂斑（pinguecular）是由于结膜长期暴露在阳光、烟尘、风沙等环境下，引起玻璃样渗出，黏膜下弹力纤维变性所致。多见于成、老年人及长期户外劳动者。

睑裂斑为睑裂部角膜缘外侧的三角形黄白色斑块，故又称睑裂黄斑。通常先发生在鼻侧球结膜，然后才在颞侧出现。三角形斑块状似脂肪，底向角膜缘，稍隆起，表面有黄色小点，有时略侵入角膜缘，不充血。当结膜炎症充血或结膜下出血时尤为明显。

本病很少发展成翼状胬肉，无不适症状，不影响视力，故不需治疗。斑体较大，影响美观者可考虑手术切除。

三、翼状胬肉

翼状胬肉（pterygium）因其形状酷似昆虫的翅膀而得名，据其发病机制及形态的不同临床上分为真性和假性两种。

（一）真性翼状胬肉

胬肉位于睑裂部球结膜，伸入到角膜表面。单侧者多见于鼻侧，双侧者鼻侧先于颞侧发病，胬肉分别位于角膜的鼻颞两侧。初起时角膜缘发生灰色混浊，结膜向角膜生长，伸入角膜内的尖端名头部，位于角膜缘处为颈部，位于球结膜的宽大部分为体部。胬肉处球结膜增厚，其下有多数较大囊状空腔，与巩膜有稀疏粘连，粘连处较体部稍窄，使上下边缘两侧形成皱褶。角膜实质浅层及前弹力膜均被破坏。本病按病变进行情况又分为进行期和静止期。

进行期胬肉的头部隆起，侵及角膜前弹力膜及实质浅层，有细胞浸润，所以头部附近的角膜混浊。体部肥厚、表面不平、有粗大而扩张充血的血管。静止期的胬肉，头部扁平，角膜浸润吸收，所以混浊区较小而境界清楚。体部不充血，表面平滑，呈薄膜状，但永不消失。胬肉进展到瞳孔区时可影响视力。肥大而充血的胬肉可压迫局部角膜而引起散光。

本病发病与环境因素，尤其是阳光、沙尘、干燥气候等慢性刺激有关，紫外线可能是主要病原因素。而慢性炎症刺激是胬肉发病的必要条件。胬肉形成过程中可伴发睑裂斑，两者病理过程相同，但睑裂斑并不是胬肉形成的必要基础。外界刺激作用于结膜下组织的胶原纤维，使纤维组织变性，角膜前弹力层损伤，继发上皮变性，结缔组织增生长入已变性的角膜中形成胬肉。

较小胬肉无症状，当胬肉较大较厚则产生散光，侵及角膜瞳孔域时则视力受损。

翼状胬肉进行向角膜瞳孔域或影响美观时，最佳方法就是手术切除。手术切除总是留有瘢痕。胬肉切除术后复发率较高，且生长较快。对较小静止期者无须治疗。胬肉较大，进行性或达到角膜瞳孔域者及术后复发胬肉应手术切除。以下方法可有助于避免或减少术后复发：①板层角膜移植术；②塞替哌（Thio TEPA）1：2 000，每日4次，用6周；③丝裂霉素 C 1：2 500 溶液，术后每日3次，用2周，本药可引致伤口延缓愈合、巩膜变薄、浅点角膜炎、虹膜炎、青光眼以及长期眼痛等并发症；④^{90}锶（β线）照射（每周一次，共三次）；⑤其他激光照射、冷冻疗法、可的松滴眼等可单独或综合治疗。

胬肉切除损伤范围过大和复发的胬肉，由于瘢痕组织与肌肉粘连牵拉，可妨碍眼球运动引起复视。

（二）假性翼状胬肉

当角膜溃疡、灼伤或化学腐蚀伤时，高度水肿隆起的球结膜与角膜上皮细胞缺损部位愈合粘连所致。可以发生在角膜缘的任何部位。临床上可见一索或三角形结膜皱襞固定在角膜混浊部位。结膜只在头部与角膜粘连。在跨过角膜缘处无粘连而呈桥形，可容探针通过。这一点可与真性翼状胬肉鉴别。

不影响视力、美观及眼球运动者，无须治疗。否则可考虑手术治疗。

四、结膜玻璃样变性和淀粉样变性

结膜玻璃样变性和淀粉样变性（conjunctival hyaline and amyloid degeneration）多见于青年人，多双眼发病。原因不明，好发于重度沙眼及长期春季卡他性结膜炎的患者。两种变性在病理上表现不同，但在临床上两者常并存，而难于区分，病变主要是组织中淀粉样物质沉积和玻璃样的胶原纤维蛋白沉积于血管周围。有大量浆细胞，白细胞和巨细胞。小动脉闭塞，结膜变薄及角化。病变多于穹隆部，半月皱襞处，逐渐扩展到睑结膜和球结膜。变性增厚的组织呈黄红色，严重者呈黄色。少有血管，表面粗糙不平，呈肿瘤状，又名为浆细胞瘤（实非肿瘤）。易破溃，呈块状脱落出血。病变侵犯睑板而使睑板增厚硬韧，因重量增加导致上睑下垂，检查时宜轻柔。因翻转上睑时常导致出血。因尚无特异治疗手段，轻度患者可予抗菌眼药水控制慢性炎症。变性增生组织重呈瘤样增生者可考虑手术切除。手术时要尽量保留较健康的结膜，因病变范围广泛，难以完全清除，术后要注意防止睑球粘连的发生。本病也可试用^{90}锶或X线照射治疗。

五、结膜干燥症

各种原因使结膜部分或全部干燥，失去透明度及光泽，称为结膜干燥。发生的原因有眼局部病变的后果和伴全身病变两种情况。前者称为结膜实质性干燥，后者称上皮性干燥症。

（一）结膜实质性干燥症

结膜实质性干燥症（xerosis parenchymatous）在正常情况下，结膜角膜表面覆有由睑板腺分泌的油脂层，其下为泪腺分泌的水样液层，最内层为杯状细胞分泌的黏液层。三者共同形成一层保护及湿润角膜结膜的薄膜。当结膜上皮细胞层及结膜下组织分泌腺因病变被破坏，见于严重沙眼瘢痕、白喉性结膜炎、化学或热烧伤、类天疱疮，以及 X 线照射后而引起广泛瘢痕组织形成，就出现结膜干燥。睑外翻、眼睑缺损、眼球突出时眼睑不能覆盖保护眼球及结膜，暴露部分也可发生结膜干燥。

早期结膜出现雀斑样孤立的小片干燥区，逐渐扩大，融合而遍及全部结膜角膜。上皮层干燥、混浊、增厚和角化。外观如干燥的皮肤样。结膜失去光泽及弹性，结果睑板腺分泌的脂性物质覆盖干燥面，使泪液失去对结膜的湿润作用。虽有眼泪也不能使其湿润。皱缩、干燥、角化的结膜上皮造成难以忍受的干燥感和畏光等症状。因角膜也出现同样变化而使视力极度减退。由于睑外翻、眼睑缺损、眼球突出而使眼睑闭合不全时，能引起局限性结膜干燥或暴露性角膜炎。暴露部位的睑、球结膜充血、干燥、无光泽、角化和增厚。

治疗：为了减少痛苦可频繁滴以生理盐水、人工泪液、油剂、液状石蜡、牛奶、1%甲基纤维素、3%聚乙烯醇、1%硫酸软骨素、2%半胱氨酸、0.2%溴己新等。亦可封闭泪小点以减少泪液外排，佩戴亲水软角膜接触镜等方法以改善症状。

暴露性结膜干燥症可施行眼睑成形术矫正眼睑闭合不全。经过相当时日后，干燥的结膜可以完全恢复正常或有明显改善。也可暂时滴用人工泪液、涂大量眼膏、遮盖暴露眼及封闭泪小点等方法以改善症状。

（二）上皮性结膜干燥症

上皮性结膜干燥症（xerosis epithelialis conjunctival）系全身性营养紊乱，维生素 A 缺乏的眼部表现。是在食物中缺乏维生素 A、对脂溶性维生素 A 吸收不良、生长发育迅速或全身性高消耗性疾病对维生素 A 需要量大而补偿不足等情况下发生的。

维生素 A 缺乏时主要影响外胚叶组织，如皮肤、结膜、呼吸道及消化道黏膜。上皮细胞层增生、变形、角化，且常易继发细菌性感染，也可造成周围和中枢神经组织变性。

本病多见于婴幼儿，尤其是男孩，最早出现的症状是夜盲。家人常发现患儿于傍晚或黑暗处不敢走动或经常跌倒。夜盲是由于视网膜视杆细胞受损所致。此外也可有畏光、眼干燥感及视力减退等症状。

最初，结膜干燥失去光泽和弹性，透明度减低。当患者睁眼使暴露结膜数秒钟后，则干燥的变化更为明显。透过变性混浊的上皮层可见其下的血管呈暗紫色，类似位于皮下的血管的颜色。在眼球转动时睑裂部球结膜出现与角膜缘平行的皱褶。在睑裂部角膜缘两侧的球结膜表面出现泡沫状、灰白色、微隆起、表面干燥不为泪液湿润的三角形干燥斑，底向角膜缘，称为 Bitot 斑。最初只是很少数的微小泡沫散居在结膜表面，继则集成片状灰白色，由椭圆形变为三角形。Bitot 斑首先见于颞侧，日久则见于鼻侧。如果刮取干燥斑做显微镜检查，在已死的上皮细胞内可见无数的干燥杆菌或其他腐生菌。

结膜色素增生也是本病的早期表现，最初见于下穹隆部，在轻度翻转下睑时，在睑结膜的翻转处可见横于下穹隆部的灰黑色线，即为色素增生的证明。继而见于球结膜的下部及半月皱襞，最后也可能在上穹隆部出现。病痊愈后，结膜干燥首先消失，但色素增生的消失较慢。

在发病的初期，角膜暴露在空气中时间稍长便会失去光泽。这种现象称为角膜干燥前期。此时角膜知觉减低。角膜干燥可由角膜周围向中下部进展，也可在角膜中下部单独发生，向两侧进展，形成实质层灰色浸润，软化坏死，好像雪融化的形状称为角膜软化。通常当上皮细胞脱落后，常继发猛烈的细菌感染而造成角膜溃疡和前房积脓。最后角膜穿孔，虹膜一部分或全部脱出，重者常发生全眼球脓炎，造成失明。

身体其他部位的变化有皮肤干燥、粗糙、易脱屑。毛囊角化，毛发干脆易折。指（趾）甲有沟状裂缝等。汗腺分泌减少。皮脂腺易形成粉刺或脓疖。口腔、咽喉、呼吸道、消化道、泌尿道的黏膜也可发生与结膜相似的变化而出现口唇干燥、声音嘶哑、咳嗽、支气管肺炎、腹泻、消化不良等症状，严重患者有内分泌腺萎缩。

早期轻者经过及时和适当治疗可以恢复正常。重者预后不良，角膜软化可致视力减退，甚至失明。由于患儿全身抵抗力低下及呼吸道、胃肠道的疾患而造成死亡。

预防治疗：①局部治疗：应用鱼肝油滴眼，同时应用抗生素或磺胺制剂的溶液及眼膏。以预防和治疗继发感染。角膜溃疡、软化者作热敷并滴以阿托品散瞳。②全身治疗：极为重要。轻者用改善饮食的方法即可收效。应食用含维生素 A 丰富的食物，如牛奶、天然黄油、鸡蛋、动物油、牛羊及猪肝，以及多种含胡萝卜素的蔬菜。或口服鱼肝油。病情严重者应给予肌内注射维生素 A 5 万单位或 Admin（含维生素 A、维生素 D）1mL，每日一次。为了预防和治疗呼吸道、消化道的感染应全身应用抗菌药物。

对婴幼儿应推广母乳喂养，改善喂养方法及摄入食物中各种营养成分的平衡，尤其是脂溶性维生素应充足。对患高热、麻疹、肺炎、腹泻小儿应注意补充维生素 A 及眼部的检查。

六、眼干燥症

眼干燥症（dry eye）又称干燥性角膜结膜炎。可为一孤立病变，当伴有口腔干燥症时，称为单纯型 Sjögren 综合征。除结膜、角膜、口腔黏膜干燥外与全身性疾病如类风湿性关节炎或红斑狼疮并发症，称为 Sjögren 综合征（重叠型）。

本综合征于 1933 年由 Sjögren 医师整理报告。病因不明确。常染色体隐性遗传。动物实验模型免疫学检查，认为本病属自身免疫性疾病。由于先天性免疫系统缺陷，在获得性抗原的刺激作用下，引起免疫反应。这种获得性抗原通常为病毒感染。中年以上女性较多见。

临床表现症状差异较大，轻症者眼干涩不适、痒感等，严重患者眼干燥、烧灼感、畏光、视力减退等。本病早期表现为泪液减少，结膜轻度充血，结膜失去光泽，角膜表面粗糙无光，有浅层点状上皮脱失、丝状角膜炎。病变发展，角膜干燥、角化、混浊，视力严重受损。结膜囊内少量黏丝状分泌物、穹隆部可有细小束状睑球粘连。Schirmer 试验显示泪液分泌量减少。血免疫学检查常有 IgM 水平升高。

唾液分泌减少、口干、味觉减退、口角皲裂、吞咽干性食物困难、干燥性萎缩性鼻炎、声音嘶哑、干咳、胃酸分泌减少、类风湿关节炎、系统性红斑狼疮、肺部感染、高丙球蛋白血症、低蛋白血症等。少数患者还可伴发肝肾损害及淋巴系统恶性肿瘤等。

治疗：局部治疗主要是泪液补充和缓解症状。常用药物有人工泪液、硫酸软骨素、聚乙烯醇、甲基纤维素、低张盐水、鸡蛋清等。戴用亲水软角膜接触镜配合人工泪液滴用，对多数干眼患者有帮助。泪小点封闭有助于保存泪液和减少泪液流失。系统用药，口服必嗽平有助于缓解眼干口干症状，剂量为 16mg 每日三次。可连续服用 2～3 个月。病因治疗主要是应用类固醇类及免疫抑制剂类药物。

七、结膜色素沉着

（一）异物性色素沉着

是指长期接触外界环境中的金属、粉尘、药物、化学物质等，这些物质作为异物侵入，沉着于结膜囊、结膜组织中。最多见者是使用含银的化合物，作为药物长期滴用，如硝酸银、蛋白银等，及含银工业粉尘的沉积物。含银药物吸收后还原变成为金属银沉积，在结膜及血管的弹力纤维中。可遍布于结膜各部，以上穹隆部及泪阜部最为显著，呈灰棕色，不隆起，不充血。铁质沉着者表现为在铁质异物周围有棕红色氧化铁（锈），多局限于结膜深部。为治疗青光眼长期滴用肾上腺素者，在下穹隆部可有棕黑色素沉着或含棕色色素性囊肿。

（二）色素性色素沉着

当结膜下出血后吸收阶段，红细胞破坏，血红蛋白溢出，结膜上皮下出现含铁血黄素，结膜呈黄色，结膜出血量大或反复多次出血者，吸收后可在角膜缘附近留有环形棕色色素环，这种形态的色素环也可见于老年人。酪氨酸、苯基丙氨酸代谢异常者，全身皮肤呈棕黑色，在球结膜血管周围也有棕色色素沉着。Addison 病患者皮肤棕黑，结膜上皮下有颗粒状色素沉着。维生素 A 缺乏，春季结膜炎等可有结膜棕色色素沉着。新生儿或各种原因的广泛溶血，急性肝炎，胆管阻塞等血胆红素升高者，结膜黄染，称为黄疸，服用抗疟药米帕林也有结膜黄染。

（三）先天性色素沉着

在睫状血管穿入巩膜处常有黑棕色素沉着，此外泪阜、角膜缘亦可见到片状淡棕色素沉着，有时有扩大趋势。

（张　燕）

第三节　结膜囊肿及肿瘤

一、结膜囊肿

（一）先天性结膜囊肿

结膜囊肿并不少见，先天性结膜囊肿少见。较小的见于结膜痣中含有透明的小囊肿，较大的见于隐眼畸形，有的为一小眼球并发囊肿，有的为一大囊肿后壁上附有极小眼球。这种囊肿多见于下穹隆部。

（二）上皮植入性结膜囊肿

结膜裂伤或手术中，将上皮细胞植入到结膜下，这些上皮细胞成活，增生成团，继而在中央部分发生变性液化，形成囊腔。腔内充以透明液体，囊壁由上皮细胞组成，菲薄透明，附着在浅层巩膜。

（三）上皮内生性结膜囊肿

由于结膜长期慢性炎症刺激，上皮细胞增生，向内陷入增长，形成细胞团，中央部变性液化形成囊腔。这种情况好发于上睑结膜，上穹隆部及泪阜半月皱襞处。

（四）腺体滞留性结膜囊肿

由于结膜慢性炎症刺激，浸润压迫及瘢痕收缩，使结膜腺体（副泪腺）排泄口被阻塞、闭锁，腺体分泌物不能排出而滞留、淤积，形成囊肿，囊肿内含黏液及上皮碎片，多见于上穹隆部，见于沙眼患者。

（五）寄生虫性结膜囊肿

常见者为猪囊虫病患者。儿童、青少年较多见。猪绦虫的囊尾蚴游行到结膜下，呈圆球形，黄豆粒大小，周围绕以扩张的血管，活的囊尾蚴可游动改变位置，偶可见到头节伸出，强光刺激可使其蠕动。囊尾蚴死亡则引起局部炎症反应，充血加重。好发部位为下穹隆部及鼻侧球结膜下。

二、结膜良性瘤

（一）皮样瘤

为先天性良性瘤。初始较小，青春期有发展增大趋势。瘤好发部位为睑裂部的颞侧角膜缘及球结膜。瘤体呈淡红黄色，隆起，表面不平呈皮肤样。其下与角膜、浅层巩膜紧密相连，不能移动。瘤体表面有纤维毛发，瘤组织由表皮、真皮、结缔组织、毛囊、皮脂腺、汗腺等组成。

瘤体表面毛发刺激眼球充血，畏光，增大的瘤体压迫角膜产生散光，或遮盖角膜使视力受损，并有碍美观，应手术切除瘤体，角膜部分作板层角膜移植。

（二）皮样脂瘤

皮样脂瘤或称纤维脂肪瘤，为先天性瘤。好发部位在外眦部，外、上直肌之间。小儿有时伴有耳及其他组织先天性缺损。瘤由纤维组织及脂肪组成，表面不形成包囊，与眶脂肪组织粘连。瘤色淡黄、质软。手术切除时慎勿损伤外直肌。

（三）乳头状瘤

通常发生在一种上皮转变为另一种上皮的交界处。结膜主要发生在角膜缘处及泪阜、内眦皱襞及穹隆部结膜。结膜乳头状瘤外形似菜花状或桑葚状，质软色红，隆起于结膜表面，与其下组织粘连紧密，有时基底甚小，有小蒂连接瘤体与结膜。裂隙灯下瘤体表面有多数呈蕈状突起组成，内含扩张弯曲血管。发生于角膜缘者起始于球结膜，而后向角膜扩展。乳头状瘤虽属良性瘤，但手术后易复发，手术应彻底，术后基底部应以电烙，或苯酚、三氯醋酸等腐蚀之。瘤体较小者可用激光照射。侵及角膜者切除后宜作板层角膜移植。

（四）结膜血管瘤

结膜血管瘤（angioma）有毛细血管瘤及海绵状血管瘤两种。

毛细血管瘤为先天性良性瘤，一般范围较小，除侵及结膜外，亦侵及眼睑及眼眶部等邻近组织。海绵状血管瘤范围较大，除结膜外，常侵及眼睑、眼眶组织、颜面部及眼球内，甚至颅内，有时并发青光眼，称为 Sturge – Weber 综合征。

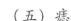

（五）痣

痣（nevus）为先天性良性瘤，可发生在结膜各部，为最常见的结膜瘤，源于神经外胚叶，位于上皮下组织内。初始较小，可长期无变化，多数随年龄增长而增长，青春期有增长趋势。痣由小黑色素细胞、巨细胞、上皮样细胞组成，呈棕黑色、黑蓝色或棕红色。有混合痣、上皮痣、蓝色痣等。痣体微隆、境界清楚，表面平滑无血管，常有较小透明的结膜囊肿。痣好发于角膜缘及睑裂部球结膜。很少转化为恶性者。

痣体较小，表面光滑，不继续增长者无须治疗。痣体较大，表面不平滑，突然增生长大者表明有恶变征象，宜手术切除、电烧灼、激光照射等使其全部彻底清除，切勿残留。

（六）骨瘤

骨瘤（osteoma）为先天性瘤，很少见，好发于近外眦部颞下侧球结膜下，质硬，黄豆大小，境界清楚，可移动。

三、结膜恶性瘤

（一）恶性黑色素瘤

恶性黑色素瘤（malignant melanoma）几乎都是老年人发病。原发于结膜者很少见，多起始于角膜缘。有黑色素，发展扩及整个眼球表面，很少穿通眼球或转移到身体他处。多数是由邻近色素性组织蔓延而来，如睫状体黑色素瘤穿破眼球到结膜。黑色素瘤增长迅速、色黑、表面不平滑呈分叶状，与其下组织粘连牢固。瘤体周围结膜散在黑色素性团块或斑点。此瘤恶性程度高，常于早期即转移到身体各重要器官而导致死亡。应尽早广泛切除，通常需做眼球摘出或眶内容摘出术。此瘤对放射治疗不敏感。

（二）上皮癌

上皮癌（epithelioma）多见于老年人，男多于女。好发于不同组织上皮移行的结合部，如角膜缘，睑缘部等。最易发生于睑裂部角膜缘。睑结膜的上皮癌原发很罕见，多由眼睑鳞状上皮癌、基底细胞癌蔓延而来，内眦部是好发部位。

发生于角膜缘附近的上皮原位癌，初起时为白色小点状隆起，颇似泡性眼炎损害，增长迅速，内含丰富的血管。瘤呈杏红色菜花状赘生物，向角膜方向扩展侵入角膜内，向深部发展达巩膜。菜花状赘瘤表面易破溃、出血、结痂。很少发生远方组织转移，可侵入邻近组织，沿淋巴系统、血管神经组织转移到眼内，偶转移到耳前淋巴结。

瘤体较小者可局部切除，基底部烧灼。瘤体较大者应做眼球摘出或眶内容摘出。术后辅以放射治疗或化学疗法。

（三）卡波西肉瘤

卡波西肉瘤（Kaposi sarcoma）是艾滋病患者最常发生的恶性肿瘤。在眼部最早和最易发生的部位为下睑及下穹隆部结膜。瘤体呈红色、暗红或青紫色，可单发或多发，扁平斑状或蕈状、结节状。肉瘤由纺锤状细胞、毛细血管、血管内皮细胞增生，裂隙样血管组成。本病是艾滋病最常见的并发症，有时是艾滋病首先出现的病变。

（张　燕）

参考文献

［1］ 徐建峰，王雨生．我国大陆地区眼外伤的流行病学．国际眼科杂志，2012，6：2328－2329.

［2］ 刘家琦，李凤鸣．实用眼科学．北京：人民卫生出版社，2012.

［3］ 廖瑞端，骆荣江．眼科疾病临床诊断与治疗方案．北京：科学技术文献出版社，2011.

［4］ 董方田．眼科诊疗常规．北京：人民卫生出版社，2013.

［5］ 徐亮，吴晓，魏文彬．同仁眼科手册．第2版．北京：科学出版社，2011.

［6］ 黄叔仁，张晓峰．眼底病诊断与治疗．北京：人民卫生出版社，2013.

［7］ 姚克．复杂病例白内障手术学．北京：科学技术出版社，2014.

［8］ 施殿雄．实用眼科诊断．上海：上海科学技术出版社，2015.

［9］ 赵堪兴，杨培增，姚克．眼科学．北京：人民卫生出版社，2013.

［10］ 曾继红，何为民．眼科护理手册．北京：科学出版社，2015.

［11］ 詹汉英．眼科护士培训手册．湖北：湖北科学技术出版社，2014.

［12］ 杨文利，王宁利．眼超声诊断学．北京：科学技术文献出版社，2012.

［13］ 孟淑芳．眼球摘除病因分析．中华现代眼科学杂志，2011，2：266.

［14］ 庞秀琴，王文伟．同仁眼外伤手术治疗学．北京：北京科学技术出版社，2011.

［15］ 刘奕志．白内障手术学．北京：人民军医出版社，2012：339－345.

［16］ 刘庆淮，方严．视盘病变．北京：人民卫生出版社，2015.

［17］ 王宁利．眼科疾病临床诊疗思维．北京：人民卫生出版社，2011.

［18］ 北京协和医院．眼科诊疗常规．北京：人民卫生出版社，2013.

［19］ 卢海，金子兵．眼科学．北京：中国医药科技出版社，2016.

［20］ 葛坚，王宁利．眼科学（第3版）．北京：人民卫生出版社，2015.